National Cerebral and Cardiovascular Center

循環器診療に活かす
心臓血管解剖学

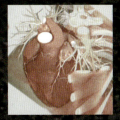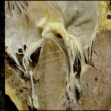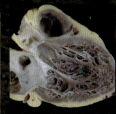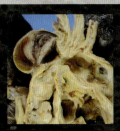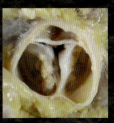

編集

 国立循環器病研究センター 病理部

MEDICAL VIEW

本書では，厳密な指示・副作用・投薬スケジュール等について記載されていますが，これらは変更される可能性があります。本書で言及されている薬品については，製品に添付されている製造者による情報を十分にご参照ください。

Cardiovascular Anatomic Pathology for Cardiologists
(ISBN978-4-7583-1434-3 C3047)

Editor: National Cerebral and Cardiovascular Center, Department of Pathology

2016. 10. 10 1st ed

©MEDICAL VIEW, 2016
Printed and Bound in Japan

Medical View Co., Ltd.
2-30 Ichigayahonmuracho, Shinjukuku, Tokyo, 162-0845, Japan
E-mail ed@medicalview.co.jp

巻 頭 言

　わが国における近年の心臓病の慚増は，その対策上きわめて重要な問題であることは周知のことであります。

　心臓は生命活動を維持するうえで最も重要な臓器であり，その構造と機能はきわめて複雑です。心臓の形態を間接的にとらえるための心エコー，心血管造影，CT，MRI などの各種画像モダリティの発展により診断精度は近年驚くほど高いものとなっていますが，それを臨床の現場に活かすためには，正確な心臓解剖の知識が不可欠であります。

　国立循環器病研究センターは，主に脳血管疾患を含む循環器病疾患に特化した専門的治療と研究を行っている世界でも有数の医療機関です。本書には，当センターが誇る心臓病理のエキスパートが集う病理部で保有する病理解剖所見を，余すところなく収載しました。500点を越える鮮明なカラー写真に加え，当センターでこそできる症例の解説動画を盛り込み，日本初の"心臓・血管病理の解剖書"の決定版となりました。

　当センターの財産を結集した本書が，循環器内科医・心臓血管外科医・小児循環器医・放射線科医・病理医をはじめとした，心臓という臓器に向き合うすべての医師にとって，座右の書となることを願っています。

　全国の心臓病の研究，診療に取り組まれる専門家はいうまでもなく，将来この方面に情熱を注ぎ込まんとする医学生諸君にも，本書が活用されることを切望します。

　擱筆するにあたり，当センター病理部門，植田初江，松山高明（現・京都府立医科大学），池田善彦，大郷恵子，松本学 方に深甚の敬意を表します。

2016年9月

国立研究開発法人国立循環器病研究センター理事長

小川久雄

刊行にあたって

　循環器病理，特に心臓の病理は，私が病理学に入門した30年前までは剖検でしか体験できませんでした。一方，循環器内科医も形態にはあまり興味がなく，悪性疾患が少ないこともあって，病理診断を必要とすることもなかったと思われます。ところが，今や画像診断の発達に伴い臨床のニーズと相まって，臨床家がリアルワールドである心臓のマクロ・ミクロに興味をもつようになり，今こそ心臓の構造，形状を再勉強するときがきました。

　本書は，国立循環器病研究センター病理部がこれまで行ってきた膨大な病理解剖の蓄積から，形態の全貌解明に挑戦した日本で初めての心臓解剖書です。「Ⅰ ウォームアップ：心血管疾患の診断・治療に必要な正常形態の理解」，「Ⅱ 治療に必要な基礎知識：心血管疾患の検査，治療時に必要な解剖学」，「Ⅲ 代表的な心血管疾患」の3章立てとし，正常心臓の構造（Ⅰ）から，カテーテル治療やペースメーカーリード装着時に基礎知識として知っておかなければならない解剖（Ⅱ），さらには，虚血性心疾患や，肥大型心筋症などの病態では，具体的にどこにどのような形態変化が起きているか（Ⅲ）などを詳述し，心臓という臓器を網羅的に学べるよう内容を組み立てました。企画・構成にあたっては，私・植田初江と松山高明先生（現・京都府立医科大学細胞分子機能病理学）とで頭を悩ませ，循環器診療に携わる先生方に知っていてほしい心臓解剖のすべてを凝縮しました。

　また，本書には，「弓部三分岐と粥状硬化」，「拡張型心筋症」を解説した，松山医師撮影による2本の動画を付録しています。実際の動画で見ていただくことで，心臓や血管の構造を，立体的により深くご理解いただける貴重な資料であると自負しております。ぜひ合わせてご覧いただきたいと思います。

　最後に，心疾患を抱える患者さんの一助となるべく，日々の業務に真摯に取り組み，多忙ななかで本書の執筆に尽力してくれた，当センター病理部のスタッフおよび当センターで研修され，いまは全国で循環器診療の最前線を担っているOB，OGの先生方に，この場を借りて心から御礼申し上げます。また，月刊誌『Heart View』の連載「臨床心臓血管解剖学」全26回を，このような単行本にまとめ上げていただいたメジカルビュー社吉田富生氏，高橋範子氏，三宅優美子氏ほか編集部の皆様に感謝致します。

2016年9月

国立研究開発法人国立循環器病研究センター病理部部長／バイオバンク長

植田初江

目　次

I ウォームアップ：心血管疾患の診断・治療に必要な正常形態の理解

1. 臨床心臓解剖学への誘い —Living Heart Anatomy— 森 俊平, 平田健一 ……… 2

はじめに ……… 2
解剖学的表記におけるdouble standard：anatomical positionと
Valentine position ……… 2
　(1) 一般的なanatomical position表記と循環器領域に
　　　特化したValentine position表記 ……… 2
　(2) 両者の混同による混乱 ……… 5
　(3) 混乱回避のために ……… 6
体表面解剖・肋間解剖 ……… 6
　(1) 聴診と解剖 ……… 6
　(2) 心臓超音波検査と解剖 ……… 8
　(3) 心電図検査と解剖 ……… 9
正常胸部X線解剖 ……… 11
　(1) 縦隔内構造物の三次元配列 ……… 11
　(2) 縦隔内構造の三次元スケッチ ……… 15

2. ヒト心筋と血管の組織構造　松山高明 ……… 17

はじめに ……… 17
心筋組織 ……… 17
　(1) 心内膜 ……… 17
　(2) 心筋 ……… 17
　(3) 心外膜 ……… 21
血管 ……… 22

3. 両心房の肉眼的構造　黒澤毅文, 松山高明 ……… 24

はじめに ……… 24
生体内での心房の位置 ……… 24
心房の発生の概略 ……… 24
　(1) 静脈洞(sinus venosus) ……… 24
　(2) 心房中隔および肺静脈流入部(atrial septum and
　　　pulmonary veins) ……… 26
　(3) 心耳(atrial appendage) ……… 26
　(4) 弁輪部 ……… 29

4. 両心室の肉眼的構造　大郷恵子 ……… 31

はじめに ……… 31
心室の発生の概略 ……… 31
　(1) 原始心筒の構造—どこが心室になるのか？ ……… 31
　(2) 心ループ形成 ……… 31
　(3) 心室中隔と左右流出路の形成 ……… 31
　(4) 心筋と乳頭筋の形成 ……… 33
肉眼的構造：外観 ……… 33
　(1) 摘出心と生体内位置の差異 ……… 33
　(2) 外表面にみられる構造 ……… 34
　(3) 横断面からみた正常心室構造とその異常をきたす
　　　病態の例 ……… 34
形態学的右室と左室(morphologically right ventricle and left
ventricle) ……… 36
内部構造 ……… 36
　(1) 右室 ……… 36
　(2) 左室 ……… 39

5. 弁の構造(房室弁, 動脈弁)　松山高明 ……… 40

はじめに ……… 40
弁の肉眼形態 ……… 40
　(1) 房室弁(atrioventricular valve) ……… 40
　(2) 動脈弁(arterial valve) ……… 41
弁の組織構造 ……… 47

6. 冠動脈(末梢構造まで)の支配領域　松本 学, 池田善彦 ……… 48

はじめに—冠動脈の分布とその支配域— ……… 48
右冠動脈(RCA) ……… 48
　(1) 円錐枝(CB) ……… 49
　(2) 洞房結節枝(SN) ……… 50
　(3) 右室枝(RV) ……… 50
　(4) 鋭縁枝(AM) ……… 50
　(5) 後下行枝(PD) ……… 50
　(6) 後側壁枝(PL) ……… 51
左冠動脈(LCA) ……… 51
　(1) 左主幹部(left main trunk；LMT) ……… 52

(2)左前下行枝(LAD) ･･････････････････････････ 52
　　(3)対角枝(diagonal branch；D) ･･････････････ 52
　　(4)中隔枝(septal branch；SB) ･･･････････････ 52
　　(5)左回旋枝(LCX) ･･････････････････････････ 52
　　(6)鈍縁枝(OM) ･････････････････････････････ 54
　　(7)後側壁枝(PD) ･･･････････････････････････ 54

7．刺激伝導系の構造　黒澤毅文，松山高明　55
はじめに ･････････････････････････････････････ 55
刺激伝導系組織と臨床心臓電気生理検査の関係････ 55
刺激伝導系組織の発生の概略 ････････････････････ 55
心房内の刺激伝導系組織 ････････････････････････ 56
　(1)洞結節 ･･････････････････････････････････ 56
　(2)房室結節 ･･･････････････････････････････ 57
　(3)心房内結節間路について ･･････････････････ 58
心室内の刺激伝導系組織 ････････････････････････ 60
　(1)His束と左脚 ･･････････････････････････････ 60
　(2)右脚 ････････････････････････････････････ 60
Purkinje線維 ････････････････････････････････ 60
組織学的にみた刺激伝導系細胞 ･････････････････ 63

II 治療に必要な基礎知識：心・血管疾患の検査，治療時に必要な解剖学

1．カテーテル手技に必要な血管の解剖学

a．大動脈弓からの分枝　池田善彦，植田初江，岡本洋子 ･･･ 68
はじめに ･････････････････････････････････････ 68
生体内での大動脈弓の位置 ･･････････････････････ 68
大動脈弓からの分枝 ････････････････････････････ 68
　(1)第一の枝：腕頭動脈 ･･････････････････････ 68
　(2)第二の枝：左総頸動脈 ････････････････････ 70
　(3)第三の枝：左鎖骨下動脈 ･･････････････････ 70
動脈管索 ･････････････････････････････････････ 70
大動脈弓の発生と分岐のvariant(亜型または変異)････ 70
　(1)右大動脈弓 ･････････････････････････････ 70
　(2)重複大動脈弓 ････････････････････････････ 70
　(3)総頸動脈系の頻度の高いvariation ････････ 70
　(4)鎖骨下動脈系のnormal variation：右鎖骨下動脈走行異常 ････････････････････････････ 73
　(5)椎骨動脈系のnormal variation：左椎骨動脈の大動脈からの直接分岐 ･･････････････････ 73
加齢による変化 ････････････････････････････････ 73
　(1)動脈原性血栓塞栓症 ･････････････････････ 74
　(2)頸動脈のプラーク ････････････････････････ 74
　(3)大動脈弓部のプラーク ･･･････････････････ 74
　(4)カテーテル後の遠位部塞栓 ･･･････････････ 76
頸動脈狭窄症 ･･････････････････････････････････ 76

b．腹部大動脈の主要分岐　松山高明 ･･････････ 78
はじめに ･････････････････････････････････････ 78
腹部大動脈の範囲 ･･････････････････････････････ 78
臓側主要血管分岐 ･･････････････････････････････ 78
　(1)腹腔動脈(celiac trunk) ･･････････････････ 78
　(2)上腸間膜動脈(superior mesenteric artery；SMA)･･･ 79
　(3)腎動脈(renal artery) ･･･････････････････ 79
　(4)下腸間膜動脈(inferior mesenteric artery；IMA) ･･･････ 79
　(5)腸骨動脈分岐(common iliac artery bifurcation) ････････ 80
　(6)その他 ･･････････････････････････････････ 80
腹部主要臓器の血流支配と虚血・梗塞病変 ･････････ 81
　(1)貧血性梗塞：終末動脈支配による臓器の虚血 ･･ 81
　(2)出血性梗塞：多重の血流支配による臓器の虚血 ･･ 81
分岐血管に特有な病変 ･･････････････････････････ 82

c．大腿動脈・大腿静脈　大郷恵子 ･･････････････ 85
はじめに ･････････････････････････････････････ 85
大腿動脈の解剖学的範囲 ････････････････････････ 85
大腿三角 ･････････････････････････････････････ 85
大腿動脈穿刺と局所的血管合併症 ････････････････ 86
大腿静脈の解剖学的範囲と臨床的呼称 ･･･････････ 86
大腿静脈穿刺と合併症 ･･････････････････････････ 90

d．頸動脈，頸静脈，鎖骨下静脈　松山高明 ･･････ 91
頸動脈 ･･･････････････････････････････････････ 91
頸静脈・鎖骨下静脈 ････････････････････････････ 91
頸部外表の解剖と頸部血管の関係 ･･･････････････ 91
頸動脈(carotid artery) ･･･････････････････････ 91
頸静脈 ･･･････････････････････････････････････ 95
　(1)内頸静脈(internal jugular vein) ･･････････ 95
　(2)鎖骨下静脈(subclavian vein) ･････････････ 95

e．橈骨動脈　松本 学，大郷恵子 ･･･････････････ 98
はじめに ･････････････････････････････････････ 98
橈骨動脈の解剖および特徴 ･･････････････････････ 98
実際の橈骨動脈穿刺 ･･･････････････････････････ 98
橈骨動脈ループ(解剖学的亜型) ･･････････････････100

2. ペースメーカリードの装着に関して

a. 右心耳の構造　池田善彦　102
右房の解剖　102
右心耳(RAA)　102
RAA pocket　102
洞房結節　102
カテーテル操作における注意点　104

b. 心房中隔の構造　大郷恵子　105
はじめに　105
心房中隔を含む右房の肉眼的構造　105
心房中隔の解剖　105
　(1)心房中隔の発生　106
　(2)心房中隔の解剖学的定義　106
卵円窩・近傍組織の構造と，関連するカテーテル手技　107
　(1)卵円孔・卵円窩の構造　107
　(2)卵円窩の周囲構造　109
心房中隔リード留置に関して　110

c. 心静脈の分布と冠静脈洞の解剖　松山高明　111
はじめに　111
心静脈(CV)　111
　(1)大心静脈(great cardiac vein；GCV)　111
　(2)中心静脈(middle cardiacvein；MCV)　113
　(3)小心静脈(small cardiac vein)　113
　(4)左室後側壁に分布する心静脈(CRTの左室リード留置部位として選択されることの多い心静脈)　113
冠静脈洞(CS)　115

d. 右室心尖部　大郷恵子　121
はじめに　121
右室心尖部の位置　121
右室心尖部内腔面の肉眼的構造　121
右室リード固定時の留意点　123

e. リードの癒着　松山高明，岡村英夫　126
はじめに　126
右室(心尖部)リード　127
　(1)鎖骨下静脈から上大静脈および上大静脈・右房接合部　127
　(2)三尖弁　128
　(3)右室心尖部(リード先端の付着部)　130
右房リード　131
　(1)鎖骨下静脈から上大静脈　131
　(2)右心耳(リード先端部)　131
左室リード(CS-心静脈内リード，心室再同期療法用)　133
　(1)鎖骨下静脈から上大静脈　133
　(2)CS開口部　135
　(3)CSおよび心静脈内　135

III 代表的な心血管疾患

1. 虚血性心疾患, 冠動脈　大塚文之　138
はじめに　138
心筋梗塞の病理像　138
　(1)冠動脈支配領域と梗塞巣　138
　(2)梗塞部位の組織学的特徴　138
　(3)心筋梗塞の合併症　139
冠動脈硬化症・血栓症の病理像　140
　(1)冠動脈プラークの進行過程　140
　(2)冠動脈血栓症の病理学的成因　141
　(3)冠動脈プラークのさまざまな進行形態　143
PCI後の病理像　143
　(1)経皮的バルーン形成術およびBMS　143
　(2)第1世代DES　143
　(3)第2世代DES　146

2. 弁膜症，感染性心内膜炎，人工弁の異常　安武秀記，松山高明，植田初江　148
はじめに　148
弁口狭窄の原因となる変化　148
　(1)加齢性の弁膜の変性・硬化　148
　(2)大動脈二尖弁　148
　(3)リウマチ性弁膜症　150
弁閉鎖不全の原因となる変化　153
　(1)閉鎖不全の存在を示す弁膜の肉眼変化　153
　(2)粘液水腫様変性(myxomatous degeneration)　153
　(3)腱索断裂　153
　(4)僧帽弁輪部石灰化(mitral annular calcification；MAC)　154
感染性心内膜炎(infective endocarditis；IE)　155
　(1)疣贅(vegetation)　155
　(2)起因菌　155
　(3)臨床像　156
　(4)IEの疣贅の形態と経時変化　156
　(5)弁輪部周囲膿瘍　157
　(6)非細菌性血栓性心内膜炎(non-bacterial thrombotic endocarditis；NBTE)　158

臨床的に疣贅と鑑別を要する病変 ………………………160	人工弁の異常 …………………………………………161
(1)Chiari network(キアリー網) ……………………160	(1)パンヌス形成 ………………………………………161
(2)乳頭状線維弾性腫(papillaryfibroelastoma) ………160	(2)生体弁の劣化 ………………………………………162
(3)粘液腫(cardiac myxoma) …………………………161	(3)ホモグラフト弁の劣化 ……………………………162

3. 特発性心筋症　池田善彦 ……………………………………………………………………………………163

はじめに ………………………………………………163	拘束型心筋症(restrictive cardiomyopathy;RCM) …………167
拡張型心筋症(dilated cardiomyopathy;DCM) ………163	不整脈原性右室心筋症(arrhythmogenic right ventricular
肥大型心筋症(hypertrophic cardiomyopathy;HCM) ………165	cardiomyopathy;ARVC) …………………………168

4. 二次性心筋症(二次性心筋疾患)　松山高明 ……………………………………………………………169

はじめに ………………………………………………169	Fabry病(Fabry disease) ………………………………170
アミロイドーシス(cardiac amyloidosis) ………………169	心臓サルコイドーシス(cardiac sarcoidosis) …………172
(1)原発性アミロイドーシス(多発性骨髄腫に伴うものを	骨格筋疾患に伴う心筋症(muscular disease related) …175
含む) ………………………………………………169	自己免疫性疾患・膠原病に関連した心筋症(autoimmune/
(2)続発性(二次性，反応性)アミロイドーシス ……170	collagen disease related) ……………………………176
(3)トランスサイレチン(transthyretin;TTR) ………170	薬剤関連性心筋症(アントラサイクリン系による)[drug-
ヘモクロマトーシス(hemochromatosis) ………………170	induced(adriamycin) cardiomyopathy] ……………176

5. 大動脈硬化症(粥状硬化症)，大動脈解離と大動脈瘤　松山高明，松本 学，池田善彦，植田初江 ………181

大動脈硬化症(粥状硬化症) ……………………………181	大動脈解離(aortic dissection)と大動脈瘤(aortic aneurysm)
大動脈の粥状硬化症 ……………………………………181	………………………………………………………182
脂肪線条(fatty streak) …………………………………181	大動脈硬化症(粥状硬化症)による大動脈瘤，大動脈解離……183
粥腫プラーク(atherosclerotic plaque) …………………181	結合織病(Marfan症候群など)による大動脈解離 ……187
複合病変(complicated lesion) …………………………181	急性解離と慢性解離 ……………………………………187

6. 血管炎(炎症性大動脈疾患)　松山高明，植田初江 ……………………………………………………189

はじめに ………………………………………………189	孤発性大動脈炎(isolated aortitis) ……………………195
高安動脈炎(Takayasu arteritis) ………………………189	Behçet病(血管型Behçet)(Behçet's disease) …………195
(1)肉眼的変化 …………………………………………190	梅毒性中膜炎(syphilitic aortitis) ………………………195
(2)組織学的変化 ………………………………………190	炎症性大動脈瘤(IgG4関連動脈周囲炎)(IgG4-related
巨細胞性動脈炎(側頭動脈炎)(giant cell arteritis, temporal	inflammatory abdominal aortic aneurysm) …………197
arteritis) ……………………………………………193	

7. 肺高血圧症　大郷恵子 ……………………………………………………………………………………199

はじめに ………………………………………………199	(2)拡張病変(H-E分類5度) …………………………202
PHの臨床分類と病理との関係 ………………………199	(3)動脈炎(H-E分類6度) ……………………………202
肺動脈の組織学的特徴 …………………………………200	第1'群：PVOD/PCHの病理 …………………………204
(1)弾性動脈(elastic artery) …………………………200	(1)PVODの病理(pulmonary occlusive venopathy)
(2)筋性動脈(muscular artery) ………………………200	………………………………………………………204
(3)非筋性動脈(non-muscular artery) ………………200	PCHの病理(pulmonary microvasculopathy) …………204
第1群(PAH)の病理(pulmonary arteriopathy) ………200	結合組織病(膠原病)関連PAHと静脈病変 ……………204
閉塞性病変(constrictive lesion):H-E分類1～3度 …202	第2群：左心性疾患に伴うPHの病理 …………………204
(1)中膜肥厚(medial hypertrophy) …………………202	第3群：肺疾患/低酸素に伴うPHの病理 ……………206
(2)内膜肥厚(intimal thickening) ……………………202	第4群：慢性血栓塞栓性肺高血圧症(chronic thromboembolic
複合病変(complex lesion):H-E分類4～6度 ………202	pulmonary hypertension;CTEPH)の病理 …………206
(1)plexiform lesion(H-E分類4度) …………………202	第5群：不明な多因子機序に伴うPH ………………209

索引 ………210

動画視聴方法

本書の内容に関連した動画をメジカルビュー社のホームページでストリーミング配信しております。下記の手順でご利用ください（下記はPCで表示した場合の画面です。スマートフォンで見た場合の画面とは異なります）。

配信動画

弓部三分岐と粥状硬化　〈4分26秒〉
拡張型心筋症　　　　　〈6分49秒〉

この動画のご利用は本書をご購入された方に限られ，利用規約への同意が必要となりますのでご了承ください。
登録には下記のシリアルナンバーが必要です。
＊動画配信は本書刊行から一定期間経過後に終了いたしますので，あらかじめご了承ください。

> **シリアルナンバー**（コインなどで削ってください）

1 動画配信ページにアクセス

下記が動画配信ページのURLです。

http://www.medicalview.co.jp/movies/

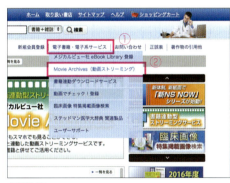

（画面1）

次の方法でもアクセス可能です（**画面1**）。
メジカルビュー社ホームページ（http://www.medicalview.co.jp/）の上部メニュー「電子書籍・電子系サービス」（①）のプルダウンから「Movie Archives（動画ストリーミング）」（②）を選択してください。

表示されたMovie Archives書籍一覧（**画面2**）から，本書のタイトル「循環器診療に活かす心臓血管解剖学」（③）を選択し，「動画視聴ページへ」（④）ボタンをクリックしてください。

スマートフォンやタブレット端末では，QRコードから直接**画面2**へアクセス可能です。その際はQRコードリーダーのブラウザではなく，SafariやChrome，標準ブラウザでご覧ください。

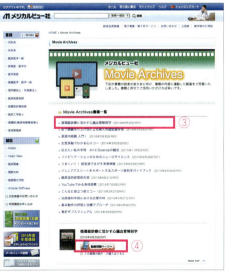

（画面2）

2 シリアルナンバーを入力（画面3）

動画視聴用シリアルナンバー入力ページ（⑤）が表示されますので，利用規約に同意していただき（⑥），前ページのシリアルナンバーを半角で入力します。

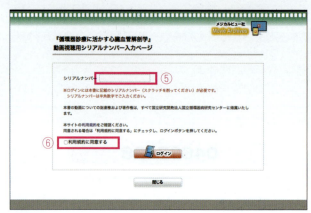

（画面3）

3 動画の視聴（画面4）

本書の動画視聴ページが表示されます。視聴したい動画のサムネール（⑦）をクリックすると動画が再生されます。

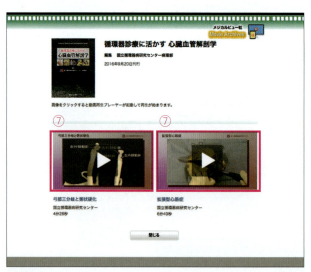

（画面4）

動作環境

下記は2016年9月1日時点での動作環境で，予告なく変更となる場合がございます。

Windows
OS：Windows 7 / 8.1 / 10（JavaScriptが動作すること）
Flash Player：最新バージョン
ブラウザ：Internet Explorer 11
Chrome・Firefox 最新バージョン

Macintosh
OS：10.8～10.11（JavaScriptが動作すること）
Flash Player：最新バージョン
ブラウザ：Safari・Chrome・Firefox 最新バージョン

スマートフォン，タブレット端末
2016年8月時点で最新のiOS端末では動作確認済みです。Android端末の場合，端末の種類やブラウザアプリによっては正常に視聴できない場合があります。

動画を観る際にはインターネットへの接続が必要となります。パソコンをご利用の場合は，2.0Mbps以上のインターネット接続環境をお勧めいたします。また，スマートフォン，タブレット端末をご利用の場合は，パケット通信定額サービス，LTE・Wi-Fiなどの高速通信サービスのご利用をお勧めいたします（通信料はお客様のご負担となります）。

QRコードは（株）デンソーウェーブの登録商標です。

執筆者一覧

● 企画・構成

植田初江　国立循環器病研究センター病理部部長 / バイオバンク長

松山高明　京都府立医科大学大学院医学研究科細胞分子機能病理学講師

● 執筆者（掲載順）

森　俊平　神戸大学大学院医学研究科内科学講座循環器内科

平田健一　神戸大学大学院医学研究科内科学講座循環器内科教授

松山高明　京都府立医科大学大学院医学研究科細胞分子機能病理学講師

黒澤毅文　日本大学医学部内科学系循環器内科学分野

大郷恵子　国立循環器病研究センター臨床検査部臨床病理科

松本　学　国立循環器病研究センター臨床検査部臨床病理科

池田善彦　国立循環器病研究センター臨床検査部医長

植田初江　国立循環器病研究センター病理部部長 / バイオバンク長

岡本洋子　（元）国立循環器病研究センター臨床検査部臨床病理科

岡村英夫　国立循環器病研究センター心臓血管内科部門不整脈科医長

大塚文之　国立循環器病研究センターバイオバンク室長・心臓血管内科

安武秀記　大阪大学大学院医学系研究科循環器内科学

I

ウォームアップ
心血管疾患の診断・治療に必要な正常形態の理解

I ウォームアップ 心血管疾患の診断・治療に必要な正常形態の理解

1 臨床心臓解剖学への誘い
―Living Heart Anatomy―

森 俊平, 平田健一 (神戸大学大学院医学研究科内科学講座循環器内科)

はじめに

　学生時代や研修医時代に、臨床心臓解剖講義というような授業を経験された先生はおられるだろうか。私は循環器内科医としての経験を積むほどに、その重要性を強く認識する一方で、いまだそのような根幹的な学問が、系統的に教育・研究されていないと感じている。理由はいくらかあるだろう。第一に目新しくなく、地味である。さらに基礎心臓解剖学と、循環器内科学と、放射線診断学の境界に位置するような学問分野であり、主科が判然としないという側面もあるだろう。しかしながら、それは生理学と並んで循環器臨床の根幹をなす重要な学問分野である。近年の画像診断技術の発展は、これまでとはまったく違った視点で、臨床心臓解剖を追究することを可能にしている[1-4]。structural heart diseaseに対するinterventionが急速に発展している今こそ、循環器内科医は、自らの視点で心臓解剖を再訪すべきときではないだろうか。

　剖検心に対するアプローチを基礎心臓解剖学と定義した場合、循環器内科医にはその基礎心臓解剖学の理解を前提として、さらに臨床医の視点で眺めた心臓解剖学、すなわち臨床心臓解剖学の習得が必須である。基礎心臓解剖学と臨床心臓解剖学は、生理学と並んで、循環器臨床の根幹を構成する学問分野である。

　循環器内科学を構築する診断学は、聴診・打診・胸部X線写真・心電図検査・心臓超音波検査・CT検査・MRI検査などの非侵襲的アプローチに代表されるように、体表・体外から心臓を探索する学問であるという見方ができる。したがって初学者が循環器内科医の診断技術を習得するには、体表面解剖・肋間解剖・胸部X線解剖・多面断層解剖を含む臨床心臓解剖の理解が必要である。

　循環器内科学を構築する治療学、特にカテーテル治療学やデバイス治療学は反対に体内・血管内から心臓を探索する学問という見方ができる。これは侵襲的アプローチであり、それに携わる循環器内科医には、透視解剖や、臨床心臓構造解剖[5]への深い造詣が要求され、それが検査ならびに治療手技の安全と成功を担保する。

　このように、臨床循環器内科学は、基礎心臓解剖学と臨床心臓解剖学という基盤の上に構築されている学問という一面をもっているが、初学者にとって、特に臨床心臓解剖学を系統的に学ぶ機会は多くない。

　初学者向けの臨床心臓解剖学導入として、体表面解剖・肋間解剖・胸部X線解剖を図示概説しつつ、臨床循環器内科医の視点で、それらと実臨床のかかわりにも、例を交えながら考察を加えてみたい。

解剖学的表記における double standard：anatomical positionとValentine position

(1) 一般的なanatomical position表記と循環器領域に特化したValentine position表記

　三次元方向を規定する際に、臨床現場では2種類の異なる解剖学的表記方法が混同して使用されている。

　一つは、**図1, 2**に示されるように頭尾側を上下、左右は左右、腹背側を

1 | 臨床心臓解剖学への誘い —Living Heart Anatomy—

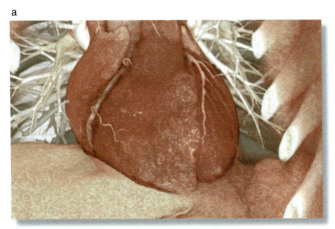
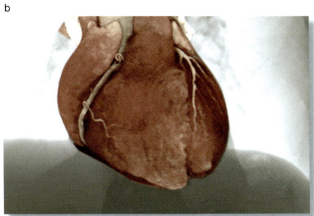
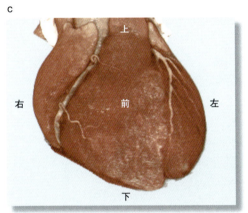

図1 anatomical position①
正面から眺めた心臓。それぞれ胸郭ボリュームとの加算画像（a），透視様ボリュームとの加算画像（b），心臓単独ボリューム（c）を示す。この絵をそのまま正面に見て，cのように方角を表記する。以下に提示されていく画像は，あくまで再構成画像であって写真ではない。例えば，脂肪成分は除いて再構成しているため，真実の外観とはまったく異なることに注意が必要である。

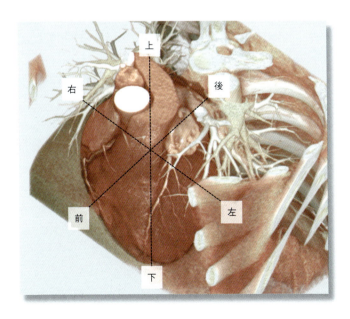

図2 anatomical position②
左前斜位45°，頭側45°から眺めた心臓。左右は左右，頭尾が上下，背腹が後前と表記される。

ウォームアップ 心血管疾患の診断・治療に必要な正常形態の理解

前後と表現する方法論であり，これをanatomical positionとよぶ[6]。解剖学および外科学分野で使用される一般的な方法論であり，初学者や心臓を専門としない医師との共通言語として使用可能である。

もう一つは心臓を，心尖部を起点として佇立したイメージで方角を規定する方法（図3，4）であり，これをValentine positionとよぶ[6]。いわゆるValentine's dayの♡（ハート）そのもののイメージである。左前斜位頭側画像を正面視した絵（図2，3）として，または心臓超音波検査の四腔断面像を上下反転した絵としてイメージすると理解しやすい。

左右は左室・右室方向に，前後は前室間溝・後室間溝方向に表現される。心内構造物の多くは，この方法論に従って，方向性や構造解剖が定義されることが多く，循環器領域に特化した命名方法である。心臓超音波検査においても汎用され，循環器内科医にはなじみが深いが，初学者や心臓を専門としない医師には非常に理解されにくいという側面をもっている。

これらの命名方法は，患者の体位に

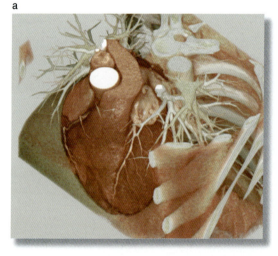
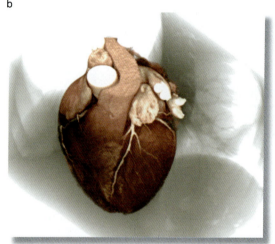
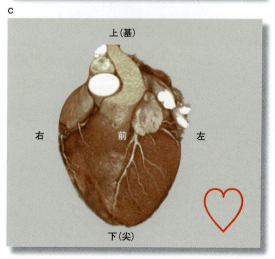

図3　Valentine position①
左前斜位45°，頭側45°から眺めた心臓。それぞれ胸郭ボリュームとの加算画像（a），透視様ボリュームとの加算画像（b），心臓単独ボリューム（c）を示す。この絵をそのまま正面に見て，cのように方角を表記する。

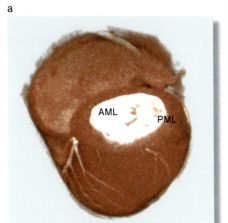 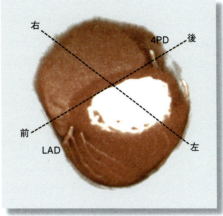 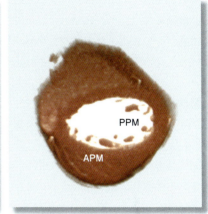

図4　Valentine position②
図3cをさらに左前斜位45°, 頭側45°方向から眺めた心臓。心尖部を起点として心臓が佇立している。僧帽弁レベルでの横断像(a), 腱索レベルでの横断像(b), 乳頭筋レベルでの横断像(c)を示す。このイメージで考えれば，左前下行枝(left anterior descending artery；LAD), 後下行枝(posterior descending artery；4PD), 前乳頭筋(anterior papillary muscle；APM), 後乳頭筋(posterior papillary muscle；PPM), 前壁, 後壁などという表記は抵抗なく理解される。一方で僧帽弁後尖(posterior mitral leaflet；PML)と前尖(anterior mitral leaflet；AML)は左右に位置しており，anatomical positionに基づいて考えないと，この解剖名を了解することは難しい。

よって，その方向表現を変えない。例えばanatomical positionにおいて，検査台の上に患者が仰臥位になっていたとしても，患者の腹側は，"前"と表現し，"上"とは表現しない。

(2) 両者の混同による混乱

Andersonら心臓解剖学者は，anatomical positionの使用を強く主張している[7]。しかし，循環器内科の臨床現場では慣習的にValentine position表記が頻用されている。その一方で，anatomical positionに基づく表現も同時に使用され，これが混乱をまねいている。

図3, 4に示されるように，Valentine positionのイメージで考えれば，左前下行枝，後下行枝，前乳頭筋，後乳頭筋，前壁，後壁などという解剖表記は抵抗なく理解されるだろう。また房室結節〜冠静脈洞入口部付近の電気生理学的手技で頻用される前中隔，中中隔，後中隔というような用語も，Valentine positionに基づくことで，理解できる。

ところが，ほとんどの心臓は，このような垂直心・背側心・反時計心ではない。図1, 2のように，横隔膜の上に"後"壁を置き，かつ心尖部は左前方を向いている。そのためValentine positionにおける"前後"がanatomical positionにおける"上下"に，"左右"が"後前"にそれぞれ相当するという混乱が生じる。したがって，"左"房が"後"，"右"室が"前"に存在する。"前"中隔から"後"中隔にアブレーションカテーテルを移動する際に，"下"に引かなければならないのも，このような命名方法の混在に起因する矛盾と混乱である。

anatomical positionの立場からは，"後下行枝"は心臓の後ろを下行などしていない。下面(横隔膜面)を左前方に横行する血管である。"後"下行枝の閉塞にもかかわらず，心電図上，"後"壁梗塞ではなく"下"壁梗塞が起こるという，初学者にはわかりにくい表現が普通に使用されているのも，この混同に起因している。標準肢誘導ではanatomical positionに基づいて左右上下が規定されているからである。

"前"乳頭筋(APM)と"後"乳頭筋(PPM)の位置関係は，僧帽弁"前"尖(AML)と"後"尖(PML)の位置関係とほぼ直行している(図4)。それにもかかわらず，ともに"前後"で表現される。

ウォームアップ　心血管疾患の診断・治療に必要な正常形態の理解

左室乳頭筋はValentine position表記に，僧帽弁尖はanatomical position表記に基づいて表現されていると理解しないと，この矛盾を了解することは難しい。

刺激伝導系"右"脚，"左"脚"前"枝，"左"脚"後"枝もValentine positionに基づく表現である。一方，前述のように，標準肢誘導はEinthovenの三角平面に示されるとおり，anatomical positionに基づき左右上下が規定されている。anatomical positionに従えば，右脚，左脚前枝，左脚後枝は，それぞれ前脚，後脚上枝，後脚下枝と表現されるであろう。この混同により，左脚ブロック症例，右脚ブロック症例で，多くの場合，それぞれ左軸偏位，右軸偏位が出現しないという矛盾が生じる。逆に，それぞれ必ず"後"軸偏位，"前"軸偏位が生じているのは，V_1・V_2誘導におけるQRS波の極性をみれば明らかであろう。

同様に，左脚"前"枝ブロック，左脚"後"枝ブロックで"左"軸偏位，"右"軸偏位が生じるという，初学者にとっては，非常に理解しにくい表記が使用される。これがもし，すべてanatomical positionに従い，"前"胸部誘導(V_1・V_2)とⅢ誘導だけに着目して表現されたとして，"後"脚"上"枝ブロックでは後軸偏位と上方軸傾向が，"後"脚"下"枝ブロックでは後軸偏位と下方軸傾向が出現する，と記載されていたら，より理解しやすいのではないだろうか。

ちなみにV_1・V_2誘導はときに右側胸部誘導と表現されることもあるが，これもValentine positionに基づく表記である。下壁梗塞の際に使用するV_3RやV_4Rも右側胸部誘導と表現されるが，こちらはどちらかといえばanatomical positionに基づいている。

心臓超音波検査では，傍胸骨左室長軸像における左室後壁厚という記載に代表されるように，Valentine position表記に基づく左室"後"壁という表現はいまだによく使われる用語である。同様に心臓超音波検査や核医学検査で表現される左室短軸像にも，"後"壁という表現をみかけることがある。しかしながら，もはや"後"壁という用語は使用すべきではなく[8]，実際米国心エコー図学会ガイドライン上も"下"壁に統一されていることを知っておく必要があるだろう[9]。循環器内科医であれば，誰もが心臓超音波検査を始めたばかりの時分，左室後壁と左室基部中部下側壁の違いを定義できずに悩んだ記憶があることだろうが，実は前述のようなdouble standardによって生じた混乱が原因である。しかし一方で，"前"壁という表記は残り，左室短軸上，"下"壁の180°対側が"前"壁であるという，なんとも説明しがたい矛盾が残っている。

(3) 混乱回避のために

心臓形態は多様性に富んでおり，個人差も大きい。しかもValentine position表記は循環器内科の日常臨床に深く浸透している。現場の一循環器内科医としては，すべてをanatomical positionに基づき表現するということが現実的でないと理解している。しかし，カテーテル操作などの手技指導は，anatomical positionに基づく表現で行われるべきだろう。左室"後"壁の表現を中止することにも，まったく同感である。

現場の混乱を回避し，初学者にも理解しやすい表現方法を使用するためには，可能な限り共通言語で議論をすることが大事であるが，両者の統合は不可能に近い。少なくとも現時点で，初学者のみならず，指導医にとっても大切なことは，臨床心臓解剖学にはその根底となる命名方法にさえ，いまだに前述のようなdouble standardがあり，足元が定まっていない状態であることを認識しておくことであろう。

体表面解剖・肋間解剖

(1) 聴診と解剖

第2肋間胸骨右縁(2nd right sternal border；2RSB)が大動脈弁領域，同左縁(2nd left sternal border；2LSB)が肺動脈弁領域，第3肋間胸骨左縁(3LSB)がErb領域，第4肋間胸骨左縁(4LSB)が三尖弁領域，第5肋間左鎖骨中線(5th midclavicular line；5MCL)が僧帽弁領域という聴診の基本を疑う先生はおられないだろう(図5)。成書によっては，2RSBを大動脈弁口，2LSBを肺動脈弁口と記載しているものすらある。だがはたしてそうだろうか。聴診器を当てているその下には実際，何があるのだろうか。

前述のような疑問は，たまたま両上肢挙上なし，呼気位で撮像された胸部CTが解決してくれる。図6には胸部誘

1 | 臨床心臓解剖学への誘い —Living Heart Anatomy—

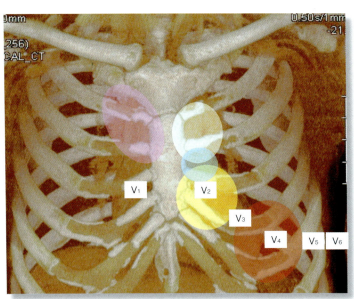

図5　従来の聴診領域定義

第2肋間胸骨右縁（2nd right sternal border；2RSB）が大動脈弁領域，同左縁（2nd left sternal border；2LSB）が肺動脈弁領域，第3肋間胸骨左縁（3LSB）がErb領域，第4肋間胸骨左縁（4LSB）が三尖弁領域，第5肋間左鎖骨中線（5th midclavicular line；5MCL）が僧帽弁領域と表現される。心電図電極に合わせてV_2は黄でV_4は茶で表現している。

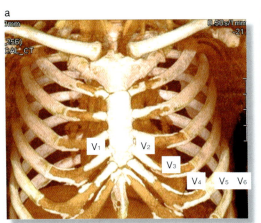
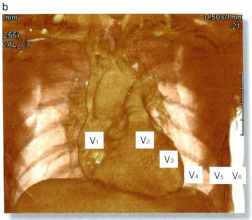
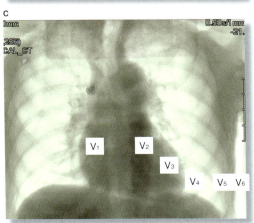
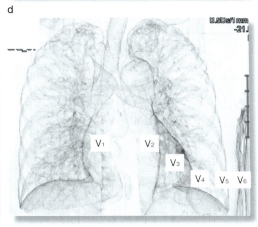

図6　両上肢挙上なし，呼気位撮像されたCTから再構成された臨床解剖①

胸部誘導の電極貼付位置に，V_1〜V_6の三次元テキストを置いている。骨格像（a），前胸壁除去画像（b），透視様画像（c），スケッチ様画像（d）を示す。

> ウォームアップ　心血管疾患の診断・治療に必要な正常形態の理解

導の電極貼付位置に，便宜上V₁〜V₆のテキストを貼っている。これは三次元テキスト，つまりXYZ座標をもつテキストであり，画像上の肋骨を除去しても位置は変わらず，また画像に回転，切断などの操作を加えてもそのXYZ座標を維持して，電極貼付位置からずれることがない(図7)。

これにより，少なくとも臨床心臓解剖学の立場からは，2RSBが上行大動脈/上大静脈領域，2LSBが肺動脈分岐部領域，3LSBが肺動脈弁領域，4LSBが右室流出路領域，5MCLが心尖部領域と表現するほうが正しいことが理解される(図8)。

弁狭窄症症例の放散音は別として，正常症例のⅡ音が最大かつ明瞭に聞こえるのは，いわゆる大動脈弁領域，肺動脈弁領域とされる2RSBや2LSBではなく，Erb領域，三尖弁領域とされる3LSBまたは4LSBであることが経験的真実である。臨床で常に感じるこの違和感は，図8が明瞭に解決する。なぜならそこに当てた聴診器の直下に，大動脈弁(3-4LSB：図8▶)や肺動脈弁(3LSB)が存在するからである。

(2) 心臓超音波検査と解剖

心臓超音波検査の際，画面ではなくて手元を注視したとしよう。超音波プローブは，少し穿った視点に立てば，肋間解剖を理解するための非常に簡易な道具である。体表と体内の橋渡しをして，肋間解剖の疑問にリアルタイムで即答してくれる優れた友人である。さて，標準的な傍胸骨左室長軸

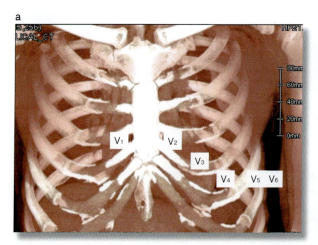
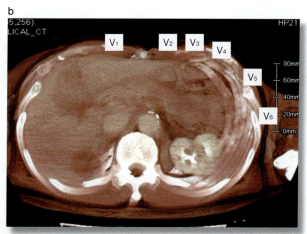
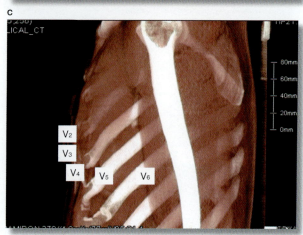

図7 両上肢挙上なし，呼気位撮像されたCTから再構成された臨床解剖②
胸部誘導の電極貼付位置に，V₁〜V₆の三次元テキストを置いている。正面像(a)，水平断像(b)，左側面像(c)を示す。

1 | 臨床心臓解剖学への誘い —Living Heart Anatomy—

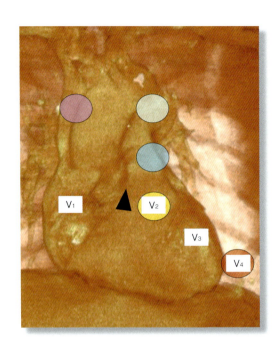

- : 2RSB
  上行大動脈/上大静脈領域
- : 2LSB
  肺動脈分岐部領域
- : 3LSB
  肺動脈弁領域
- : 4LSB
  右室流出路領域
- : 5MCL
  心尖部領域

図8　聴診部位直下の臨床心臓解剖

図6bから作成されている。臨床解剖学的には第2肋間胸骨右縁（2nd right sternal border；2RSB）が上行大動脈/上大静脈領域、同左縁（2nd left sternal border；2LSB）が肺動脈分岐部領域、第3肋間胸骨左縁（3LSB）が肺動脈弁領域、第4肋間胸骨左縁（4LSB）が右室流出路領域、第5肋間左鎖骨中線（5th midclavicular line；5MCL）が心尖部領域と表現される。心電図電極に合わせてV_2は黄でV_4は茶で表現している。▶は右室流出路後面の大動脈弁位を示している。

断を描出しているそのプローブは、通常、4LSBまたは3LSBにあることが多い。そこは、聴診学上三尖弁領域またはErb領域とよばれる部位であり、プローブ直下やや頭側には大動脈弁がみえる（図9）。この誰もが見慣れた観察は、3-4LSBにかけて大動脈弁が存在すること（図8）を証明している。一方肺動脈弁逆流を短軸からスキャンする際は、無意識でプローブを3LSBに一肋間上げ、動脈管開存を検索するときはさらに2LSBに上げるか、3LSBから頭側方向に深く傾けるだろう。このことは3LSBに肺動脈弁が存在、2LSBに肺動脈分岐部が存在すること（図8）を示している。

（3）心電図検査と解剖

心電図学というのは、初学者にとっ

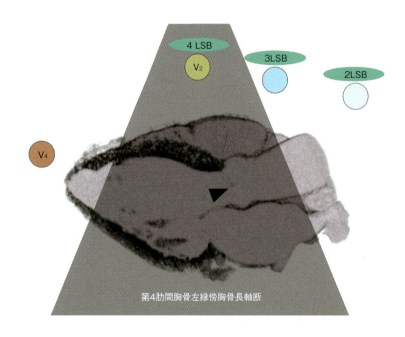

図9　第4肋間胸骨左縁（4LSB）傍胸骨長軸断

心臓超音波検査における代表的なイメージをCTで再構成した。○で、聴診器を当てる肋間を表現している。仰臥位の患者を左肩方向からみた図である。心電図電極に合わせてV_2は黄でV_4は茶で表現している。○の色は図5ならびに図8と対応している。第2肋間胸骨左縁（2nd left sternal border；2LSB）が肺動脈分岐部領域、第3肋間胸骨左縁（3LSB）は肺動脈弁領域に相当する。3LSB、4LSBが大動脈弁（▶）に近いことがわかる。

> ウォームアップ　心血管疾患の診断・治療に必要な正常形態の理解

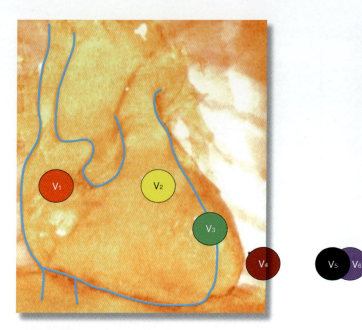

図10　胸部誘導電極直下の臨床心臓解剖①
図6bから作成されている。V₁～V₆は、同一平面上には存在しない。開いたZ字をしており、3直線から構成される。男性の場合、V₄は左乳頭直下に相当することが多く、逆にそうでなかった場合は、肋間を間違えている可能性を疑う。──は右心系を示している。V₁直下には右心耳が、V₂直下には右室流出路が、V₄直下には心尖部が存在する。

てどこから手を付けていいのかわかりにくい学問である。だが、少なくとも胸部単極誘導波形を理解する基本は、無数にある疾患別のパターンを、P波やQRS波別にすべて暗記することなどではない。心臓と電極の立体的位置関係を把握し、それぞれの電極の気持ちになって、三次元的な興奮伝播を一生懸命想像する努力を継続することである。多くの指導医は心電図電極の色とそれらを貼付する場所をまず教えるであろうが、その直下に何があるかを教えてきただろうか。前述の三次元テキストを利用することで、CTは電極直下に何があるかを教えてくれる（図10）。

教科書ではV₁(4RSB：赤)、V₂(4LSB：黄)、V₃(V₂V₄中点：緑)、V₄(5MCL：茶)、V₅(第5肋間前腋窩線：黒)、V₆(第5肋間中腋窩線：紫)は図7bのように同一平面上に記載されることが多いが、当然、同一平面上には存在しない。図7a、図10のように開いたZ字をしており、3直線から構成される。男性の場合、V₄は左乳頭直下に相当することが多く、逆にそうでなかった場合は、貼付肋間を間違えている可能性を疑うべきである。

聴診学上、V₂(4LSB)は三尖弁領域に、V₄(5MCL)が僧帽弁領域に相当するが、前述のとおり、臨床解剖学的にはそれぞれV₂、V₄は右室流出路領域、心尖部領域に相当する（図10）。

V₁直下には右心耳が、V₂直下には右室流出路が存在する（図10）。V₁、V₂

を右側胸部誘導とよぶことがあるが、Valentine position表記的な視点から考えると、実に正しいことがわかる。一方でこれらを前胸部誘導とも表現するのはanatomical positionに基づく表記である。これらの肋間解剖は、例えば次のような臨床状況を明快に説明する。
①右室負荷疾患でV₁とV₂のR波が増高する。
②右心耳起源の心房頻拍のP波の極性はV₁が陰性で、V₂～V₆にかけて陽性成分を増していく[10]。
③右室流出路が病変の主座と想定されているBrugada症候群では、薬剤負荷の有無にかかわらず、V₂のST変化がV₁やV₃と比較して、最も明瞭に観察されることをよく経験する[11]。肋間を上げてもそのルールは同じである。経験的に、V₁系列、V₃系列のST変化が、V₂系列のそれを上回ることは珍しい。このことはV₂系列の直下に右室流出路、肺動脈弁、肺動脈分岐部という配列が存在することで説明可能であり（図11）、V₁系列、V₃系列のST変化はV₂系列のST変化の遠方視所見（Far Field）であるという見方もできるだろう。この肋間解剖に基づき、V₂系列だけ肋間を上げて記録するという方法論もありうると考える。

V₂は全6胸部誘導のなかで心臓に最も近い電極である（図12）。反対にV₅、V₆は、相当量の左肺を間に挟んでいる。それにより、単極誘導としてのV₁～V₆の電位絶対値に対する信頼度は、自ず

と一様には考えられないことがわかるだろう。V₅やV₆の電位絶対値に対する信頼度は，V₁，V₂のそれには及ばない。例えば，左室肥大の心電図診断基準にV₅のみならずV₁の電位波高も考慮されているのは，理に適っているし，V₅やV₆の不自然な電位の減高から，滴状心・肺気腫を推察することが可能であるということも理解できるであろう。

正常胸部X線解剖

胸部X線解剖学は，二次元平面上の線と陰影にこだわる学問ではあるが，その根底にあるのは，その線と陰影から，それらを構築する三次元構造物の配列を頭のなかで推察する方法論である。だが，循環器内科専修医であっても，縦隔陰影の中身を正確に描けないことが多い（図13）。

図14に当科で医学部生・研修医教育用講義に使用している胸部X線解剖図を示す。すべて同一のCTボリュームデータから再構成されているため，心陰影とそれを構成する各構造物との間に，三次元位置のずれ（registration error）が存在しない。これらのイメージにより胸部X線写真の線と陰影の構成成分のみならず，画面前後方向の奥行を教育している。

（1）縦隔内構造物の三次元配列

胸部X線写真の縦隔陰影は，後方より下行大動脈，食道，気管，左心系，上行大動脈，右心系の順に配列されてい

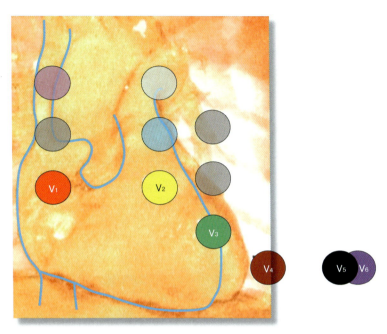

図11　胸部誘導電極直下の臨床心臓解剖②：Brugada症候群診断時の電極貼付位置
1肋間上（第3肋間レベル）のV₁～V₃，2肋間上（第2肋間レベル）のV₁～V₃を●・●・●（3ʳᵈ left sternal border；3LSB）・●（2LSB）・●（2ⁿᵈ right sternal border；2RSB）で示す。このとき，V₂系列が右室流出路（4LSB）から肺動脈弁（3LSB），肺動脈分岐部（2LSB）にかけて配列されることが認識される。○の色は図5，図8，図9と対応している。—— は右心系を示している。

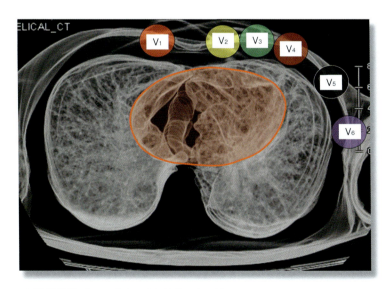

図12　胸部誘導電極直下の臨床心臓解剖③：水平断
図7bを再構成して作成している。中心の○が心臓を示す。V₂は全6胸部誘導のなかで心臓に最も近い電極である。反対にV₅，V₆は，相当量の左肺を間に挟んでいる。V₁～V₆は，図7bや本図のように同一平面上に記載されることが多いが，当然，同一平面上には存在しないという認識は重要である。

> ウォームアップ　心血管疾患の診断・治療に必要な正常形態の理解

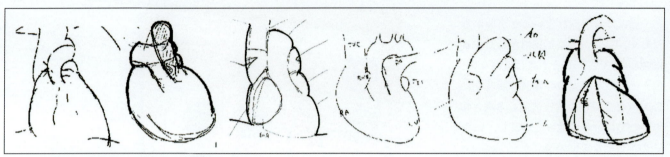

図13　循環器内科専修医たちが描いた縦隔内三次元スケッチ
3〜5年目の循環器内科専修医であっても，縦隔陰影の中身を正確に描けないことが多い。
循環器内科臨床教育は，まさにここから始まると考えている。

図14　三次元胸部X線解剖①

透視様画像（a）に対し，身体の背側から縦隔を構成する構造物を順番に加算している（b〜g）。すべて同一のCTボリュームデータから再構成されており，別ボリュームデータとのフュージョンやマージではない。したがって，心陰影とそれを構成する各構造物との間に，三次元位置のずれ（registration error）が存在しない。胸部X線写真の縦隔陰影は，後方より下行大動脈，食道，気管，左心系，上行大動脈，右心系の順に配列されていることが即座に理解される（a〜g）。深吸気の両肺も追加（h，i），縦隔のみ追加（j）したイメージも示す。

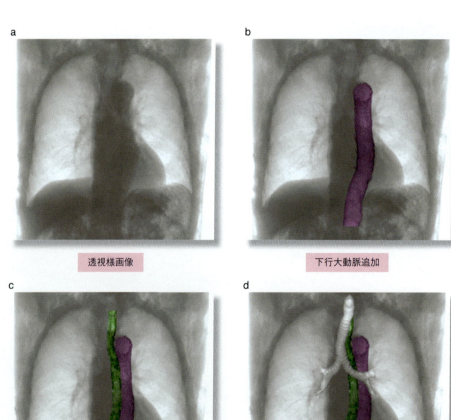

a　透視様画像
b　下行大動脈追加
c　食道追加
d　気管・気管支追加

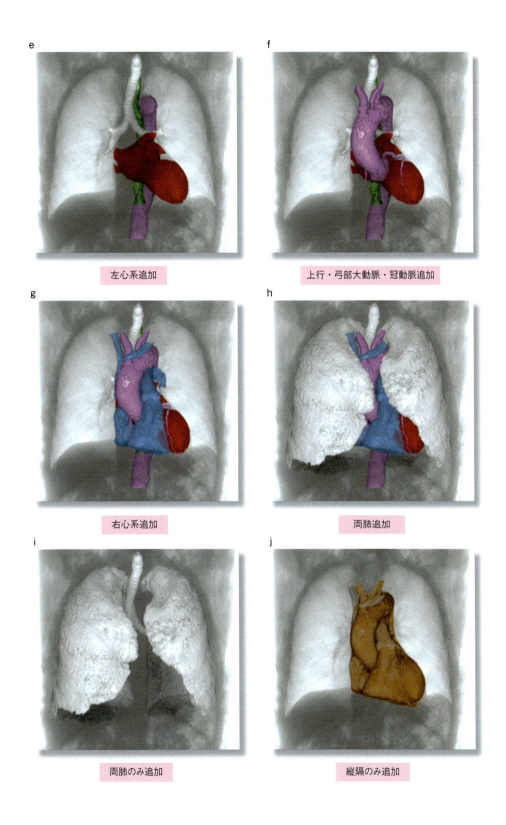

ることが即座に理解される(図14)。前述のValentine position表記に従う"左"心系,"右"心系は,それぞれanatomical positionに基づく表現では,それぞれ"後"心系,"前"心系に言いかえることができるということも理解されるだろう。そのように理解したとき,胸郭においても動脈系は"後"ろ,すなわち深部に配置されるという,奇跡的な生命保護機転を確認し感動が得られる。上行大動脈もまた,たまたま胸部正中に位置し,前胸部に加わるかもしれない侵襲から,胸骨によってしかと保護されていることが理解される。

　医学部生に講義する際は,胸部X線写真縦隔陰影を構成する右第1〜2弓,左第1〜4弓も,暗記ではなく,この絵のままのイメージとして覚えてもらうよう指導している。例えば左第3弓が左房ではなく,正確には左心耳であることや(図14e〜g),左気管支は左房より上,肺動脈分岐部より下にあるために,左第2弓と第3弓の間の高さに存在すること(図14d〜g)も容易に理解できる。

　図14hのように,肺のイメージを加算することにより,砂時計型のいわゆるエコーウィンドウの実際も,明瞭にイメージしてもらうことが可能である。

　経食道超音波検査において,左房を中心とする心臓の評価後,反転して弓部〜下行大動脈をプローブ直下に評価できる理由もこの絵が教えてくれる(図14c〜e)。同様に経食道超音波検査の0〜60°断面において,上行・下行大動脈は短軸断面で,左室は経胃アプローチを除けば,基本角度によらず長軸断面で描出される理由も理解できる(図14c〜f)。また心房細動アブレーションの際に,食道の熱損傷に対する配慮が必要な理由も理解しやすいであろう。

　右冠動脈は,anatomical positionで表現すれば,胸骨後面正中より分岐する"前"冠動脈である(図14f, g)。したがって,"右"冠動脈はそもそもが"前"方起始である。それはV_1(4RSB)とV_2(4LSB)の中間やや上方より大動脈から分岐する。円錐枝も同部位から左方に分岐し,V_2上方,すなわち右室流出路領域を灌流している[12]。

　Interventional cardiologistが左前斜位でみて,"前"方起始とよぶ右冠動脈の形態がある。それは多くの場合,エンゲージにJudkins Rightタイプでは不適で,Amplatzタイプのカテーテルを必要とするような形態である。"右"冠動脈はそもそもが"前"方起始であるから,これは解剖学的には"左"方起始もしくは"左"方分枝である。それは右冠尖/左冠尖間,もしくは左冠尖から起始しているという真の起始異常の場合もあるが,実はまれである。JudkinsタイプからAmplatzタイプに変えただけで容易にエンゲージされる,いわゆる"前"方起始の多くは,上行大動脈または心臓がそれぞれの長軸に対して時計方向に回転しているだけであることが多いと考えている[13]。

　この胸部X線解剖図を右前斜位,左前斜位に振ると,それはカテーテル治療やデバイス治療に携わっていく循環

1 | 臨床心臓解剖学への誘い —Living Heart Anatomy—

器専修医にとって，透視解剖の理解に役立つ非常に有用な教科書となる[1]。ここでは本項の目的を超えるため，詳細の解説は割愛し，イメージのみ提示する（図15）。心臓の形態は多様であり個体差も大きいが，それぞれの斜位像における共通のルールを理解する一助としていただければ幸いである。

(2) 縦隔内構造の三次元スケッチ

電子カルテの普及により，これからの循環器内科を担う若者が，胸部X線写真をスケッチする機会は，ほぼ失われたといってよいだろう。しかし当科では，図16bに示すように，胸部X線写真の縦隔内の三次元スケッチができること，さらにそのイメージ上に仮想心電図電極位置を記載できることを重視し，それを臨床心臓解剖初期教育の導入に据えている。

影絵をみて中身が書けない，もしくは中身を知らずに影絵を理解しようとするのは，考えれば不条理なことである。図16bを描画できることは，前述の体表面解剖・肋間解剖・胸部X線解剖を，循環器内科診断学の基本である聴診・打診・胸部X線写真・心電図検査・心臓超音波検査などと絡めて，複合的に理解するために必須のステップである。これを習得した者だけが，次の段階に進むことを許容されるべきと考えている。このスケッチにより，例えば図16b▶で示すように，胸部X線写真上に，右冠動脈起始部を推定することも可能である。この導入部分を修了した後であれば，実臨床での聴診・打診・胸部X線写真・心電図検査・心臓超音波検査などの学習や，さらにその先に待つ深淵に，抵抗なく進んでいってもらえると期待している。

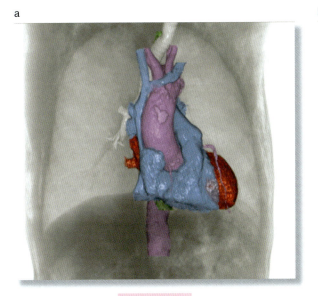
右前斜位30°

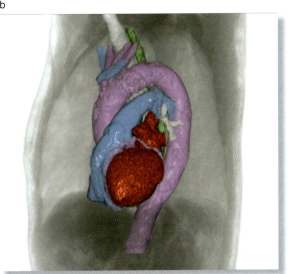
左前斜位60°

図15 三次元胸部X線解剖②
右前斜位30°（a），左前斜位60°（b）イメージを示す。
透視を用いた循環器内科侵襲的手技には，斜位像や側面像に対する三次元的理解が必須となる。

ウォームアップ 心血管疾患の診断・治療に必要な正常形態の理解

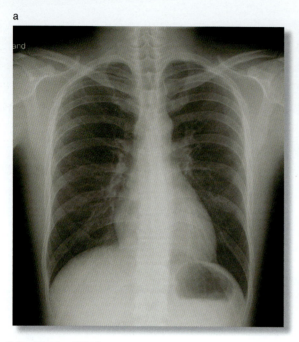
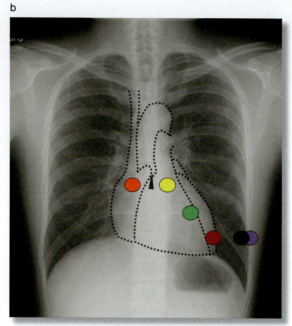

図16　胸部X線写真の縦隔内三次元スケッチ
正常症例の胸部X線写真（a）と，縦隔陰影の三次元スケッチ（b）．記入する線は意外に多くない．
○は仮想胸部誘導電極を示す．▶はこの症例における想定右冠動脈起始部を示す．
bが自力で描画できることをもって，初学者のための臨床心臓解剖学の導入を修了としたい．

文献

1) Mori S, Fukuzawa K, Takaya T, et al: Optimal angulations for obtaining an en face view of each coronary aortic sinus and the interventricular septum: Correlative anatomy around the left ventricular outflow tract. Clin Anat 28: 494-505, 2015.

2) Mori S, Nishii T, Takaya T, et al: Clinical structural anatomy of the inferior pyramidal space reconstructed from the living heart; Three-dimensional visualization using multidetector-row computed tomography. Clin Anat 28: 878-887, 2015.

3) Mori S, Fukuzawa K, Takaya T, et al: Clinical cardiac structural anatomy reconstructed within the cardiac contour by using multidetector-row computed tomography: Atrial septum and ventricular septum. Clin Anat 29: 342-352, 2016.

4) Mori S, Spicer DE, Anderson RH：Revisiting the Anatomy of the Living Heart. Circ J 80: 24-33, 2016.

5) 井川 修：臨床心臓構造学　不整脈診療に役立つ心臓解剖（第1版）．医学書院，東京，2011.

6) Anderson RH, Loukas M: The importance of attitudinally appropriate description of cardiac anatomy. Clin Anat 22: 47-51, 2009. Review.

7) Anderson RH, Spicer DE, Hlavacek AJ, et al: Describing the cardiac components-attitudinally appropriate nomenclature. J Cardiovasc Transl Res 6: 118-123, 2013.

8) Cerqueira MD, Weissman NJ, Dilsizian V, et al; American Heart Association Writing Group on Myocardial Segmentation and Registration for Cardiac Imaging. Standardized myocardial segmentation and nomenclature for tomographic imaging of the heart. A statement for healthcare professionals from the Cardiac Imaging Committee of the Council on Clinical Cardiology of the American Heart Association. Circulation 105: 539-542, 2002. Review.

9) Lang RM, Badano LP, Mor-Avi V, et al: Recommendations for cardiac chamber quantification by echocardiography in adults: an update from the American society of echocardiography and the European association of cardiovascular imaging. J Am Soc Echocardiogr 28: 1-39, 2015.

10) Roberts-Thomson KC, Kistler PM, Haqqani HM, et al: Focal atrial tachycardias arising from the right atrial appendage: electrocardiographic and electrophysiologic characteristics and radiofrequency ablation. J Cardiovasc Electrophysiol 18: 367-372, 2007.

11) Miyamoto K, Yokokawa M, Tanaka K, et al: Diagnostic and prognostic value of a type 1 Brugada electrocardiogram at higher (third or second) V1 to V2 recording in men with Brugada syndrome. Am J Cardiol 99: 53-57, 2007.

12) Mori S, Takamiya M, Suzuki K, et al: Three-dimensional relationship between the conus branch and the precordial leads confirmed by 64-multidetector-row computed tomography. J Electrocardiol 42: 118.e1-5, 2009.

13) Mori S, Yamashita T, Takaya T, et al: Association between the rotation and three-dimensional tortuosity of the proximal ascending aorta. Clin Anat 27: 1200-1211, 2014.

I ウォームアップ　心血管疾患の診断・治療に必要な正常形態の理解

2 ヒト心筋と血管の組織構造

松山高明（京都府立医科大学大学院医学研究科細胞分子機能病理学）

はじめに

臨床では心臓・血管の形態は，超音波検査，X線CT，MRIなどで評価されることが多い。近年は画像の解像度の向上により心筋の線維化など，微細な変化も評価の対象になってきた。この組織レベルに迫る画像の変化を理解するには，あらかじめ正常な組織構造をあらかじめ知っておくことが重要である。

心筋組織

心房・心室の壁は，厚さは異なるが動静脈の内膜・中膜・外膜と同じように3層構造で，心内膜，心筋，心外膜に分けられる。

(1) 心内膜

心内膜の表層は1層の内皮細胞により形成され，内皮下に弾性線維を混じえた膠原線維層を伴う（図1a）。心室の心内膜は薄く，正常の厚さは50μm以下とされるが，心房の心内膜は心室より厚く，中隔や左房では特に分厚い[1]。病的な心内膜の肥厚は心筋梗塞，心筋症，血栓の付着，心内膜心筋炎などでみられる。心内膜の肥厚は膠原線維の増生によるが，高度になるにつれて平滑筋成分や弾性線維を伴って肥厚することもある（図1b）。

(2) 心筋

● 心筋細胞

心筋の走行に対して短軸方向の断面の組織標本では，心筋細胞は円形〜楕円形で，束をなして心筋束を形成する（図2）。長軸方向の断面では，心筋細胞はおおむね平行な配列を示し，並列する隣の心筋細胞へは斜め方向への分岐により連続する。心房の心筋細胞の正常横径は6〜12μm程度，心室筋では10〜20μm程度で，心筋径は心室と心房では心室筋がやや大きい。左右心室では左室心筋がやや大きい[1]。

心筋細胞は高血圧などの圧負荷や容量負荷により肥大し，またある部分の心筋が脱落すればその周囲の心筋は代償性に肥大する。心室筋の光学顕微鏡（光顕）でみた長軸断面像を図3a, bに示す。心筋細胞の核は楕円形で，細胞質の中央に位置するのが特徴で，骨格筋の核の配列とは異なる。通常は単核であるが，2核の細胞もしばしば認める。負荷などのさまざまな要因により核は腫大し，クロマチンの濃縮を伴い多形〜星型を呈して変形することも多い。心筋細胞の細胞質には筋原線維が何本も平行に束ねられており，光顕では明瞭な横紋構造を観察できる。

電子顕微鏡（電顕）では筋原線維1本1本の走行が明らかになり，光顕で横紋としてみえていた筋節（sarcomere）を分けるZ帯の構造が明らかになる。さらに筋原線維間や核周囲には楕円形のミトコンドリアが認められる（図3c, d）。不全心など負荷のかかった心筋細胞では核周囲に空隙を認めることもあり，電顕ではミトコンドリアの増殖やグリコーゲン顆粒の沈着が増加した像を認めることが多い。この所見はときにFabry病などの蓄積病との鑑別の際に重要である。また，リポフスチン顆粒の沈着を核周囲に認めることも多い（図4）。

リポフスチンは光顕では黄褐色の顆粒状の沈着物で，電顕では無構造な高電子密度の沈着物として観察される。これは中〜高齢者の心臓に多く認める加齢・消耗性物質で，細胞内のミトコンドリアなどがリソソームの自己貪食

17

> ウォームアップ 心血管疾患の診断・治療に必要な正常形態の理解

（autophagy）を受けて生じた過酸化余剰産物とされている[2]。心筋細胞の配列は両心室と中隔の接合部や心尖部で多方向性を示し，いわゆる生理的錯綜配列を示す（図5a）。錯綜配列は肥大型心筋症（hypertrophic cardiomyopathy；HCM）の像として有名であるが，HCMの典型例は極端に渦を巻くような配列であり，生理的なものと異なり特徴的所見である（図5b）。

1つの心筋細胞は長軸方向の長さは100μm程度までとされ[1]，心筋細胞同士はZ帯部分で介在板（intercalated disc）により接続する。介在板には3種類の接着構造（adherens junction, desmosome, gap junction）が含まれている[3]。介在板は長軸断面で観察しやすいが，通常のヘマトキシリン・エオシン（haematoxylin and eosin；H&E）染色などでは不明瞭なことも多く，免疫染色によりadherens junctionの接着蛋白質であるN-カドヘリンやgap junctionに存在するコネキシンを染色すると容易に同定することができる（図6a）。

コネキシンは心筋の興奮伝導を担う重要な蛋白質で心室ではコネキシン43，心房ではコネキシン43とともにコネキシン40の発現が多い。電子顕微鏡で介在板は主に筋原線維をジグザグ状に横断するプラーク状の構造物として認めるが，筋原線維間を縦方向に走行する部分もみられる（図6b）。コネキシンの分布は通常は心筋のend-to-endの結合で優位に認めるが，負荷がかかった心筋などでは細胞の側面にも発現し，心筋の興奮伝導などに影響を

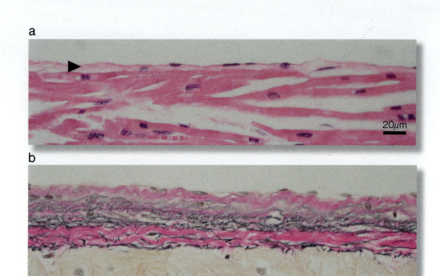

図1 心内膜像
a：正常の心内膜（▶）。表層は内皮細胞で覆われ，わずかに線維組織を有する程度の薄い構造である（H&E染色）。
b：軽度肥厚した心内膜。赤く染色された成分は増生した膠原線維。網状の細かく黒く染色された線維は弾性線維である（Elastica van Gieson染色）。

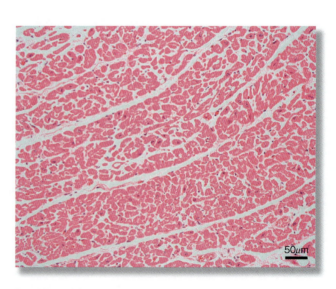

図2 左室心筋の短軸断面像
個々の心筋細胞が心筋束を形成して配列していることがわかる（H&E染色）。

2 | ヒト心筋と血管の組織構造

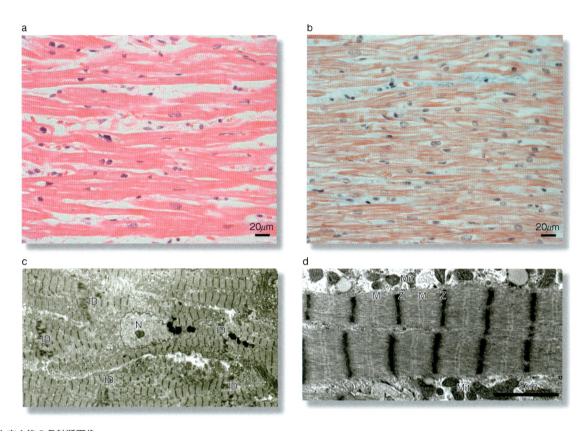

図3 左室心筋の長軸断面像

a：心筋細胞は斜め方向に分岐して互いに連続している。心筋細胞の細胞質には横紋を認める。核は細胞の中央に位置している（H&E染色）。
b：心筋細胞間にはわずかに毛細血管とともに間質組織（膠原線維や線維芽細胞）がみられる（Masson's trichrome染色）。
c：透過電顕像（2,760倍）。心筋細胞内には筋原線維の構造が明らかとなり，数本束になって走行している。介在板により心筋細胞が接続している（ID：介在板，N：核）。
d：筋原線維の透過電顕強拡大像。Z帯やM帯など，筋鞘を形成する組織単位を明瞭に認める。筋原線維周囲には小楕円形のミトコンドリア（Mit）がみられる。

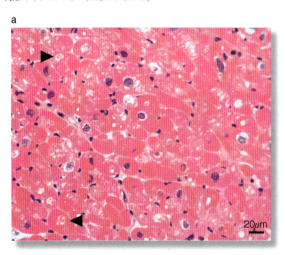
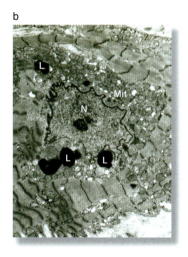

図4 空胞化とリポフスチン顆粒

a：核周囲の空胞化および細胞質内の小空胞。このような所見は不全心で多くみられる。細胞質の黄褐色の顆粒はリポフスチンである（▶）。
b：電顕では核周囲にミトコンドリアが増殖している。グリコーゲン顆粒が増加していることもある。リポフスチンは高電子密度の無構造物として核周囲に沈着している。L：リポフスチン，Mit：ミトコンドリア，N：核，6,900倍。

ウォームアップ 心血管疾患の診断・治療に必要な正常形態の理解

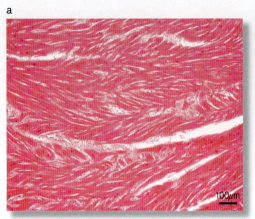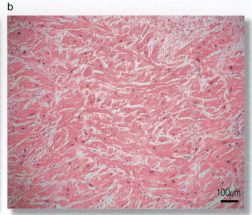

図5　錯綜配列
a：左室後中隔の生理的錯綜配列。心筋細胞の箒状の分岐が著明であるが一定の方向性を認める。
b：肥大型心筋症の錯綜配列。心筋細胞は大小不同で渦を巻くような配列にみえる（H&E染色）。

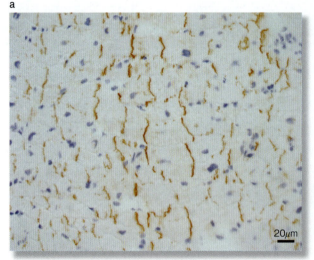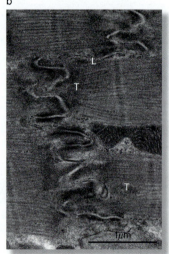

図6　心筋細胞間を結合する介在板
a：N-カドヘリンの免疫染色。介在板の存在部位に茶色に染色されている（紫色は細胞核）。
b：介在板の透過電顕像。ジグザクの部分は横結合で筋原線維同士を接続している。筋原線維間に縦結合もみられる。L：縦結合，T：横結合。

与えるとされる[4]。

また，遺伝子異常による不整脈原性右室心筋症（arrhythmogenic right ventricular cardiomyopathy：ARVC）ではdesmosomeの構造に異常をきたし，心筋の線維化や脂肪変性につながるとされている[5]（p.168「特発性心筋症」参照）。

●間質組織

各心筋細胞間にはわずかに線維芽細胞や微細な膠原線維が分布する間質組織がみられ，毛細血管も走行している（図3）。病理組織標本では間質組織の観察は線維組織成分を明瞭に区別できるMasson's trichrome染色やAzan染色がよく用いられる。心筋が変性・壊死などにより脱落すると通常心筋は再生しないため，線維芽細胞から膠原線維が産生されて置き換わる。

病理組織学的には線維化のパターンは，①間質線維化，②置換性線維化，③血管周囲性線維化に大別して評価している（図7）。

間質線維化は各心筋細胞周囲にびま

ん性に広がる線維化であり，拡張型心筋症（dilated cardiomyopathy；DCM）でよくみられるパターンである。

置換性線維化は心筋梗塞など虚血で壊死した部分が大きく線維により置き換わる所見である。進行した肥大型心筋症でもこのパターンの線維化がよくみられ，MRIの遅延造影でははっきりした線維化像としてとらえやすい[6]。

血管周囲性線維化は，高血圧性心疾患などの圧負荷におかれた心臓でみることの多い線維化である。心臓では線維化とともに脂肪浸潤を伴うことも多い（図8a）。中～高齢者では非特異的に右室心筋壁内に脂肪組織の介在が目立つこともあり，ARVCの病変と鑑別も要する[7]。脂肪の成分は間質のみでなく，心筋細胞中にも沈着し，電子顕微鏡では筋原線維周囲に脂肪滴が小円形の沈着物として分布する様子も観察される（図8b）。

(3) 心外膜

心外膜は最外層の心膜とその下の脂肪組織からなる。脂肪組織は主に房室・両室間や大血管との接合部に多く付着し，心臓の形態の主要な支持組織でありfat padとよばれる。心外膜の冠動静脈もこの脂肪組織中を走行する。また，自律神経線維もこのなかに多く含まれている。心膜の表層は1層の中皮細胞で覆われている。心外膜も炎症や物理的刺激などにより線維組織の増生をきたし肥厚する。さらに，心囊としばしば線維性癒着をきたす。

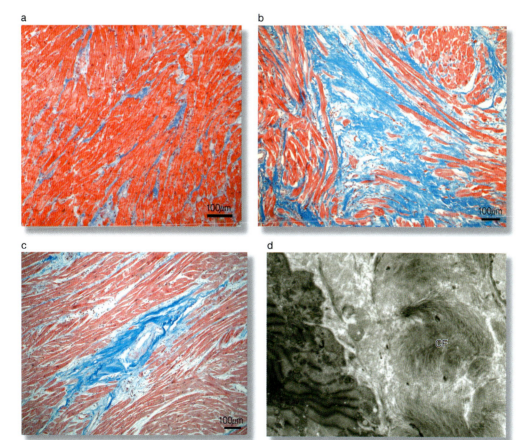

図7　心筋線維化のパターン
a：間質線維化
b：置換性線維化
c：血管周囲性線維化
d：膠原線維の透過電顕像。間質に膠原線維のmicrofibrilが増生している（CF：膠原線維のmicrofibril，2,300倍）。

血管

ここでは弾性動脈と筋性動脈の構造について述べる。動脈は大動脈や肺動脈主幹部の弾性動脈と四肢や各臓器に向かう末梢の筋性動脈に分けられる。いずれも内腔面は一層の内皮細胞により覆われる薄い内膜がある。中膜は弾性動脈では平滑筋細胞とともに豊富な弾性線維が層を形成している(図9)。外膜は脂肪組織や密度の低い膠原線維層からなり，血管壁を栄養するvasa

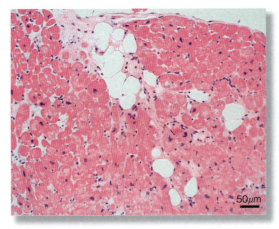
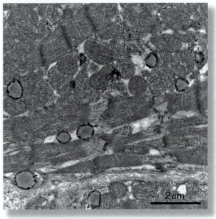

a：心筋間質の脂肪組織浸潤(H&E染色)　　b：心筋細胞内の脂肪滴の沈着(透過電顕像)

図8 脂肪浸潤と細胞内脂肪滴

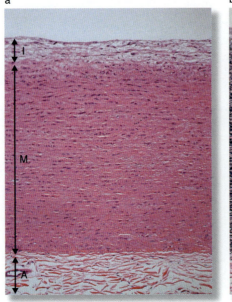

図9 弾性動脈の組織像(下行大動脈)
a：中膜では平滑筋成分とその核がみられる(H&E染色)。
b：中膜の弾性線維成分が層状に平行して走行している。A：外膜，I：内膜，M：中膜，Elastica van Gieson染色。

vasorumや神経線維を含んでいる。粥状硬化症は内皮細胞傷害に始まり，この薄い内膜への脂質沈着，線維増生と段階的に進行していく。筋性動脈では内膜下に内弾性板があり，その下層（深層）の中膜は平滑筋成分が主体となる。筋性，弾性の違いは**図9b, 10b**の弾性線維染色で比較すると明らかである。

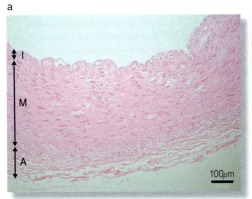 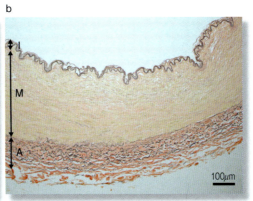

図10 筋性動脈の組織像（橈骨動脈）
a：弾性動脈と同様に中膜に平滑筋成分を認める（H&E染色）。
b：弾性線維染色では中膜は弾性線維に乏しいため黒く染色されない。内弾性板が内膜下に黒く染色されている。外膜にも細かい弾性線維が存在する。A：外膜，I：内膜，M：中膜，Elastica van Gieson染色。

文献

1) Ferrans VJ, Thiedemann KU: Ultrastructure of the normal heart. in "Cardiovascular Pathology" (Silver MD, ed). Churchill Livingstone, New York, 1983, p31-86.
2) Terman A, Kurz T, Gustafsson B, et al: The involvement of lysosomes in myocardial aging and disease. Curr Cardiol Rev 4: 107-115, 2008.
3) 島田達生，伊奈啓輔，張 雷：心筋の介在板. 電子顕微鏡 32: 103-106, 1997.
4) Chkourko HS, Guerrero-Serna G, Lin X, et al: Remodeling of mechanical junctions and of microtubules-associated proteins accompany cardiac connexin43 lateralization. Heart Rhythm 9: 1133-1140, 2012.
5) Basso C, Czarnowska E, Della Barbera M, et al: Ultrastructural evidence of intercalated disc remodeling in arrhythmogenic right ventricular cardiomyopathy: an electron microscopy investigation on endomyocardial biopsies. Eur Heart J 27: 1847-1854, 2006.
6) Moravsky G, Ofek E, Rakowski H, et al: Myocardial fibrosis in hypertrophic cardiomyopathy: accurate reflection of histopathological findings by CMR. JACC Cardiovasc Imaging 6: 587-596, 2013.
7) Burke AP, Farb A, Tashko G, et al: Arrhythmogenic right ventricular cardiomyopathy and fatty replacement of the right ventricular myocardium. Are they different disease? Circulation 97: 1571-1580, 1998.

I ウォームアップ　心血管疾患の診断・治療に必要な正常形態の理解

3 両心房の肉眼的構造

黒澤毅文（日本大学医学部内科学系循環器内科学分野）
松山高明（京都府立医科大学大学院医学研究科細胞分子機能病理学）

はじめに

心臓は血液を静脈系から受け入れ，動脈系に効率よく駆出するために4つの心腔が複雑な発生の過程を経て，理想的な空間的配置をもって大血管と連続している。さらに，心腔を形成する左右心房・心室は単純な袋状構造ではなく，機能を反映した複雑な構造をしている。

生体内での心房の位置

立位胸部X線の正面像（胸部X線）において，心陰影は右側が第1, 2弓，左側は第1～4弓に区分される。このうち心房に相当する部分は，右第2弓と左3弓であり，右第2弓は右心房の辺縁が相当する。左第3弓は左心耳が相当するが，健常者の多くではみられない（図1a）。図1bは病理解剖時の生体内での心臓の正面像である。右房・右室は横隔膜を隔てて肝臓の直上にあることがわかる。

右房に流入する静脈は上・下大静脈，冠静脈洞があるが，上大静脈は胸部X線の右第1弓でみられるように，前面から観察されるが，下大静脈は後面，冠静脈洞は右房中隔下部に開口するため前面からは観察できない。一方，左房は心臓が左に旋回しているため生体内で最も背面に位置することになり，前面からは左房本体を観察することはできないが，左心耳の先進部が肺動脈の本幹の左側にわずかに認められることがある。これが胸部X線の左第3弓に相当する。左房の拡大とともに左心耳も拡大すれば左第3弓は顕在化する。

心房の発生の概略

心房は発生初期の原始心筒（primary heart tube）の静脈極（venous pole）側の静脈洞（sinus venosus）領域，原始心房（primary atrium）および，房室管（atrioventricular canal；AVC）領域をもとに形成され，静脈洞領域では主に大静脈系との接合を形成し，房室管領域では心室への流入路として両房室弁輪を形成する[1]。この各接合の過程に関与した部分は最終的には平滑な心内膜面となり，それ以外の原始心房の部分の心筋層は肉柱形成をして複雑な心内膜面を呈する心耳（appendage）となる。

両心房外観を図2に示し，本項はこの心房の発生をもとに両心房を4つの領域①静脈洞，②心房中隔および肺静脈流入部，③心耳，④弁輪に分けて概説する。

(1)静脈洞（sinus venosus）

静脈洞領域は右心房の後面で上下大静脈との接合部分を形成する領域である（図2d）。発生の当初は左右対称の構造であるが，発生の終了時に形態として残っているのは右側の静脈洞領域で，左側は退縮して左側房室接合部後壁に冠静脈洞（coronary sinus）として小さく残存する。これが大きく遺残すれば左上大静脈遺残（persistent left superior vena cava；PLSVC）となる。

下大静脈が前方から観察できないのは，下大静脈が接続する静脈洞領域が心房の後面に結合しているためである。右房を心内膜側から観察すると，静脈洞領域は上下大静脈を結ぶ平坦な心内膜面として観察され，分界稜（crista terminalis）とよばれる明瞭な一本の半円状の筋束が，後述する右

3 | 両心房の肉眼的構造

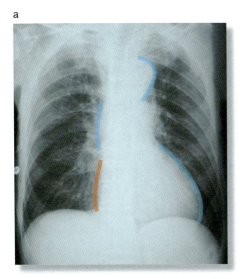
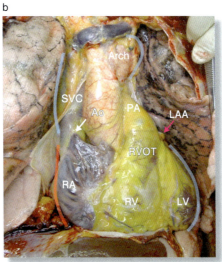

図1 胸部X線の心陰影と病理解剖時心臓の比較（同一症例，70歳代男性）

a：胸部X線正面像。左第3弓ははっきりしない。
b：開胸して心嚢を除いた像。生体内では心臓は前面に右心系が位置している。右第2弓は右房に相当し，正常な心臓では正面から左房をみることはできない。左第3弓に相当する左心耳は先端部をわずかに認めるのみである（→）。
→は右房の鞍部を示す。
Ao：大動脈，Arch：大動脈弓，LAA：左心耳，LV：左室，PA：肺動脈，RA：右房，RV：右室，RVOT：右室流出路，SVC：上大静脈。

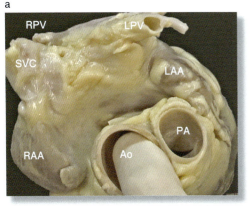
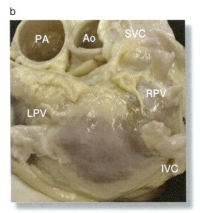
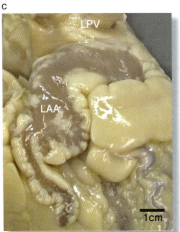
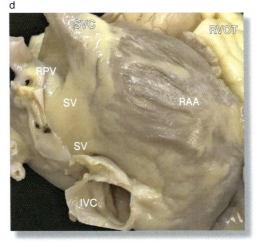

図2 両心房の外観（ホルマリン固定後）

a：両心房を前上方からみた像。大動脈と肺動脈を取り囲むように両心耳が先端部を前方にして位置している。
b：左房を後上方からみた像。左房に左右2本ずつ肺静脈が流入している。右肺静脈は上下大静脈に隣り合うように流入している。流入角度はそれぞれ異なり完全には左右対称ではない。
c：左側面からみた像。左心耳は左房の側壁の成分であることがわかる。
d：右側面からみた像。右房の側面は右心耳の領域で占められ，心外膜側からも櫛状筋の走行が観察できる。上下大静脈間の脂肪組織部は静脈洞領域になり，右房の後壁に位置する。
Ao：大動脈，IVC：下大静脈，LAA：左心耳，LPV：左肺静脈，PA：肺動脈，RAA：右心耳，RPV：右肺静脈，RVOT：右室流出路，SV：静脈洞領域，SVC：上大静脈。

心耳領域と静脈洞領域を境界している(図3)。分界稜は上大静脈前方から始まり，右房の後側壁を下行し，下方は下大静脈開口部近傍までみられる。成人ヒト心臓では長さ5cm程度，幅約8mm，厚さは5mm程度であり，心エコーでは四腔断面像で観察できる(図4)[2]。

さらに下大静脈開口部の後下部には冠状静脈洞の開口部も観察される。大きさは約10×5mm程度で多くは楕円形をしている。静脈洞領域には静脈系と右房の間に胎生期に存在した静脈洞弁の遺残構造を認め，右側静脈洞弁は後下方の一部が下大静脈の弁としてEustachian ridge/valveとなり，左側静脈洞弁は冠状静脈洞の弁に相当するThebesian valveとして残存することがある。

Eustachian ridge/valveは胎生期の下大静脈からの血流を卵円孔へ誘導する方向に位置している。Eustachian ridgeは大きく遺残すると右側三心房心(cor triatriatum dexter)を呈することもある[3]。また，ときに心エコーで右房下部にひも状構造物が描出され，血栓や疣贅などと心エコー上，鑑別を要するChiari networkはEustachian valveなどの痕跡遺物で，病理解剖では2～3%の頻度でみられ多彩な形状を示す(図5)[4,5]。また，この領域は房室結節，His束の存在位置の目安となるKochの三角を構成する領域であるが，これに関してはp.55の「刺激伝導系の構造」の項で述べる。

(2)心房中隔および肺静脈流入部(atrial septum and pulmonary veins)

中隔形成は静脈洞領域の左縁の心房後壁の頂上部(atrial roof)に相当するところから始まり，心内膜床(endocardial cushion)と結合し一次中隔と二次中隔の過程を経て両心房は隔壁され胎生期は二次孔である卵円孔が開存し，出生とともに閉鎖して膜様の卵円窩(foramen ovale)となる[6]。心房中隔は右房と左房が直接隣り合う部分であり，卵円窩とその辺縁の前下方の部分のみが真の心房中隔である(図3, 4)。卵円窩の大きさや厚さには個人差があり，右房側からは窪んだ構造としてみられ，左房側からは卵円窩の輪郭は不明瞭である。卵円窩はわずかに開窓することがあり，頻度は20～30%ともいわれる(図5)。多くはスリット状でシャント血流はわずかであることが多いが，ときに心エコーで血流を検出することもある[6]。

肺静脈の発生は，中隔形成とほぼ同じ時期に静脈洞領域の左側辺縁に小突起が隆起伸展し肺静脈を形成した後に，埋没しながら左房に大きく接合し，左右から2本ずつ計4本の肺静脈が左房へ灌流する[7]。この部位は静脈洞領域と同様に平坦な心内膜面を呈するため，房室接合部から左房後壁–天蓋部(roof)にかけての広い範囲が肺静脈形成に関与した部分とわかる(図4)。また，心外膜側からみると，右肺静脈は上下大静脈に隣接し，さらに左房の天蓋部寄りに位置している(図2)。肺静脈は発作性心房細動の起源となる期外収縮を発する場所として臨床的に重要である[8]。発生の過程により肺静脈内へsleeve状に残存した肺静脈筋袖(PV muscular sleeve)とよばれる心筋層がその起源となる。現在では心房細動の治療として，この部位を左房本体から隔離するカテーテルアブレーションが行われている[9]。

(3)心耳(atrial appendage)

心耳は発生において，原始心房が静脈洞領域との接合・心房中隔形成・肺静脈形成および房室弁輪形成に関与しなかった部分である。これらの領域の接合，形成とともに両心耳となる部位は側方に偏位していくため，心耳は両心房の側壁を形成する成分となる(図2)[1]。両心耳は外観上袋状を呈するが，右心耳は上下大静脈を含む右側の静脈洞領域が大きな範囲で隣接するため，その入口部は幅広い。

一方左心耳は左側静脈洞領域が退縮し，心房中隔と肺静脈流入部を隔ててさらに左側側方に移行し，左心耳の入口部は狭く筒状を呈する。発生の過程で心耳部分の心房筋は細かい網目状の肉柱を形成し，心内膜は凹凸が著しく，"くし"のようであるため，この肉柱は櫛状筋(pectinate muscle)とよばれる[10]。右房の櫛状筋は分界稜から，ほうき状に2～5mm程度の細かい肉柱が分枝し三尖弁輪方向に分布し，約10本程度みられる。櫛状筋の走行は肉柱が平行に並ぶものから，互いに交差するようなものまで多様である[2]。

3｜両心房の肉眼的構造

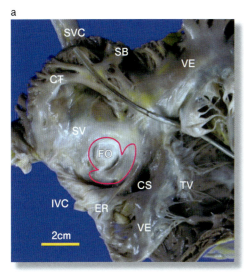
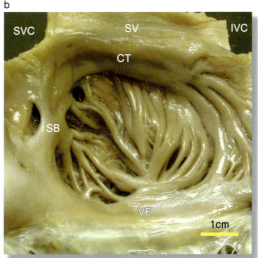

図3　右房心内膜面

a：右房を三尖弁上の自由壁で切開して展開した像。上下大静脈間の心内膜の平坦な部分が静脈洞領域で，━で囲んだ卵円窩とその前下縁が心房中隔と定義される。ICDのリードが留置されている。
　冠状静脈洞開口部上に下大静脈方向から連続してEustachian ridgeの隆起を認める。

b：右心耳の心内膜面。分界稜により静脈洞領域と心耳領域が区分される。心耳内には櫛状筋が分布し，図1bの→で示す右心耳の鞍部は，櫛状筋が集合したsagittal bundleで形成される。

CS：冠状静脈洞，CT：分界稜，ER：Eustachian ridge，FO：卵円窩，IVC：下大静脈，SB：sagittal bundle，SV：静脈洞領域，SVC：上大静脈，TV：三尖弁，VE：前庭部。

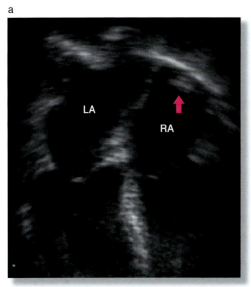
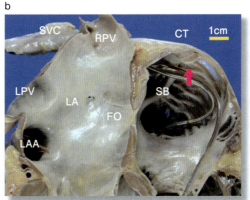
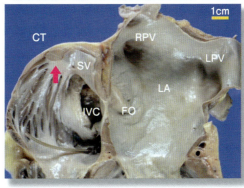

図4　四腔断層像のエコー像と病理像の比較（エコー像と病理標本は非同一症例。病理標本はペースメーカリードが留置されている）

a：心エコー四腔断層像。→が分界稜に相当する。
b：四腔断面の前方をみた図。
c：四腔断面の後方をみた図。分界稜（→）が右房の後壁（静脈洞領域）と側壁（心耳）を境界していることがわかる。左房の大部分は心内膜が平坦である。

CT：分界稜，FO：卵円窩，IVC：下大静脈，LA：左房，LAA：左心耳，LPV：左肺静脈，RA：右房，RPV：右肺静脈，SB：sagittal bundle，SV：静脈洞領域，SVC：上大静脈。

ウォームアップ 心血管疾患の診断・治療に必要な正常形態の理解

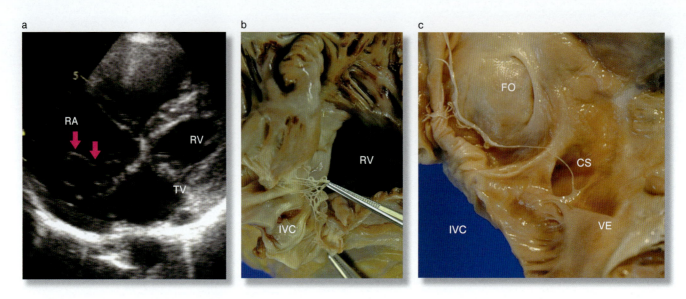

図5 Chiari network の例（a〜cはすべて非同一症例）
a：心エコー図で観察された右心房内Chiari network（→）。
b, c：病理解剖おいて認めたChiari network。網目状のもの（b）から糸状（c）などさまざまな形態がある。
CS：冠状静脈洞, FO：卵円窩, IVC：下大静脈, RA：右房, RV：右室, TV：三尖弁, VE：前庭部。

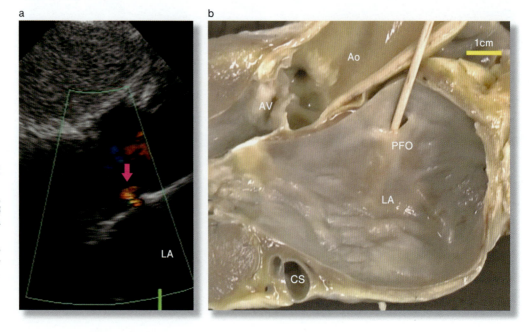

図6 卵円孔開存（エコー像と病理標本は非同一症例）

a：心窩部アプローチ四腔断層像。心エコーカラードプラで左房から右房へシャント血流がみられる（→）。
b：ゾンデが卵円孔に通してある。前上方にスリット状に開口していることが多い。
Ao：大動脈, AV：大動脈弁, CS：冠状静脈洞, LA：左房, PFO：卵円孔開存。

さらに，右房頂上部では上大静脈と連続して稜（鞍部）を形成するため，この形状を保持するために，心内膜側ではsagittal bundleとよばれるやや太い肉柱が前方に伸び，右心耳先端の形状を形成している。分界稜とsagittal bundleは右心耳先端に小さなポケット状構造を形成するため，カテーテル操作を行う際には認識しておくべき構造である（**図2**）[11]。

また，心耳は臨床的には心房細動症例で血栓の好発部位として重要である（**図7**）。左心耳の形態は多様性に富み，長さや分葉などにより，血栓の形成のしやすさを検討した報告もある[12]。

（4）弁輪部

発生では房室管領域から心内膜床（endocardial cushion）をもとにして中隔形成とともに房室弁輪は形成され，左右ともに房室弁（僧帽弁・三尖弁）付着部からなだらかに傾斜した平坦な心内膜面を形成し，円周状の前庭部（vestibule）とよばれる部位を形成する[13]。房室弁の構造については**p.40の「弁の構造（房室弁，動脈弁）」の項**で解説する。弁輪は円周を呈することから，マクロリエントリーの基質（場所）となりやすい。特に右房においては通常型の心房粗動（atrial flutter；AFL）の興奮旋回路として重要で，この三尖弁前庭部を通り下大静脈まで至る部分は下大静脈-三尖弁間峡部（IVC-TV isthmus）やflutter isthmusとよばれ，AFLの旋回路を離断できる最短部としてカテーテルアブレーション治療上重要である[14]。

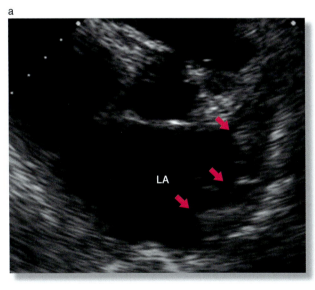
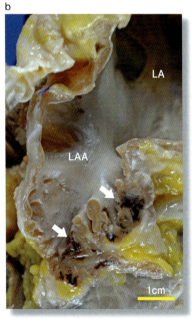

図7 左心耳内の血栓（エコー像と病理標本は非同一症例）
a：大動脈弁レベル短軸の心エコー。大動脈後方にある左心耳内壁在血栓エコー像を認める（→）。
b：左心耳の櫛状筋間に血栓の付着がみられる（→）。
LA：左房，LAA：左心耳。

文献

1) Anderson RH, Brown NA, Webb S: Development and structure of the atrial septum. Heart 88: 104-110, 2002.
2) 松山高明, 太田秀一, 井上紳, ほか: ヒト分界稜および櫛状筋の形態学的特徴. 不整脈 19: 350-355, 2003.
3) Martínez-Quintana E, Rodríquez-González F, Marrero-Santiago H, et al: Cor triatriatrum dexter versus prominent Eustanchian valve in an adult congenital heart disease patient. Congenit Heart Dis, 2012 (in press).
4) Powell ED, Mullaney JM: The Chiari network and the valve of the inferior vena cava. Br Heart J 22: 579, 1960.
5) Schneider B, Hofmann T, Justen M, Meinertz T: Chiari's network: Normal anatomic variant or risk factor for arterial embolic events? J Am Coll Cardiol 26: 203-210, 1995.
6) Hara H, Virmani R, Ladich E, et al: Patent foramen ovale: current pathology, pathophysiology, and clinical status. J Am Coll Cardiol 46: 1768-1776, 2005.
7) Wessels A, Anderson RH, Markwald RR, et al: Atrial development in the heart: an immunohistochemical study with emphasis on the role of mesenchymal tissues. Anat Rec 259: 288-300, 2000.
8) Haissaguerre M, Jais P, Shah DC, et al: Spontaneous initiation of atrial fibrillation by ectopic beats originating in the pulmonary veins. N Engl J Med 339: 659-666, 1998.
9) Tilz RR, Rilling Arya A: Catheter ablation of long-standing persistent atrial fibrillation. J Am Coll Cardiol 60: 1921-1929, 2012.
10) Sedmera D, Pexieder T, Vuillemin M, et al: Development patterning of the myocardium. Anat Rec 258: 319-337, 2000.
11) 井川修: 右心耳構造の特殊性. 心電図 30: 151-157, 2010.
12) Biase LD, Santangeli P, Anselmino M: Dose the left atrial appendage morphology correlate with the risk of stroke in patients with atrial fibrillation? J Am Coll Cardiol 60: 531-538, 2012.
13) Kim JS, Virágh S, Moorman AFM, et al: Development of the myocardium of the atrioventricular canal and the vestibular spine in the human heart. Circ Res 88: 395-402, 2001.
14) Cabrera JA, Sanchez-Quintana D, Ho SY, et al: The architecture of the atrial musculature between the orifice of the inferior caval vein and the tricuspid valve: the anatomy of the isthmus. J Cardiovasc Electrophysiol 9: 1186-1195, 1998.

I ウォームアップ 心血管疾患の診断・治療に必要な正常形態の理解

4 両心室の肉眼的構造

大郷恵子（国立循環器病研究センター臨床検査部臨床病理科）

はじめに

　心室は左右ともに大血管につながり，心房から吸い込んだ血液を拍出するという機能をもつ．血液を送り出す先は，左室は高圧系の体循環系，右室は低圧系の肺循環系とそれぞれ異なり，左右対称ではない．

心室の発生の概略

　原始心筒（primitive heart tube）の構造とその後に起こる心ループ形成・左右分割がポイントとなる．

(1) 原始心筒の構造—どこが心室になるのか？（図1）

　胎生20日頃に左右の心内膜筒（endocardial tube）が胚の頭側で癒合して原始心筒とよばれる1本の管状物が現れる[1]．原始心筒には5つの膨らみとその間のくびれによる4つの狭小部がある（図1a）が，このうち心室の形成に寄与するのは頭側の連続する2つの膨らみ，すなわち心球部（bulbus cordis）と原始心室（primitive ventricle）およびその間の狭小部である．心球部のうち，その頭側の動脈幹側の半分は心円錐（conus cordis）となりその後左右に分割して右室の漏斗部（infundiblum）と左室流出路（大動脈前庭：aortic vestibule）になる．心球部の残り半分は右室に，原始心室は左室に，間の狭小部（球室孔：bulboventricular foramen）が心室中隔となる（図1b〜e）．

(2) 心ループ形成（図1b〜d）

　心球部と原始心室が急速に発育を始めると，正常では原始心筒が右方を凸とするCの字状に屈曲を始める．このことをd-ループ（d：dextro=右の）とよび，ランダムなプロセスではなく遺伝子の働きが関与していると考えられている．このd-ループにより心球部（右室）が右へ，原始心室（左室）が左に形成され，その後心臓全体としては左側に変位し正常の位置関係となる．まれに左に屈曲するとℓ-ループ（ℓ：levo=左の）とよばれ，その位置関係が鏡像のように左右が逆転し，完全内臓逆位（situs inversus totalis）の心臓や，内臓が正位（situs solitus）の場合は心室逆位（ventricular inversion）をきたし，そのほかの心奇形を伴うことが多い．

　ループの内側の中心部は短縮していき，完成した心臓構造における中心線維体（central fibrous body），すなわち僧帽弁，三尖弁，大動脈弁線維輪の間を埋める緻密で強靱な線維性組織となる（図1d）[2]．

(3) 心室中隔と左右流出路の形成（図1d, e）

　隣り合う原始心室と心球部が膨らんで，左右の心室洞部が形成されてくると間のくびれが強くなり，折り返しにより合わさった部分が癒合・発育し筋性心室中隔（muscular interventricular septum，心室中隔筋性部ともいう）ができるが，まだ房室間にできた心内膜床（endocardial cushion）との間に室間孔（interventricular foramen）を残している（図1e）．一方ループ中心部のくびれ（球室溝）の内側から左右の心球隆起（bulbar ridge）が出現し，その癒合（円錐中隔）により流出路が左，円錐隆起ともいう右に分割される．さらにこの円錐中隔の線維性組織が房室心内膜床と癒合すると通常胎齢7週の終わりま

ウォームアップ 心血管疾患の診断・治療に必要な正常形態の理解

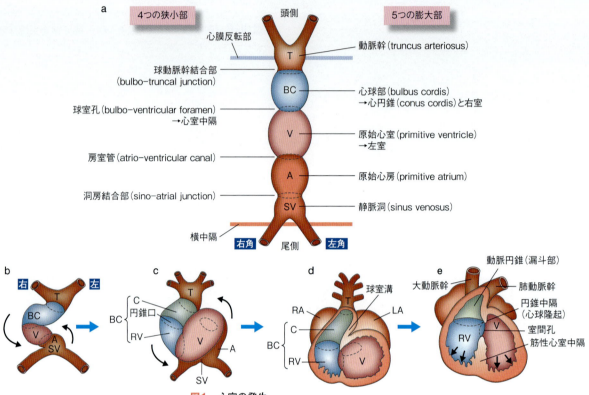

図1　心室の発生

a：原始心筒の構造。左右対称で直列配列である。5つの膨大部と4つの狭小部があり、最も頭側が心膜反転部により固定された動脈幹（T）で両大血管の基部となる。心室となるのは心球部（BC）と原始心室（V）でそのほかは心房や弁となる。左室の原基は原始心室で、それに接する側の心球部半分が右室（RV），その間の球室孔が心室中隔になる。心球部の動脈幹側は心円錐（C）となり、後に分かれて右室漏斗部と左室流出路になる。

b～d：心ループ形成（d-ループ）。

b：原始心筒が右に屈曲してCの字状となる。L-ループの場合は逆に左に屈曲する。

c：屈曲が強まり、成長した心球部（BC）の半分が右室の原基となり右に、原始心室（V）は左に位置するようになる。L-ループではこの逆となる。心球部の残りの部分は動脈幹とつながる心円錐（C）となる。心円錐の入り口部分を円錐口とよぶ。

d：心ループの成熟と心円錐の左右分割。さらにループ形成が進み、心房が頭側に移動し正常心の配置に近づいている。ループの外側では心室の肉柱形成が始まっている。ループの内側では房室管と円錐口が球室孔に近づき互いに関係しあうようになり、その中心が心臓骨格の中心線維体になる。この段階ではまだ心円錐（C）の左右分割や房室中隔の形成はなされておらず直列循環のままである。この後、心円錐の内側に生じた左右の隆起が癒合すると心円錐が前後に分かれて前側が右室の動脈円錐（漏斗部）となる（図1e、5b）。後ろの左室側は成人では一部組織が吸収されて円錐構造をとらないので、左室流出路（大動脈前庭）とよばれている。大動脈が心室筋を介さずに直接僧帽弁と線維性につながる（fibrous continuity、図7b）のは、この左房と接する左室側のループ内側の組織が吸収されるためである。一方、動脈幹（T）の内側にも隆起が現れるが、らせん状に回転して癒合するのでねじれた関係の肺動脈幹と大動脈幹ができる。これら分割の過程や心円錐との結合の過程で問題が起こると、大血管転位症や両大血管右室起始症、Fallot四徴症など種々の先天性心奇形を生じることになる。

e：心室中隔の形成。両心室の外側への成長により深くなったくびれの癒合と頂点の発育により筋性心室中隔を形成するがこれは不完全で、残った室間孔の部分は心内膜床からの線維性組織と左右流出路の境である円錐中隔（心球隆起ともいう）の線維性組織により閉鎖され膜性心室中隔（膜様部）となる。これらの過程がどこかで障害されるとその部位の心室中隔欠損が生じる。

A：原始心房（primitive atrium），BC：心球部（bulbus cordis），C：心円錐（conus cordis），LA：左房（left atrium），RA：右房（right atrium），RV：右室（right ventricle），SV：洞房結節部（sinus venosus），T：動脈幹（truncus arteriosus），V：原始心室（primitive ventricle）．

でに室間孔が閉鎖して[3]膜性心室中隔（membranous interventricular septum，心室中隔膜様部ともいう）が形成される。これらの中隔形成の過程に不全があれば，先天性心疾患で最も頻度の高い心室中隔欠損となる。欠損は心室中隔のどこにでも起こるが，最も多いのは室間孔の不完全な閉鎖による膜様部欠損である。

その後，右室と左室の流出路は，それまでに動脈幹がらせん状に左右分割してできた肺動脈幹と大動脈幹とそれぞれ交通する。これが正しく行われないと大血管転位症などの心奇形をきたす。

(4) 心筋と乳頭筋の形成[1]

原始心筒は3層構造で内側に心内膜筒があり，それを無細胞でムコ多糖類を主成分とする心膠様物質（cardiac jelly）が取り囲み，最外層が心筋外套（myocardial mantle）でここに心筋が発生する（心外膜はさらに別の心外膜細胞が取り囲む）。心筋層の内腔に近い部分でいたるところに穴が開き（undermining），肉柱（trabeculae carneae；trabeculae＝小さな柱，carneae＝肉の）とよばれる網状に交差する筋線維束が形成される。その行程で房室弁になる部分とともに一部の心筋が表層から剥がされ（delamination），その後腱索と乳頭筋になる。心筋層には肉柱形成の著明なスポンジ層とそれを欠く緻密層が区別され，右室では両層の比は3：1で肉柱形成が粗く，左室では1：3で，肉柱形成は密で細かい。

肉眼的構造：外観

(1) 摘出心と生体内位置の差異

図2は摘出心の外観である。剖検時では写真用に上側に大血管の起始する心基部（base of the heart），下側に心尖部（apex of the heart）となるように置かれるため，生体内と異なっている。生体内では少し左にローテーションし右室が前面，下側になり，心尖部は左前下方を向くので立位胸部X線正面像における心陰影のうち，心室に相当する部分は左第4弓のみであり，これは左室の自由壁の陰影である。右室は正常では陰影に反映されないが，容量負荷や肺高血圧症などにより右室に拡大が起こると下側から左室を持ち上げて左第4弓が丸みを帯びた突出を呈する。これに対し，容量負荷や拡張型心筋症などにより左室が拡大した場合は，左第4弓

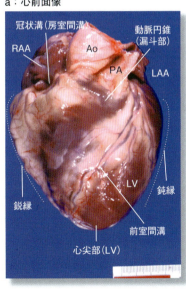 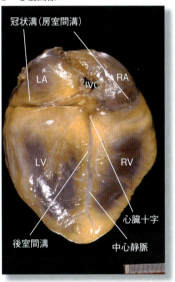

図2 心臓の外観

a：前面像。上が心基部，下が心尖部（apex）である。心尖部は正常では左室のみからなる。前面の右室から肺動脈へつながる部分が右室流出路の動脈円錐（漏斗部：infundibulum）で，その横を心基部から心尖部に向かって斜めに下りる縦の溝，前室間溝が左右心室の境界である。ここを左冠動脈前下行枝が通る。正常では肺動脈弁の後ろに大動脈弁が位置するので左室流出路は右室に隠れてみえない。冠状溝は心房と心室の間を王冠状に取り囲む溝であるが，この写真では左側は肺動脈（PA）と左心耳（LAA）により隠れてみえない。

b：後面像（ホルマリン固定後）。左右冠状溝が心房と心室を分け，後室間溝が左右心室の境界となっているのが明らかである。その合流部は十字架状を呈するので心臓十字（crux of the heart）とよばれる。後室間溝を冠動脈の後下行枝が通るが，この写真で表面にみえているのは伴走する中心（臓）静脈で，心臓十字のところで左冠状溝を通ってきた大心（臓）静脈と合流して右房へそそぐ冠静脈洞となる。

Ao：大動脈（aorta），IVC：下大静脈（inferior vena cava），LA：左房，LAA：左心耳（left atrial appendage），LV：左室（left ventricle），PA：肺動脈（pulmonary artery），RA：右房，RAA：右心耳（right atrial appendage），RV：右室。

> ウォームアップ　心血管疾患の診断・治療に必要な正常形態の理解

はなだらかに左下方へ延長拡大する。

(2) 外表面にみられる構造（図2, 3）

心臓の表面には冠動脈が脂肪を伴って通る，溝(sulcusまたはgroove)とよばれる細長いくぼみがあり，これらはちょうど各腔の境界を示しているので外観から構造を知るメルクマールとなる。冠状溝(coronary sulcus)は中央よりやや上で心臓を王冠のように取り囲む形で存在し心房と心室を分けているので，房室間溝(atrioventricular groove)ともよばれる。心室の前面と後面には，それぞれ前室間溝(anterior interventricular sulcus)，後室間溝(posterior interventricular sulcus)とよばれる縦溝があり，これらが心室の左右の境界である。心臓の静脈の主要枝も溝の表面を走行しているほか，リンパ管や神経も通る。

冠動脈については発達や分布に個人差が大きいので，本項では最も多い右冠動脈優位型の場合について主要な枝を溝と関係づけて概説する(p.48「冠動脈（末梢構造まで）の支配領域」も参照)。

右冠動脈は大動脈の右冠動脈洞から出た後，右心耳の下で右側の冠状溝に入り，心臓右縁(鋭縁：acute margin)をまわり後面に出て後室間溝を心尖まで下行する(後下行枝)(図2, 3a)。それに対し左冠動脈は，大動脈の左冠動脈洞から出た後肺動脈の後方で，左側の冠状溝を走ってすぐに前後の2枝に分かれる。後側の枝である回旋枝はちょうど右冠動脈と対をなすように左の冠状溝を走り心臓の左縁(鈍縁：obtuse margin)をまわり後面に出る(図3a)。前側の枝である前下行枝は前室間溝を心尖部まで下り，後室間溝を通る右冠動脈の後下行枝と対をなし心室中隔を前後から挟み込むような形となっている。中隔は前側2/3を左前下行枝が，後側1/3を後下行枝が栄養する。

参考として図3bに乳頭筋レベルの横断面における冠動脈の支配領域を示す。

(3) 横断面からみた正常心室構造とその異常をきたす病態の例（図4）

解剖時の検索において特に心臓病がない場合には，血流方向にそって開かれることの多い心臓であるが，冠動脈の支配領域を考えるうえや，肥大・拡張などの変化をみるためには心室は水平断が望ましい。実際の横断面を図4に示す。

左室は円錐を転がしたような形なので横断面は円いが，右室は半円錐形で左室を右から包む形になるので横断面は半月状である(図4a)。左室は右室よりも長いので単独で心尖を形成する。左室は高圧系を反映して右室より壁が厚い。正常では，肉柱を除き，厚さ12～15mm(僧帽弁腱索レベル)で右室の約3倍であ

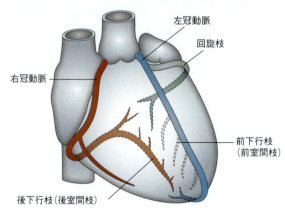

a：冠動脈主要枝の走行と分布（右冠動脈優位型の場合）

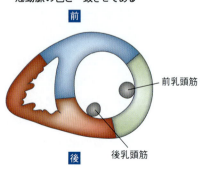

b：短軸像でみる冠動脈の支配領域（乳頭筋レベルの心室横断面）：aの冠動脈の色と一致させてある

図3　冠動脈支配
a：前下行枝と後下行枝が心室中隔を前後から挟み，それぞれ中隔枝を出している。
b：aの心室横断面を下から見上げた模式図である。中隔では前側2/3を左前下行枝(青)が，後側1/3を後下行枝(赤)が支配する。また，後内側に位置する後乳頭筋は右冠動脈(赤)の単独支配であるが，前外側の前乳頭筋は前下行枝(青)と回旋枝(緑)の二重支配である。このため後乳頭筋のほうが心筋梗塞時の断裂が起こりやすい。

4 | 両心室の肉眼的構造

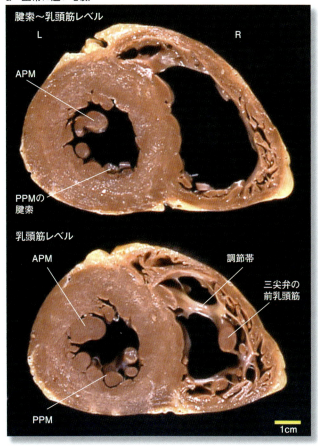
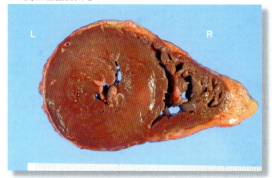
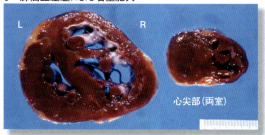
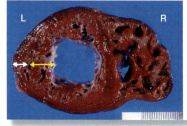
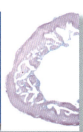

図4　横断面（上から見下ろした像）からみた心室構造と異常をきたす病態
a：やや右室拡張があるが正常に近い心臓。左室には2群の乳頭筋がみられるが，いずれも自由壁に付着することに注意。右室では中隔から三尖弁の前乳頭筋付着部に向けて調節帯が心室腔内を横切っている。
b：高血圧性肥大心。求心性に左室が肥大し壁厚は20mmを超えている。
c：肺高血圧症。肥大・拡張した右室により左室が直線状になって圧排されている。右心不全が強い例では壁肥厚が目立たず拡張がより高度である場合もある。
d：左室緻密化障害（小児例）。左：横断面肉眼像，右：自由壁部分の組織像（Masson's trichrome染色）。高度の肉柱形成を示すスポンジ状の心筋層（→）が外側の緻密層（→）よりも目立ち，正常の割合と逆転している。
APM：前乳頭筋（anterolateral papillary muscle），PPM：後乳頭筋（posteromedial papillary muscle）。

る（右室は通常3〜5mm）[4]。老化とともに厚みは増し，また高血圧や大動脈弁狭窄症などの圧負荷状態では左室は代償性に求心性左室肥大を呈してくる（図4b）。

また正常では体循環と肺循環の圧差を反映して心室中隔は右側に凸面をなす。しかし肺高血圧症などの高度の右室圧負荷状態においては，この関係が崩れる。右室の壁は左室と同程度に肥厚し内腔も拡大してくる。心室中隔は圧排されて直線化あるいは正常と逆に左側に凸面をなし，本来左室のみから

なる心尖部にまで右室を認めるようになる(図4c)。

図4dは小児にみられた左室緻密化障害(non-compaction of left ventricle；NCLV)で，心臓の発生の過程でなんらかの理由で緻密化が不全になったことが原因とされ，肉柱が高度に発達し，心内膜面に深い間隙を有する。

形態学的右室と左室(morphologically right ventricle and left ventricle)

内部構造の解説の前に，特に先天性心疾患で役立つ形態学的右室と左室の同定について説明しておく。心臓の各腔にはその位置異常や奇形の有無にかかわらず普遍的に認められる所見があり，それにより各腔を形態学的(morphologically)に同定することができる。この方法を用いればたとえ複雑な先天性心疾患でも，腔同士あるいは血管との結合(connexion)を空間的関係(解剖学的位置)と区別して表現することができる(連続区分分析法：sequential segmental approach)[5]。心房でそのランドマークとなるのは心耳形態である。では心室のランドマークとなりうるのはどこであろうか。

それを考えるために，まず心室腔を次の3つの成分に分けるとよい。流入部(inlet component)，心尖の肉柱部(trabecular component)，流出部(outlet component)である。3つの成分のうち，流入部や流出部は奇形により欠如することもあるが，肉柱部は正常心室腔でも，奇形による痕跡的な腔の場合でも常に存在するので，心室の形態学的同定の決め手としてこの肉柱形態が用いられている。粗い肉柱形成(coarse trabeculation)が形態学的右室の特徴で(図5a)，非常に細かい肉柱形成(fine trabeculation)が形態学的左室の特徴である(図6b)。

内部構造

左右両室の内部構造について，前述の3つの成分に分けて，内腔面の写真(図5, 6)，代表的な心エコー図断面像とそれに近い割面像(図7)を用いて解説を加える。

(1)右室

右室の位置としては流入部が下側右方に，流出部が上側左方に，心尖の肉柱部が左方にある(図5a)。

● 右室流入部(図5a)

円形で三尖弁の弁尖と弁下装置を取り囲み支えている。三尖弁の詳細な解説は次回に譲るが，弁の遊離縁と心室面から出た腱索(tendinous cord)は3群の乳頭筋(papillary muscle)に付着している。最も大きなものは前乳頭筋で，ほかは後乳頭筋と中隔乳頭筋である。形態学的右室との関係で三尖弁の最も特徴的な所見は，中隔尖から心室中隔に付着する腱索の存在である。これは形態学的左室ではみられないので鑑別に有用である(図5b)。

● 右室肉柱部

右室心尖の肉柱部は特徴的な粗い肉柱形成を示し，その重要な肉柱構造物として中隔縁柱(septomarginal trabeculation)がある。これは右室の中隔面を支えるように下方に走る太い筋束で，途中で枝分かれし調節帯(moderator band)につながり前乳頭筋の底部に挿入する(図5a)。調節帯は心室腔を横切る形になるので，心エコーなど画像検査による形態学的右室診断に有用である(図4a, 7c)。

また電気生理学的にはこの筋束内を刺激伝導系の右脚の枝が通っているため，前乳頭筋付着部が右室心筋への電気的興奮のbreakthrough pointと考えられている[2]。ここを通ることでショートカットの役割を果たしており，心室の収縮が始まるときにはすでに前乳頭筋が収縮していること，すなわち腱索に張力がかかっている状態になり，三尖弁が効率よく閉じるのに役立っているとされる。また異常にこの肉柱が肥大することにより右室二腔症をきたす原因となることもある。

右室の自由壁には正常でもさまざまな量の脂肪が存在するので，不整脈原性右室心筋症の診断には注意を要する[4]。また右室壁は心尖部の中隔への合流部が最も薄く，脂肪も多く含むので，特に高齢者ではカテーテル検査においてこの部分が穿孔しやすいことに留意する[4](図7c)。

● 右室流出部

流出部では比較的壁は平滑な部分が多い。肺動脈弁の下方で心室から肺動脈が起始するところは外側からみると円錐形の高まりをなしており(図2a)，動脈円錐(conus arteriosus)あるいは

4｜両心室の肉眼的構造

a：右室流入部・肉柱部　　　b：右室流出部（漏斗部）　　　c：心室中隔欠損（膜様部）

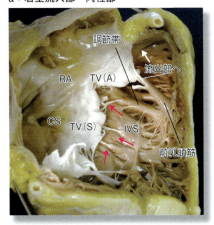 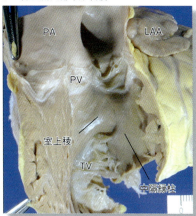 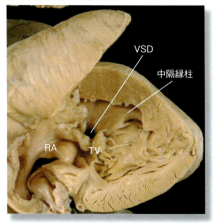

図5　右室の内部構造
a：右室前壁を開いた像。粗い肉柱形成，三尖弁中隔尖の腱索の中隔への付着（→），中隔縁柱から前乳頭筋付着部へ走る調節帯に注目。
b：右室の漏斗部を開いた像。全周性に筋肉成分を有するスリーブ状構造である。
c：ダウン症児の膜様部にみられた心室中隔欠損。
CS：冠静脈洞（coronary sinus），IVS：心室中隔（interventricular septum），LAA：左心耳，PA：肺動脈，PV：肺動脈弁（pulmonary valve），RA：右房，RV：右室，TV（A）：三尖弁前尖［tricuspid valve（anterior leaflet）］，TV（S）：三尖弁中隔尖（septal leaflet）。

a：左室側壁に割を入れた像　　b：一部腱索を切り左室を開いた像　　c：左室流出部（前尖を翻転してある）

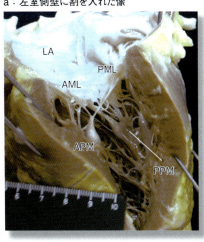 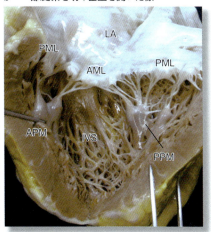 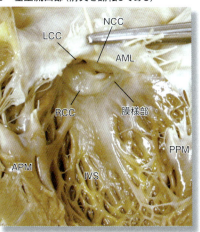

図6　左室の内部構造
a：左室側壁に割を入れた像。前・後乳頭筋はいずれも自由壁に付着する。
b：一部腱索を切り，左室を開いた像。心尖部の細かい肉柱形成，僧帽弁を引っ張る前乳頭筋と後乳頭筋に注目。中隔に付着する腱索はない。
c：左室流出部（前尖を翻転してある）。僧帽弁前尖と大動脈弁の間には筋肉成分がない（fibrous continuity）。膜性中隔（膜様部）は無冠尖と右冠尖の間の直下に位置する。
AML：僧帽弁前尖（anterior mitral leaflet），APM：前乳頭筋，IVS：心室中隔，LA：左房，LCC：大動脈弁左冠尖（left coronary cusp），NCC：大動脈弁無冠尖（non-coronary cusp），PML：僧帽弁後尖（posterior mitral leaflet），PPM：後乳頭筋，RCC：大動脈弁右冠尖（right coronary cusp）。

ウォームアップ 心血管疾患の診断・治療に必要な正常形態の理解

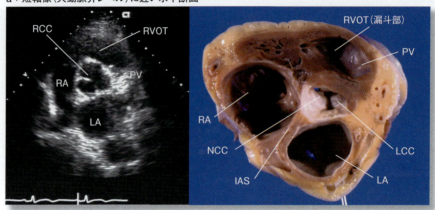

a：短軸像（大動脈弁レベル）に近い水平断面

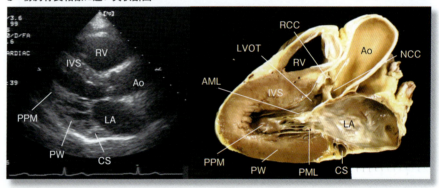

b：傍胸骨長軸像に近い矢状断面

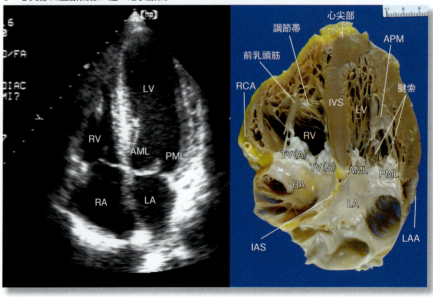

c：心尖部四腔断面像に近い冠状断面

図7　心エコー図断面との対比
AML：僧帽弁前尖，Ao：大動脈，APM：前乳頭筋，CS：冠静脈洞，IVS：心室中隔，IAS：心房中隔（interatrial septum），LA：左房，LCC：大動脈弁左冠尖，LVOT：左室流出路（left ventricular outflow tract），NCC：大動脈弁無冠尖，PML：僧帽弁後尖，PPM：後乳頭筋，PW：左室後壁（posterior wall），RA：右房，RCC：大動脈弁右冠尖，RV：右室，RVOT：右室流出路（right ventricular outflow tract），TV(A)：三尖弁前尖，TV(S)：三尖弁中隔尖。

漏斗部(infundibulum)とよばれる。漏斗部は、僧帽弁と大動脈弁が線維性連続(fibrous continuity)を示す左室の流出部(図6c, 7b)と異なり全周性に筋肉成分がある(図5b, 7a)[4,5]。心外スペースの介在により大動脈とは離れ、後縁以外は独立して立ち上がる筋性のスリーブ状構造なので、肺動脈弁は切除して大動脈位に自家移植グラフトとして使うことができる(Ross procedure)[4]。その後縁は室上稜(supraventricular crest)とよばれる右室の天井部分で、内部からみると三尖弁輪との間に幅広く低い肉性隆起があり流出部と流入部を分ける形となっている(図5b)。

発生学的に右室流出路は右房の分界稜や房室弁輪と同様に、自動能があり遅い興奮伝導速度を有する細胞が遺残していて臨床的に不整脈が起こりやすいと考えられている[2]。

(2)左室

●左室流入部と肉柱部

左室流入部では僧帽弁を取り囲んでいる。2枚の弁尖(前尖と後尖)の間の交連部が前外側と後内側にあり、それぞれ前乳頭筋と後乳頭筋によって支えられている(図6a, b)。このように左室には右室と異なり、2群の大きなしっかりとした乳頭筋群をもつ(図6a, b, 7b, c)。特徴的なのは、これら2群の乳頭筋群はいずれも自由壁に付着していて(図6a)、右室の三尖弁と異なり心室中隔への腱索付着がないことである。

病的心臓において心腔が全体または局所的に拡張すると、この乳頭筋の配置が変化し僧帽弁の閉鎖不全を引き起こす[5]。左室肉柱部では右室に比べ目の細かい交差する肉柱が特徴である(図6c)。中隔面では心尖部寄りは発生学的に心球部と原始心室が折り返されてできた筋性中隔であるので細かい肉柱を有するが、中隔面の心基部寄りは折り返しの頂点から能動的に発育したと考えられており肉柱形成がなく平滑である(図6c)[1]。

●左室流出部

左室流出部は大動脈につながる部分で、その弁輪部は心臓の4つの弁輪部のほぼ中央にある(図7a, b)。左室は大動脈弁の無冠尖・左冠尖と僧帽弁との間に線維性連続(fibrous continuity)を示し筋性の壁は部分的なのが特徴である。無冠尖と右冠尖の下方に膜性中隔がみられる。この膜性中隔と筋性中隔の接合部から刺激伝導系の左脚が心内膜下で枝分かれして左室に分布する。左室流出路の形状は年齢により変化することが知られ、若年者ではほぼ直線状であるが、高齢者では大動脈弁下中隔の突出によりしばしばS字状を呈することからsigmoid septumとよばれる。

文献

1) 高尾篤良：心臓の発生と形態. 臨床発達心臓病学. 中外医学社, 東京, 2005, p21-39.
2) 井川 修：心臓構造の理解に必要な発生学. 臨床心臓構造学. 医学書院, 東京, 2011, p5-23.
3) 瀬口春道：心臓循環器系. ムーア人体発生学 第7版. 医歯薬出版, 東京, 2007, p360-414.
4) Sheppard MN: Autopsy cardiac examination. in "Practical Cardiovascular Pathology (2nd edition)". Hodder Arnold, London, 2011, p1-23.
5) Becker AE, Anderson RH(著), 由谷親夫(監訳), ほか：先天性心疾患の診断：連続性区分分析法. カラーアトラス心臓病理. 丸善出版, 東京, 1985, p130-140.

5 弁の構造(房室弁, 動脈弁)

松山高明(京都府立医科大学大学院医学研究科細胞分子機能病理学)

はじめに

心臓には左右心房・心室間の房室弁と左右心室と大・肺動脈間の動脈弁の計4つの弁がある。発生の過程では四心腔がほぼ形成され,最終的にその前後左右の配置がほぼ決まった段階で弁尖は形成される。房室弁は房室管の心内膜床組織,動脈弁は流出路形成に携わる円錐口の円錐隆起・動脈幹隆起が起源となり,発生初期の段階ではまったく離れたこの2つの領域は発生の経過でルーピングと房室管の左方偏位・円錐口の右方偏位および動脈幹隆起のらせん分離により,ほぼ一体化した心臓骨格を形成し,巾着の紐を縛るように心臓の形態を保持する[1,2]。弁尖は房室弁も動脈弁も元は1つの輪状構造であるものが隆起とくびれを生じながら形成される。

心臓の弁とその周囲の肉眼的および組織学的形態を概説する。

弁の肉眼形態

(1)房室弁(atrioventricular valve)

房室弁は心房から心室への流入路弁で,心室から心房への逆流を防ぐ役割をしている。房室弁尖は心房面では一様に平滑な局面であるが,心室面は多数の腱索を出すため不規則な局面を呈する。腱索は乳頭筋に付着して弁尖(弁葉)を支持し,心室の収縮期に房室弁は腱索に支えられて閉鎖する。房室弁はその形状から弁尖と区別して弁葉(leaflets)とよばれることがある。

● 僧帽弁(mitral valve)

僧帽弁は前尖と後尖の2弁尖の構造で,前尖は半月状で大きく,弁輪付着部から自由縁までの幅が長い。後尖は幅は短いが横に長く,弁輪全周の2/3を占める[3]。僧帽弁は閉鎖すると幅広い前尖と幅の狭い後尖により,両交連部を結びやや後尖側に弓なりの閉鎖線を結ぶ(図1)。健常成人の僧帽弁輪周径は8～10cm程度で,直径にすると約3cmの円周であり,閉鎖時にはこの円周が心房の底部を形成することになる。

前尖と後尖は前交連(anterolateral commissure)と後交連(posteromedial commissure)で境界されるが,交連部を示す切れ込みは弁輪まで達していないので心房面から交連部を正確に把握することは困難なこともある。交連部の下には前乳頭筋(anterolateral papillary muscles)と後乳頭筋(posteromedial papillary muscles)が存在し,前尖,後尖からの複数の腱索を扇状に乳頭筋の先端に結合させている。交連部では両弁尖は短くなり,巧妙に交連部も弁尖で閉鎖される形態になっている。この形態を形成するために交連部付近では,弁尖の切れ込みとともに小さなscallopを形成するため,前・後尖ともに交連部の小さいscallopと中央の大きなscallopの3領域に分けられ,前交連方向から,前・後尖ともにlateral, middle, medial scallopとよばれる。臨床では便宜上,前尖はA1, A2, A3, 後尖はP1, P2, P3と呼称される(図1, 2)[4]。

僧帽弁輪付着部は高い左室圧に耐えるために,三尖弁輪より明瞭で強固な線維輪に付着しており,線維成分が豊富で三尖弁尖より硬い。後尖では心房筋と心室筋を隔てているが,前尖の

弁基部はそのまま心室筋組織を介さずに大動脈弁の線維輪に連続し，線維性結合（fibrous continuity）を形成するのが特徴である．また，この部分では弁輪が上方にややせり上がっている．また，線維性結合の両端は大動脈弁輪と隣接して線維組織による線維三角（fibrous trigone）を形成する．右側の線維三角は三尖弁輪とも接し，膜性中隔が存在して，刺激伝導系が走行する非常に重要な部位である[4]．

● 三尖弁（tricuspid valve）

三尖弁は前尖，後尖と中隔尖の文字通り3つの弁尖（弁葉）からなる．前尖は半円状で通常3尖のうちで最も大きい．後尖は自由縁に切り込みを有してscallopを形成することが多い[5]．健常成人の三尖弁輪周径は10～12cm程度で，直径にすると約3.5cmの円周で僧帽弁輪よりやや大きい．三尖弁輪も水平な正円周ではなく，前尖の流出路に面する部分では上方にややせり上がっている（図1）[6]．また，三尖弁の心室側には必ず心室筋が隣接し，僧帽弁のような動脈弁との線維性連続はみられない．

三尖弁の交連部は前中隔交連（antreroseptal commissure），前後交連（anteroposterior commissure），後中隔交連（posteroseptal commissure）の3カ所で，乳頭筋は前乳頭筋が大きく，前・後尖の腱索を付着し，小さい後乳頭筋が後尖と中隔尖の腱索の一部を受ける．

中隔尖の腱索は流出路の基部のより小さな円錐乳頭筋（内側乳頭筋）に付着するが，乳頭筋に連続せずに直接中隔の肉柱に付着する腱索もみられる（図3）．三尖弁の腱索は僧帽弁の腱索より短く，乳頭筋は僧帽弁と同様に扇状に付着する．三尖弁輪付着部は低い右室圧を反映して僧帽弁ほどはっきりした線維輪ではなく，弁尖も僧帽弁尖よりやや薄く，線維成分が粗で柔軟性が高い．

心室中隔の中央を通る部分で両心房心室四腔断面をみると，三尖弁中隔尖は心臓の線維骨格の一部である膜性中隔や中心線維体を介して僧帽弁に連続している．この断面では三尖弁輪が僧帽弁輪よりやや低位に位置していることがわかる．この膜性中隔を含む断面の心室中隔の頂上部には刺激伝導系のHis束が走行する（図4）．

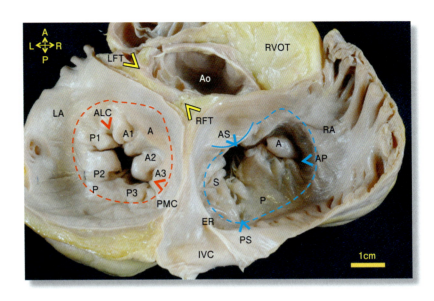

図1 心房側からみた両房室弁輪
赤点線は僧帽弁輪，青点線は三尖弁輪を示す．赤・青矢頭は交連部の位置を示す．黄色矢頭は線維三角の場所を示す．
A：前尖，Ao：大動脈，ALC：前交連，AP：前後交連，AS：前壁中隔交連，ER：Eustachian稜，IVC：下大静脈，LFT：左線維三角，PMC：後交連，LV：左心室，P：後尖，RA：右心房，RFT：右線維三角，RVOT：右室流出路，S：中隔尖，PS：後壁中隔交連．

（2）動脈弁（arterial valve）

動脈弁はその形から半月弁（semilunar valve）とよばれる．心室からの流出路弁で，動脈から心室への逆流を防いでいる．大動脈弁・肺動脈弁ともに弁尖は三尖で，支持組織である腱索をもたない．血流により各弁尖の閉鎖縁が上方に持ち上がり弁尖を開放する（図5）．肺動脈弁輪が左前，大動脈弁輪が右後の配列である．前述のように両者はもともと1つの導管が均等にくびれて形成されるため，発生当初は両者の左右冠尖の交連部は基本的には一致するが，左右流出路の傾斜角度は異なることから，心臓の発育により両者の弁輪構造は多少の左右のずれや高低差が生じる（図6）．

ウォームアップ 心血管疾患の診断・治療に必要な正常形態の理解

図2 僧帽弁を開いた像

a：前・後尖から腱索が乳頭筋の頂上に扇状に付着している。赤の矢頭は交連部を示す。

b：心房筋と心室筋間に弁尖は付着している。赤く染色される部分は膠原線維で、弁尖に膠原線維が豊富であることがわかる。弾性線維は黒く染色される。

A：前尖、AL：前乳頭筋、ALC：前交連、LA：左房、LV：左室、P：後尖、PM：後乳頭筋、PMC：後交連、VS：心室中隔。

a：左房、左室側壁を切開して開いたところ

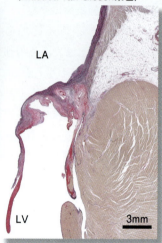

b：左房室接合部側壁の組織像（Elastica van Gieson染色）

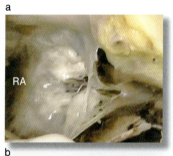
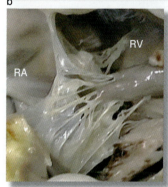
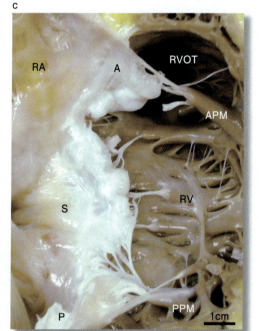
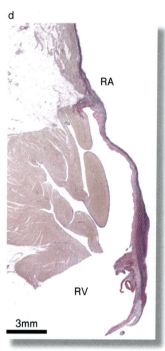

図3 三尖弁

a：三尖弁を心房側からみた像。
b：三尖弁を心室側から見上げた像。パラシュート状に弁尖が腱索を介して乳頭筋に付着する。
c：右室側壁から心室中隔側をみた像。中隔尖を中央に認め、腱索が直接中隔の小さな肉柱や乳頭筋に付着している。前尖は前乳頭筋に、後尖は後乳頭筋に扇状に分岐した腱索を介して付着している。
d：右房室接合部前壁の組織像（Elastica van Gieson染色）。心房筋と心室筋間に弁尖は付着している。
A：前尖、APM：前乳頭筋、PPM：後乳頭筋、P：後尖、RA：右房、RV：右室、RVOT：右室流出路、S：中隔尖。

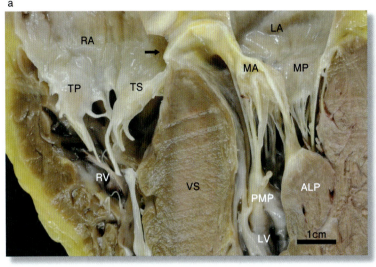
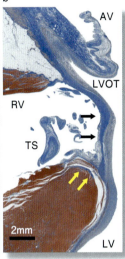

図4　三尖弁中隔尖を通るレベルでの四腔断面像
a：三尖弁は中心線維体または膜性中隔を介して僧帽弁前尖と連続している（→）。ここでは三尖弁が僧帽弁より低いことがわかる。
b：膜性中隔（→）レベルでの組織像。膜性中隔下の心室中隔頂上部には左脚を分岐しているHis束がみられる（→）（Azan染色）。
ALP：前乳頭筋, AV：大動脈弁, LA：左房, LV：左室, LVOT：左室流出路, MA：僧帽弁前尖, MP：僧帽弁後尖, PMP：後乳頭筋, RA：右房, RV：右室, TP：三尖弁後尖, TS：三尖弁中隔尖, VS：心室中隔。

a：大動脈弁の閉鎖した像　　b：大動脈弁が開放した像（→はArantius結節を示す）

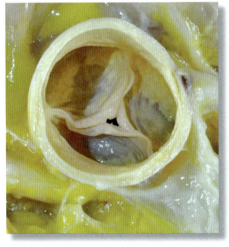
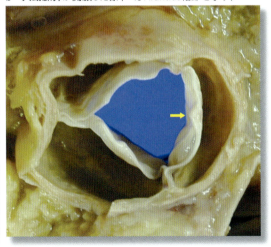

図5　大動脈弁の閉鎖した像（a）と開放した像（b）

● 大動脈弁（aortic valve）（図7）

大動脈弁尖上のValsalva洞からは左右冠動脈が分岐するため、3つの大動脈弁尖は左冠尖、右冠尖、無冠尖とよばれ、左・右冠尖上にはそれぞれの冠動脈の開口部がある。三弁尖ほぼ同じ形状であるが、やや無冠尖が大きい傾向がある。正常の大動脈弁周口径は6～8cmで直径2cm程度である。

各弁尖は自由縁と弁腹の間に閉鎖縁となるラインが存在する。このラインが互いに逆流血圧により圧着して弁尖は閉鎖する。そのためこのラインから内側の自由縁までは実質的に弁の閉鎖には関与しないいわば"あそび"の部分であり、この部位はもともと線維組織が疎で血流の影響で破綻しやすく、線維が断裂していわゆる「開窓

> ウォームアップ 心血管疾患の診断・治療に必要な正常形態の理解

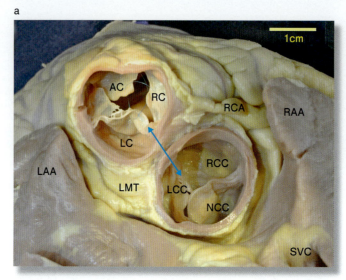
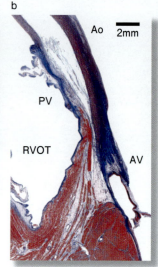

図6 肺動脈弁輪の配置
a：正常の動脈弁輪の配置。肺動脈弁が左前方、大動脈弁が右後方に位置する。
b：aの⟷の断面での組織像。大動脈弁の交連部と肺動脈弁の交連部には高低差がみられる。
AC：前尖，Ao：大動脈，AV：大動脈弁，LAA：左心耳，LC：左尖，LCC：左冠尖，LMT：左主幹部，NCC：無冠尖，PV：肺動脈弁，RAA：右心耳，RC：右尖，RCA：右冠動脈，RCC：右冠尖，RVOT：右室流出路，SVC：上大静脈。

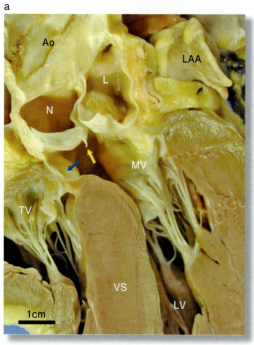
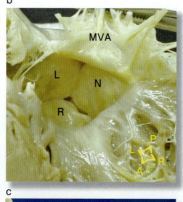
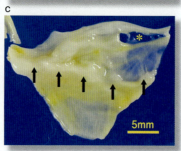
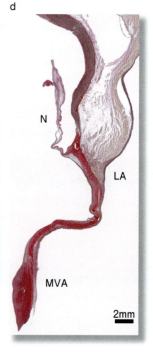

図7 大動脈弁
a：大動脈弁の断面像。無冠尖と右冠尖の交連部下は膜性中隔を形成する(→)。左冠尖下には僧帽弁前尖が連続する。→は大動脈弁の心室面のArantius結節近くのランブル増殖物様変化を示す。
b：大動脈弁を左室側から見上げた像。無冠尖と左冠尖の一部が僧帽弁前尖に連続している。
c：大動脈弁尖の心室面。→で示す部分が閉鎖縁となる。自由縁直下の線維組織は断裂し開窓(fenestration)がみられる(*)。
d：大動脈弁(無冠尖)と僧帽弁前尖の線維性連続(fibrous continuity)を示す組織像(Elastica van Gieson染色)。
Ao：大動脈，L：左冠尖，LA：左房，LAA：左心耳，MV：僧帽弁，MVA：僧帽弁前尖，N：無冠尖，R：右冠尖，TV：三尖弁，VS：心室中隔。

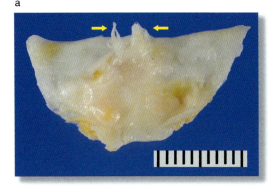
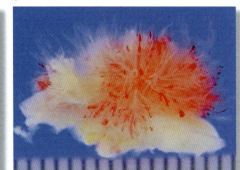

図8 大動脈弁のランブル増殖物と乳頭状線維弾性腫
a：大動脈弁尖（心室面）の自由縁中央に小紐状に増生したランブル増殖物を認める（→）。
b：イソギンチャク様に増殖した乳頭状線維弾性腫。

(fenestration)」を認めることがときどきある（図7c）。しかし，血流の遮断には関与しないので，基本的には閉鎖縁を超えて欠損が拡大しなければ病的意義はないが，弁輪の拡大や弁尖の変性を伴えば閉鎖不全症の要因となることもある[7]。

また，心室面の自由縁中央部には小さな結節状の隆起があり，Arantius結節とよばれる（図5b）。弁尖が閉鎖したときに弁輪の中心に位置する構造物であり，弁尖の閉鎖性を高める機能があるが，弁が開放するときに最も物理的刺激を受けやすい部分であり，小さな血栓の付着や過形成的な組織反応によりランブル増殖物（Lambl's excrescence）となり（図8a），さらに増殖すれば乳頭状線維弾性腫（papillary fibroelastoma）を生じる起源にもなりうる構造である（図8b）。

前述のとおり無冠尖と左冠尖の一部はその弁下に心筋はなく，この部分の線維輪はそのまま僧帽弁前尖に連続し線維性結合を形成する。この構造により流入路と流出路の角度が鋭角を呈し，肺動脈より後方に位置する大動脈に高圧の血流を効率よく送り出すことができるようになっている。また，三尖弁のところで示した膜性中隔は無冠尖と右冠尖の交連部の下に位置しており，ここではまったく心筋を介さず左室腔が右房または右室腔と隣接することになる。

大動脈弁輪はその周囲に左右心房・心室，肺動脈，冠動脈などさまざまな構造が複雑に隣接している。臨床で行われるいろいろな画像検査や心臓カテーテル検査，不整脈に対するアブレーション治療においても，この部位の構造を把握することは重要である[8]。

● 肺動脈弁（pulmonary valve）

肺動脈弁は大動脈の左冠尖・右冠尖に相対する弁尖がそれぞれ左尖，右尖とよばれ，もう1つの前方の弁尖が前尖となる。形は大動脈弁とほぼ同じであるが，血流圧を反映して大動脈弁尖より薄く，柔軟性が高い。肺動脈弁周口径は大動脈弁周口径とほぼ同等か，わずかに小さい。肺動脈弁は成人では軽度の閉鎖不全による逆流はよくみられるが，臨床的に問題となることは比較的少ない。発生における弁の形成過程は大動脈弁と同様で，頻度は低いが二尖弁や四尖弁などの形成異常も存在する。

弁周囲の構造に関しては，大動脈弁と異なりすべての弁尖下には右室流出路心筋が存在しており，三尖弁とは中隔尖と最も近接しているが，その間には心室漏斗部皺壁（ventricular infundibular fold）の心筋を介する。この構造により右室の流入路は流出路とやや鈍角を形成し，三尖弁から前方に離れた肺動脈に向けて低圧の血流を送り出しやすい構造をしている。また，弁尖の付着部に関しては，弁尖の中央部では付着部を越えて右室流出路の心筋層が上方に伸展していることも特徴である（図9）[9]。

ウォームアップ 心血管疾患の診断・治療に必要な正常形態の理解

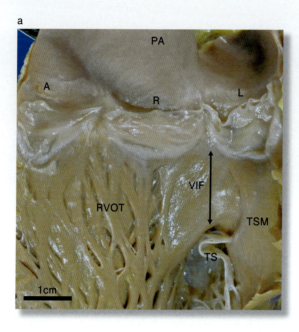
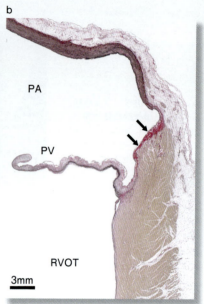

図9　肺動脈弁
a：前尖と左尖の交連部で切開して開いた像。
b：左尖中央部の弁尖付着部の断面組織像（Elastica van Gieson 染色）。矢印部分では弁尖付着部を越えて右室流出路心筋が肺動脈方向に伸展している。
A：前尖，L：左尖，LA：左房，LAA：左心耳，PA：肺動脈，PV：肺動脈弁，R：右尖，RVOT：右室流出路，TS：三尖弁中隔尖，TSM：中隔縁柱，VIF：心室漏斗部皺壁。

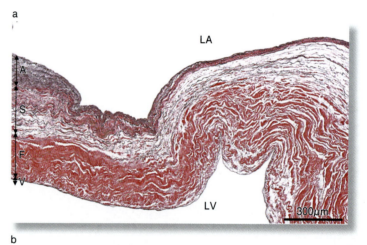

図10　弁尖の光顕強拡大像
a：房室弁（僧帽弁）尖左房側からatrialis, spongiosa, fibrosa, ventricularisの順に4層構造をなしている。
b：動脈弁（大動脈弁）尖左室側からventricularis, spongiosa, fibrosa, arterialisの順に4層構造をなしている。
A：arterialis（動脈弁尖）/atrialis（房室弁尖），Ao：大動脈，F：fibrosa，LA：左房，LV：左室，S：spongiosa，V：ventricularis（Elastica van Gieson 染色）。

弁の組織構造

弁尖は弁輪に近い部分から先端部までおおまかに3等分して弁基部、弁腹、自由縁に区分される。弁腹と自由縁の間には閉鎖縁があるが、閉鎖不全で弁尖のhoodingが起こると不明瞭になる。いずれの弁尖も、断面は光学顕微鏡で観察すると基本的に4層構造がみられる。血流の上流方向から順に、房室弁は①atrialis、②spongiosa（海綿層）、③fibrosa（線維層）、④ventricularis、動脈弁（大動脈弁）は①ventricularis、②spongiosa、③fibrosa、④arterialisとなる（図10）。弁には心筋細胞成分は含まれず、表層は内皮細胞で覆われている。

弁尖は膠原線維を主体とした線維結合組織からなり、特にfibrosaは密な膠原線維の分布がみられる。膠原線維はⅠ型およびⅢ型コラーゲンが主体である。血流を受ける最外側の層は、房室弁はatrialis、動脈弁はventricularisで弾性線維が豊富で層状に走行している。さらにspongiosaには酸性ムコ多糖基質が含まれ、グルコサミノグリカンやプロテオグリカンなどとして存在し、ほかの層の弾性線維とともに弁のしなやかさや柔軟性を生み出している。

fibrosaは拡張期血圧を直接受ける弁基部から閉鎖縁までで厚く、自由縁に向かうにつれて、弁閉鎖時に対の閉鎖縁と接して彎曲するための柔軟性を高めるためにspongiosaの層が厚くなる傾向があり、弁の4層構造は単純に一様ではない[3]。基本的に弁尖内に、毛細血管は顕微鏡下でも観察されない。弁尖内に血管の増生などをみた場合はリウマチ性弁膜症や感染性心内膜炎後などの炎症の既往を考慮する（**p.148「弁膜症、感染性心内膜炎、人工弁の異常」**参照）。

文献

1) 白石 公：心臓のルーピング．先天性心疾患を理解するための臨床心臓発生学（山岸敬幸，白石 公，編）．メジカルビュー社，東京，2007, p85-87.
2) Anderson RH, Webb S, Brown NA, et al: Development of the heart:(3) formation of the ventricular outflow tracts, arterial valves, and intrapericardial arterial trunks. Heart 89: 1110-1118, 2003.
3) McCarthy KP, Ring L, Rana BS: Anatomy of the mitral valve: understanding the mitral valve complex in mitral regurgitation. Eur J Echocardiogr 11: i3-i9, 2010.
4) Ho SY: Anatomy of the mitral valve. Heart 88 (Suppl 4): iv5-10, 2002.
5) Silver MD, Lam JH, Ranganathan N, Wigle ED: Morphology of the human tricuspid valve. Circulation 43: 333-348, 1971.
6) Rogers JH, Bolling SF: The tricuspid valve: current perspective and evolving management of tricuspid regurgitation. Circulation 119: 2718-2725, 2009.
7) Akiyama K, Hirota J, Taniyasu N, et al: Pathogenetic significance of myxomatous degeneration in fenestration-related massive aortic regurgitation. Circ J 68: 439-443, 2004.
8) 松山高明，井上 紳，池田善彦，ほか：大動脈弁周囲の構造の特徴と心筋分布 —経大動脈アプローチによる高周波通電に関連して—．心電図 28: 567-573, 2008.
9) 井川 修：右室流出路 —肺動脈幹基部接合部の解剖．臨床心臓解剖学．医学書院，東京，2011, p60-69.

Ⅰ ウォームアップ 心血管疾患の診断・治療に必要な正常形態の理解

6 冠動脈（末梢構造まで）の支配領域

松本 学，池田善彦（国立循環器病研究センター臨床検査部臨床病理科）

はじめに
―冠動脈の分布とその支配域―

冠動脈は心臓を灌流する動脈であり，その血流量は毎分250mLで心拍出流量の約5%を占める。この血流の減少・途絶は，心筋虚血・壊死（梗塞）へとつながる。通常2本の左冠動脈（left coronary artery；LCA）と1本の右冠動脈（right coronary artery；RCA）およびそれらの分枝で構成される。心臓全体への灌流域を熟知しておくことが重要で，冠動脈・心静脈ともに主要な部分は房室間溝や前後の室間溝を走行するので，心房・心室とこれらの位置関係を理解すべきである（図1）。

大動脈起始部は3つの冠動脈洞（右冠動脈洞・左冠動脈洞・無冠動脈洞）からなり，左右の冠動脈はそれぞれ左冠動脈洞，右冠動脈洞より起始する。RCAは矢状面より右方に約10～20°付近で開口し，またLCAは左方に約120°付近で開口することが多く[1]，冠動脈洞のsinotubular ridgeのやや下方から起始する（図2）。

また，冠動脈造影における冠動脈番号［アメリカ心臓教会（American Heart Association；AHA）セグメント分類］も合わせて記載した（後述のp.51「RCA造影」，p.54「LCA造影」参照）。

右冠動脈（RCA）

RCAは，右冠動脈洞から起始した後，右心耳の下方に沿い後房室間溝へ

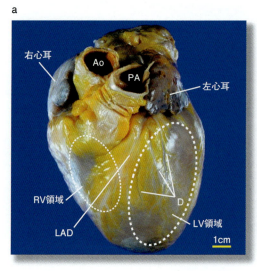
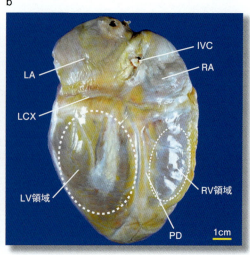

図1　心臓の外観
a：心臓を正面左側やや上方からみる。
b：心臓を後方からみる。
Ao：大動脈，D：対角枝，IVC：下大静脈，LA：左房，LAD：左前下行枝，LCX：左回旋枝，LV：左室，PA：肺動脈，PD：後下行枝，RA：右房，RV：右室。

6 | 冠動脈（末梢構造まで）の支配領域

と走行する。この間に(1)円錐枝(conus branch；CB)，(2)洞房結節枝(sinus node branch；SN)，(3)右室枝(right ventricular branch；RV)，(4)鋭縁枝(acute marginal branch；AM)を分枝し，後室間溝と後房室間溝の交点(crux)で(5)後下行枝(posterior descending branch；PD)と(6)後側壁枝(posterolateral branch；PL)に分かれる(図3)。PLの近位部から房室結節枝を分岐する。

(1)円錐枝(CB)

CBはRCAの第1枝であり，右室流出路から肺動脈円錐部に達する。約40％の例では大動脈から直接起始する。本枝の臨床的重要性は円錐部の灌流のみならず，左前下行枝(left anterior

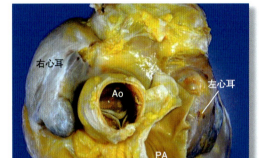
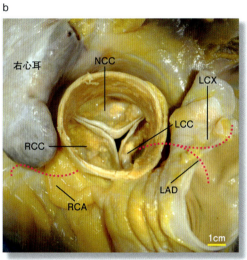

図2　大動脈起始部の外観
a：心臓を上方からみる。肺動脈が大動脈より前面に位置する。
b：大動脈弁の拡大像。三尖であり，いずれも著明な石灰化を呈している(大動脈弁狭窄症)。左右の冠動脈起始部(……)は脂肪組織内に埋没している。
Ao：大動脈，LAD：左前下行枝，LCC：左冠尖，LCX：左回旋枝，NCC：無冠尖，PA：肺動脈，RCA：右冠動脈，RCC：右冠尖。

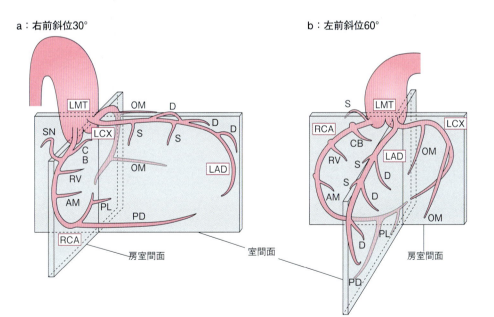

図3　冠動脈の模式図
（文献2より引用改変）
右前斜位(a)および左前斜位(b)を示す。シェーマではPDはRCAより分岐している（標本ではPDはLCX末梢より分岐している）。
AM：鋭縁枝，CB：円錐枝，D：対角枝，LAD：左前下行枝，LCX：左回旋枝，LMT：左主幹部，OM：鈍縁枝，RCA：右冠動脈，RV：右室枝，S：中隔枝，SN：洞結節枝，PD：後下行枝，PL：後側壁枝。

ウォームアップ　心血管疾患の診断・治療に必要な正常形態の理解

descending artery；LAD)の近位部閉塞時に，LADの円錐枝と吻合して側副血行路を形成し，LAD領域の灌流血管となる(図4c)ことである。

(2) 洞房結節枝(SN)

CBと反対方向に向かい，上大静脈開口部を取り巻くように走行して洞房結節を貫通する(図5)。その分岐はRCAと左回旋枝(left circumflex artery；LCX)からがほぼ同じ割合である。この動脈枝の重要性は側副血行路の母血管となることで，RCAまたはLCXが房室結節枝(atrioventricular node artery；AV)より近位部で閉塞すると心房中隔を通って後方に走り，RCAあるいはLCXのいずれかの房室結節枝と吻合(Kugel吻合)(図6a)を形成する。

(3) 右室枝(RV)

RCAが鋭縁部(acute margin)に達するまでに，その走行と直角に通常2〜3本のRVを分枝し右室前面を栄養する(図4a)。

(4) 鋭縁枝(AM)

AMは，鋭縁に沿い心尖部に向かう枝で，RV同様大小さまざまでときには欠くこともある。AMは，後下行枝や前下行枝が近位部で高度に狭窄した場合，それぞれの末梢と側副血行路を形成する(図6b)。

(5) 後下行枝(PD)

Crux付近で房室間溝に対してほぼ直角に屈曲し，後室間溝を心尖部に向かう枝がPDである(図3)。PDは上方に多数の中隔枝を出す。同方向を走行し中隔枝を出していないものは後側壁枝として区別される。PDがRCAから分岐した場合をRCA優位(約85％)[1]，LCXから分岐した場合をLCA優位(約15％)と称する。

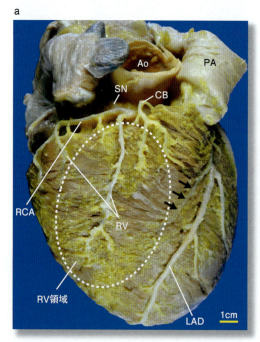
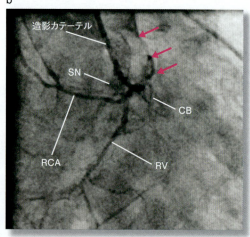
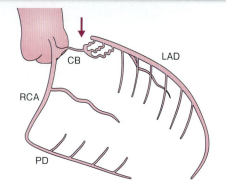

図4　RCA
a：RCAの走行。LAD領域からもRV枝を認める(→)。
b：RCA造影。動脈壁石灰化のため透視時に壁が確認できる(→)。
c：CB枝からの側副血行路のシェーマ(→はLADの閉塞を示す)(文献2より引用改変)。
Ao：大動脈，CB：円錐枝，LAD：左前下行枝，RCA：右冠動脈，RV：右室枝，SN：洞結節枝，PA：肺動脈，PD：後下行枝。

(6) 後側壁枝 (PL)

PLは房室間溝に沿って左室側にcruxを超えて走行し，ほぼ直角に屈曲して左室後側面に数本の枝を出す（図3）。PL近位部からほぼ直角に上方に向かう枝がAV枝である。LCXが大きい場合にはRCAからのPL，またはPLとPDの両方を欠くことがある。

[RCA造影]

AHAセグメント分類では，RCAの起始部からAMまでの中点より近位部をSeg.1，中間点より鋭縁までの中間部をSeg.2，鋭縁からPDとPLの分岐までを遠位部のSeg.3，それぞれの分枝をSeg.4，（4.PDおよび4.PL）としている。このためSeg.1からCB，SNが，Seg.2からRV，Seg.4PDからは房室結節枝（4AV）が分枝することになる。

左冠動脈 (LCA)

LCAは左冠動脈洞から起始して肺動

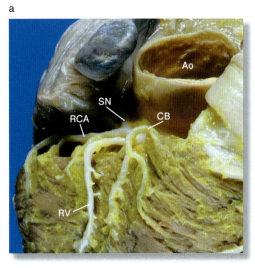
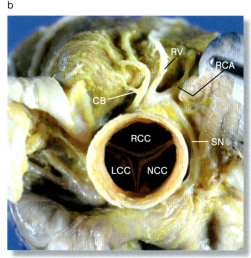

図5 RCAとSNの位置関係・走行
a：RCA拡大図。SNは右心耳下を後方へ走行している。
b：上方より大動脈を見下ろす。SN同様にRCAもやや後方へ走行している。
Ao：大動脈，CB：円錐枝，LAD：左前下行枝，LCC：左冠尖，NCC：無冠尖，RCA：右冠動脈，RCC：右冠尖，RV：右室枝，SN：洞結節枝。

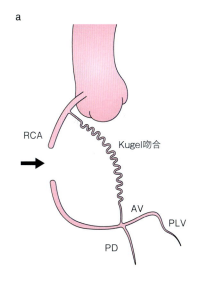
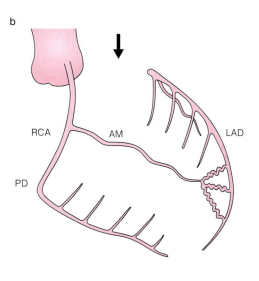

図6 RCA・LAD本幹閉塞時のRCAからの側副血行路のシェーマ
（文献2より引用改変）
a：RCA本幹閉塞時のRCAからの側副血行路のシェーマ。
b：LAD本幹閉塞時のRCAからの側副血行路のシェーマ。
AM：鋭縁枝，LAD：左前下行枝，RCA：右冠動脈，PD：後下行枝。

脈基部の後面から左心耳の下を前方向に向かい，LADとLCXに分かれる．ときに3本に分岐することがあり，このLADとLCXの間から出る枝を側壁枝または高位側壁枝(high lateral branch；HL)，intermediate arteryなどとよぶ．

(1) 左主幹部(left main trunk；LMT)

LMTは通常左冠動脈洞から起始し，肺動脈と左房との間を左心耳に覆われて走行し，LADとLCXに分かれるまでを指す．LMTの長さは数mm〜4cm程度までであり，約半数は11〜15mmの長さである．まれにLADとLCXが独立して冠動脈から派生し，LMTを欠く例もある．LMTは左室の大部分を支配するLADとLCXの基幹部であり，臨床的に非常に重要な部分である．

(2) 左前下行枝(LAD)

LADは前室間溝を心尖部まで走行し，RCAのPDの終末部近くに達する(図3)．LADは最初にＬＣＡ円錐枝(CB)を分枝し，次いで左室側面に向かって対角枝を2〜3本分岐する．LADが比較的近位より2本に分岐し，1つが前室間溝の右側を，他方が左側を平行して走行することがあるが，この場合中隔枝(後述)を分岐している血管がLADの本幹と同定される．また近位部から右室前面にRVを出すことがある．RCAのCBと吻合することがあり，側副血行路を形成することがある．LADの多くは心尖部付近に達して数本の心尖枝に分かれて終わる．ときには心尖部を大きく回り込んで後室間溝に沿って走行し，下壁の一部を栄養することもある．

(3) 対角枝(diagonal branch；D)

DはLADから左室側面に向かって2〜3本分枝する(図3)．大きな対角枝が1本の場合もある．通常，最も近位部から出る枝を第1対角枝(D1)，次に出る枝を第2対角枝(D2)とよぶ．これらの対角枝は主に左室前壁および後壁を灌流する．左室前乳頭筋は，この対角枝とLCXの鈍縁枝(obtuse marginal branch；OM)の二重支配を受けており，RCA後下行枝(PD)かLCXのPD単独支配を受けている後乳頭筋に比べ，虚血による不全・断裂を起こしにくい．分岐の位置や枝数，大きさはLADやHL，OMの大きさによってさまざまである．ときにLADより太く，心尖部にまで達するものもある．

(4) 中隔枝(septal branch；SB)

SBはLADから直角に分岐し，心室中隔を下壁に向かって走行し，心室中隔の前壁を灌流する．LADから分岐する最初の大きな枝を第1中隔枝とよび，AHA分類ではSeg.6とSeg.7との境界(後述)をなす(図7，8)．心室中隔の上部2/3をLAD中隔枝が灌流し，下部1/3は後下行枝より灌流される．冠動脈カテーテルインターベンション時の逆行性アプローチ手技(レトログレードアプローチテクニック)の際に重要な枝の1つである．

(5) 左回旋枝(LCX)

LCXはLMTからやや鋭角的に分岐

6│冠動脈（末梢構造まで）の支配領域

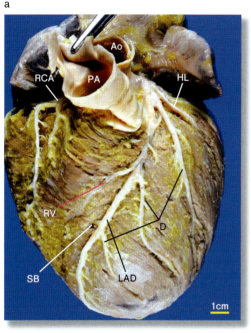
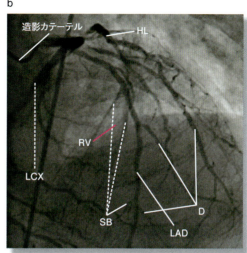

図7　LCA

a：LADの走行を示す。LCXの走行は前面からは確認できない。この症例ではLADより右室に向かうRV枝を認める（━）。
b：LCAの造影所見。┈┈ は肉眼前面からは確認できない枝を示す。LCXは心後面を灌流していることが確認できる。
Ao：大動脈，D：対角枝，HL：高位側壁枝，LAD：左前下行枝，LCX：左回旋枝，PA：肺動脈，RCA：右冠動脈，RV：右室枝，SB：中隔枝。

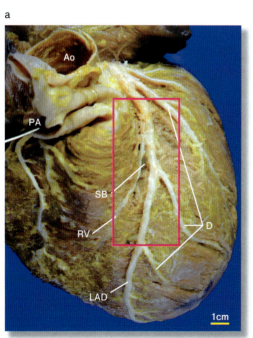
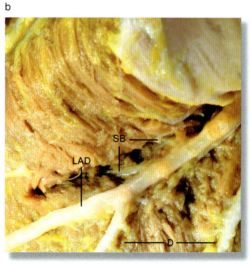

図8　中隔枝

a：LCAと中隔枝。
b：aの □ 拡大，RV切断。中隔枝は心表面より心筋内部へ灌流している。
Ao：大動脈，D：対角枝，LAD：左前下行枝，PA：肺動脈，RV：右室枝，SB：中隔枝。

> **ウォームアップ** 心血管疾患の診断・治療に必要な正常形態の理解

し，左心耳の下を通り後房室間溝に入り僧帽弁輪を回る動脈で多数の分枝を出す。その走行は，RCA本幹と鏡像（mirror image）となっているが（図3），変位に富み，分岐の程度や本幹の大きさはRCAの大きさおよび走行と密接な関係がある。RCAが大きく発達した右優位の場合，LCXは小さく欠如する場合もある。LCXの最初の分枝は心房枝（atrial branch）で，このなかの1つが左洞房結節動脈である。前述のとおり，RCAが閉塞したときはKugel吻合として側副血行路を形成する。冠静脈洞も左房室間溝に沿って走行するため，冠動脈造影の遅い時相で冠静脈洞を確認することによりLCX本幹同定の参考となる。

(6) 鈍縁枝（OM）

OMはLCX本幹の近位部からほぼ直角に分岐し，左室鈍縁部に沿って心尖部方向に走行する（図9）。通常1～3本みられる。

(7) 後側壁枝（PD）

LCX本幹の遠位部からほぼ直角に分岐し，左室後側面を心尖部方向に走行する（図9）。OMが大きく心尖部に達するような例ではPLは小さく0～2本であり，逆にOMが小さい例ではPLが発達して2～3本みられることもある。

[LCA造影]

LCAはLMTをsegment（Seg.）5，LADが第1中隔枝（first major septal branch）を出すまでをSeg. 6，その後心尖部までのLADを2等分して中間部をSeg. 7，遠位部をSeg. 8とよぶ。さらに第1対角枝（D1）をSeg. 9，第2対角枝（D2）をSeg. 10とする。LCXは鈍縁枝を出すまでをSeg. 11，鈍縁枝をSeg. 12，その後房室間溝を走行する部分をSeg. 13，左後側壁枝をSeg. 14，左後下行枝が存在する場合にはSeg. 15とよぶ。

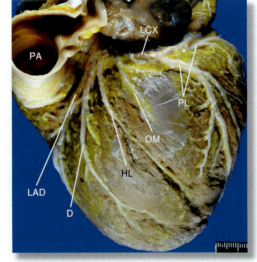
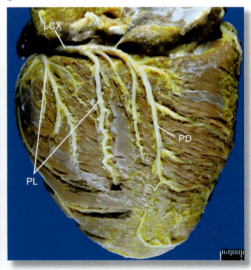

図9　LCX
a：左側面よりみたLCX。本症例はLCA優位型である。
b：後面よりみたLCX。
D：対角枝，HL：高位側壁枝，LAD：左前下行枝，LCX：左回旋枝，OM：鈍縁枝，PA：肺動脈，PL：後側壁枝。

文献

1) 土師一夫：新目で見る循環器病シリーズ5 冠動脈造影．メジカルビュー社，東京，2007，p22-31.
2) 永井良三：グロスマン心臓カテーテル検査・造影・治療法（第7版）．南江堂，東京，2009.

I ウォームアップ 心血管疾患の診断・治療に必要な正常形態の理解

刺激伝導系の構造

黒澤毅文（日本大学医学部内科学系循環器内科学分野）
松山高明（京都府立医科大学大学院医学研究科細胞分子機能病理学）

はじめに

　心臓の電気的調律を制御する刺激伝導系は心房内の洞結節に始まり，房室結節，His束，脚，Purkinje線維により構成されている。刺激伝導系組織の存在部位と組織構造は20世紀の初頭までにおおむねその全貌が明らかにされた。特に，房室結節の発見はわが国の田原淳博士による偉大な功績であり，その原著ではヒトを含めたさまざまな哺乳類の房室結節からPurkinje線維の分布の詳細な解析がなされ，心臓の形態と機能を結びつける重要な研究成果となった[1]。
　それから100年以上経過し，刺激伝導系組織の形態学的研究も免疫染色などの細胞組織化学や分子病理学的研究によりさまざまなことが明らかにされつつあるが，洞結節と房室結節間の結節間伝導路の存在の有無や，刺激伝導系組織が関与する不整脈の機序など，現在でも必ずしも明らかでない事項が依然として多く残されており，機能的にも形態学的にも興味深い組織である。刺激伝導系は心臓全体からすると，非常に微小な構造で，心筋や心外膜脂肪組織に囲まれて位置するため肉眼的に確認することも難しく，臨床的な画像検査でその形態をとらえる機会も乏しい。そのため初学者にはその位置関係など理解することは容易でない。

刺激伝導系組織と臨床心臓電気生理検査の関係

　臨床で刺激伝導系組織の形態学的理解が直接求められる検査は臨床心臓電気生理学的検査（electrophysiological study：EPS）である。現在では多電極カテーテルを駆使してさまざまな不整脈・伝導障害を解析し，高周波通電（カテーテルアブレーション）による治療も行われる。心房内の刺激伝導系（洞結節や房室結節）そのものが発する電位を直接電極カテーテルで記録することは一般的でないが[2]，EPSではHis束以下の電位を記録することは重要な操作であり，円滑にカテーテル検査をセットアップして検査を進行させるためにその解剖学的理解は重要である。また，刺激伝導系周囲の構造が不整脈の基質となることも多く，刺激伝導系"周囲"の肉眼的構造の理解も重要である。
　図1に標準的な右房右室内の多電極カテーテルの位置と，解剖学的構造の対比を示す。後述する洞結節と房室結節およびHis束の存在部位，右房内の構造物と留置されるカテーテルの位置関係を確認したい。

刺激伝導系組織の発生の概略

　刺激伝導系は「特殊心筋」細胞からなる組織と表現される。発生においては原始心筒（primary heart tube）内の細胞（primary myocardium）の一部が通常の心筋とは異なる分化を示して特殊心筋に変化する過程が支持されている。
　発生早期の筒状の心臓の細胞は，後に分化した作業心筋（working myocardium）と異なり，全体的に洞結節や房室結節の「結節」細胞様のphenotypeを示し，遅い伝導と方向性の不明瞭な弱い収縮により，蠕動様運動をしているが，その後の発生過程で迅速な伝導性と収縮力を発揮する作業心筋を分化させ，そのなかに優位な自動能を備えるペースメーカとその電気

> ウォームアップ　心血管疾患の診断・治療に必要な正常形態の理解

刺激を心臓全体に効率的に伝える刺激伝導系ネットワークを心房から心室内の合理的な部位に形成する[3]。

心房内に存在する洞結節は原始心筒の大静脈と心房の接合部を形成する静脈洞（sinus venosus）領域由来で，房室結節は流入路を形成する房室管（atrio-ventricular canal）領域由来である（p.32「両心室の肉眼的構造」図1参照）[4]。また，心室内に存在するHis束-脚-Purkinje線維は原始心筒の心室領域由来である。このように心房内と心室内の伝導系はその機能的な特性が異なるように，それぞれが原始心臓の別々の領域から発生し，最終的にHis束以下の心室内の伝導系組織が中隔の形成過程で，心室中隔頂上部に持ち上げられるように移動し，房室結節と心臓骨格の中心線維体内で接合して心房と心室が連続する[3]。

心房内の伝導系はいずれも「結節（node）」で集塊状の組織であることを意味し，発生学的にはslow-conductionを示す領域由来で自動能と遅い伝導性による調律の調節機能が主体である。心室内の伝導系は「束（bundle）」であり，fast-conductionの心室筋と同じ由来で糸状や網目状を呈して心室内に広く分布し，心房から受けた電気刺激を迅速に両心室全体に伝導させる機能が主体である。

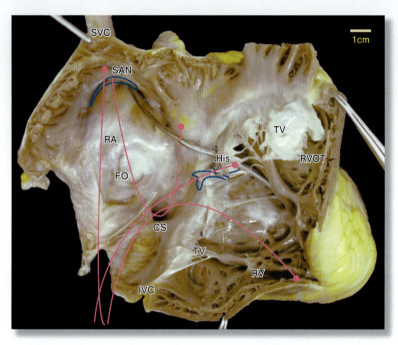

図1 右房右室の中隔側心内膜面（右房・右室側壁を切開して展開した像，ホルマリン固定後）
━━━ はカテーテル（高位右房，冠静脈洞，His束，右室）が留置される位置を示す（植込み型除細動器の心室リードが挿入されている）。━━━ は刺激伝導系組織の存在部位を示す。
CS：冠静脈洞，FO：卵円窩，His：His束存在部，IVC：下大静脈，RA：右房，RV：右室，RVOT：右室流出路，SAN：洞結節存在部，SVC：上大静脈，TV：三尖弁。

心房内の刺激伝導系組織

(1) 洞結節（図2）

洞結節は高い自動能を有し，心臓の電気的興奮の起点となる。in situで心臓の最も高い部分から刺激が心房全体に速やかに行き渡るイメージを想定するならば，洞結節の位置は，上大静脈と右心耳との境界部がその部位にあたる。上大静脈と右房の境界部の上部には山型に折り返した部分が存在する。この部分は前方に突出して右心耳の先端を形成し，この部分が右房の最も高い部分になる。

心房が体動静脈・肺静脈と接合する部分は心外膜側から脂肪組織（fat padとよばれる）が付着し，この構造を保持している。この山型に折り返した部分の脂肪組織内に洞結節は右房と上大静脈を境界する分界稜筋束に沿って紡錘状をなして位置している（図2a）。通常心外膜側寄りに存在するといわれるが，これは心外膜に付着するfat pad内に存在することを意味し，心外膜面に完全に露出しているわけではないので基本的に肉眼的には心外膜面からも心内膜面からも明瞭に見分けることは難しい。

心臓を心エコー図検査と同様の四腔

7 | 刺激伝導系の構造

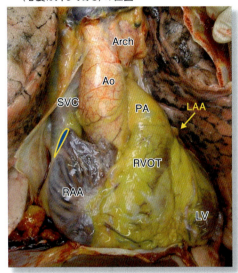

a：病理解剖開胸時の生体内での心臓（心嚢は外してある）の位置

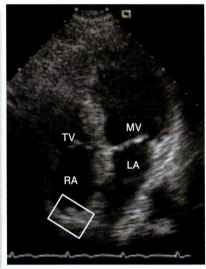

b：心エコー検査での四腔像

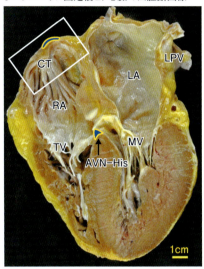

c：ホルマリン固定後ヒト心臓の四腔断面像

図2　洞結節
a：■の紡錘形の印が洞結節の存在部位を示す。
b：□で示す部分が分界稜の筋束。
c：□で示す部分が右房分界稜筋束で，紡錘形の印が洞結節の存在部位を示す。心室中隔の頂上部にHis束が位置する。
Ao：大動脈，Arch：大動脈弓，AVN-His：房室結節-His束，CT：分界稜，LA：左房，LAA：左心耳，LV：左室，MV：僧帽弁，PA：肺動脈，RA：右房，RAA：右心耳，RV：右室，RVOT：右室流出路，SVC：上大静脈。

断面のラインで割面を作成すると，右房後側壁に分界稜筋束が横断される部分が観察される（図2b）。ここの部分を肉眼で観察すると，非常に小さいが右冠動脈から分岐した洞結節動脈がみられ，その周囲にやや白色調を帯びた部分が観察される（図2c）。これが洞結節組織である。洞結節の大きさは主に心臓（心房）の大きさ，年齢により個人差があるが成人ではだいたい幅は2mm以下で，長さは10〜30mm程度とされる[5,6]。この部分の組織標本を作製すると洞結節動脈周囲に豊富な線維組織を伴い，通常の心房筋より小さな径の細胞が散らばるように配列しているのが観察される（図3）。

洞結節の大きさは高齢になるに従い小さくなり，含まれる細胞数も減少して背景の線維成分が増加するが，臨床的に洞不全症候群の出現と必ずしも相関するわけではない[5,7]。線維組織が豊富であり，細胞が小さく，配列に一定の方向性が乏しいことなどの特徴は，静止膜電位が浅く優位な自動能を有する洞結節の機能を反映しているように思われる。洞結節は全体的にやや幅のある細長い形態をしているが，機能的に実際に歩調取りの自動能を発揮している部分はその一部であり，その部位は電解質や，温度，自律神経の緊張度によっても変化することが動物でもヒトでも示されている[8]。

(2)房室結節

心房筋を伝導した電気興奮は房室接合部に到達して房室結節に至る。房室結節は房室中隔後方の房室接合部に位置するがやはり心内膜面からは肉眼的に認識することは難しい（図2c）。そのため，房室結節の存在部位はそのランドマークとしての「Kochの三角（the triangle of Koch）」の構造理解が

重要である[9,10]。

Kochの三角は右房心内膜を側方から中隔面をみた像で，三尖弁輪，冠静脈洞開口部，Todaro索から形成される三角形の領域である。その頂点にあたる部分に膜性中隔部（membranous septum）が存在し，この構造の心房側に房室結節，心室側にHis束が存在することになる（図4）。Kochの三角の一辺をなすTodaro索は，Eustachian稜/弁下に平行して存在している。痕跡的な線維組織であり，心臓骨格の一部である[11]。

房室結節は心エコーで観察する両心房心室を含む四腔像内に含まれる。房室接合部中隔の三尖弁中隔尖と僧帽弁後尖を結ぶ中心線維体上には房室結節動脈が走行し，その周囲に房室結節細胞が楕円状の細胞集塊として観察される（図5b）。房室結節の周囲は成人では心房筋の細胞密度が加齢とともに疎になる傾向があり，やや細胞径の小さなtransitional cellsとよばれる細胞層を介して連続している。この細胞群は発生学的にも結節細胞と一般作業心筋の中間のphenotypeの細胞であるとされている[12]。

房室結節組織はその中心部分であるcompact nodeと左右の房室弁輪方向にわずかに伸展するinferior (posterior) extension部分に分けられる（図5a, b）。compact nodeは幅3mm程度で[13]，組織学的には結節を構成する細胞は一般心房筋細胞よりも小型で背景に線維組織を豊富に含み，網状様の配列を示している。通常compact nodeの中心を房室結節動脈が走行している。

Inferior extension組織を有さない心臓はほとんどなく，特に右方伸展（rightward extension）はほぼ全例でみられ，通常左方（leftward）より長いとされる[14]。extension組織も房室結節であるので，機能においてはその伝導速度は遅く，不整脈疾患で房室結節周囲にリエントリー回路を形成する房室結節リエントリー性頻拍（atrioventricular nodal reentrant tachycardia；AVNRT）ではslow pathwayの役割を示し，同部位とその周囲がカテーテルアブレーション治療の通電対象部位になっていると思われる[15]。

房室結節とその周囲の心房筋の接続に関しては，extensionを含む房室結節組織の複雑性とともにその周囲には両房室弁輪からの心筋，心房中隔方向からの心筋，さらには冠静脈洞（coronary sinus；CS）周囲を取り巻く心筋が存在し，特にCSの右房への開口部は大きさや房室結節からの位置など個人差が著しく，これにより房室結節に連続する心筋配列のバリエーションが生じているが，これが病的な基質となっているかは不明である[16]。

(3) 心房内結節間路について

「洞結節と房室結節間はどのような経路で電気興奮が伝わるか？」これを示すために，新旧・内外を問わず心臓を取り扱う多くの教科書には洞結節と房室結節の間に3本の線が引かれ，前結節間路，中結節間路，後結節間路と記されている。結節間路の存在に関する議論は洞結節，房室結節の発見直後から始まっており，これまで著名な学者によりさまざまな説があげられてきた。

単純に光学顕微鏡で観察している限りは，この3本の線上にあたる組織に，心室の脚やPurkinje線維などの確証をもって断定できるほどの特異な細胞集団は認められない。この結果はすでに古い心臓病理の教科書にも記載されており，成人の心臓でこの経路上に特殊な刺激伝導系様細胞を観察できるとの報告もあるものの，機能的な裏付けが乏しい[17]。

しかし，近年の発生学的な研究では，刺激伝導系組織発生に関連する転写因子Tbx3が発生段階において洞結節や房室結節とともにそれらを連絡するように静脈洞部分や分界稜に相当する部分にも発現し，房室結節周囲では房室輪全体に分布がみられるとの報告もある[18]。しかし，発生が終了した段階では組織学的には刺激伝導系の細胞とは区別がつかなくなるので，区別された伝導系組織というよりは，洞結節と房室結節間を優位に伝導する通常の心房筋による経路（functional preferential pathways）として認識するのがとりあえずは妥当であると思われる。

ちなみに前結節間路（anterior internodal pathway）は洞結節から右房前方の左房への伝導するBachmann束を介しながら，右房前縁を下行して房室結節に至る経路，中結節間路（middle pathway）は洞結節後縁から

7｜刺激伝導系の構造

a：図2の□に相当する部位のルーペ像

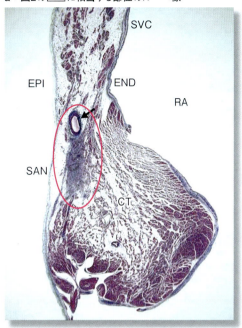

b：洞結節組織とその周囲の強拡大像

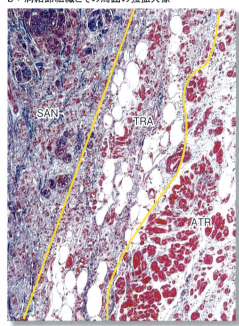

図3　洞結節の組織像（Azan染色）
a：分界稜筋束と上大静脈との接合部に洞結節動脈（→）がみられ，その周囲に線維組織の豊富な細胞集塊がみられる（○）。
b：洞結節組織と一般心房筋の間には両者の中間くらいのやや小さな細胞が疎に介在しており，transitional cellsとよばれる。
ATR：心房筋，CT：分界稜，END：心内膜面，EPI：心外膜面，RA：右房，SAN：洞結節，SVC：上大静脈，TRA：transitional cells。

a：右前斜位（冠静脈洞は逆行性に造影している）

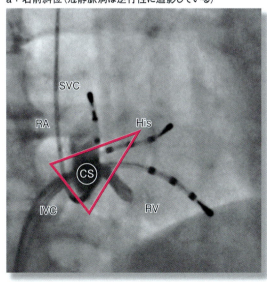

b：Kochの三角を示す，右房の中隔側の心内膜面（右前斜位とほぼ一致させた像）

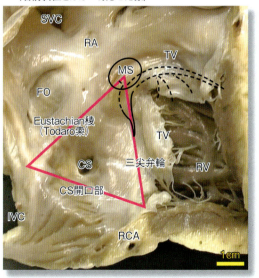

図4　Kochの三角領域（EPSの透視画像との比較）
a：冠静脈洞，His束，右室にカテーテルが留置されている。△はKochの三角の相当部位を示す。
b：△はKochの三角を示している。Kochの三角の頂点には膜性中隔が位置してその心房側に房室結節，三尖弁を越えて心室側にHis束-脚が位置している（図中の刺激伝導系の模式図は実測による描画ではない）。
CS：冠静脈洞，FO：卵円窩，His：His束，IVC：下大静脈，MS：膜性中隔，RA：右房，RCA：右冠動脈，RV：右室，SVC：上大静脈，TV：三尖弁。

上大静脈の後方を静脈洞領域（sinus venosus）に沿って下行し，卵円窩の前方から房室結節に至る経路でWenckebach束ともよばれる。後結節間路（posterior internodal pathway）は分界稜（crista terminalis）に沿って伝わる経路で，Eustachian稜や三尖弁輪を介する経路である[17]。

心室内の刺激伝導系組織

(1) His束と左脚

His束も周囲の作業心筋とは孤立して観察される明瞭な細胞束で，中心線維体内のHis束貫通部，膜性中隔下に下りて左脚を分岐するまでのHis束非分岐部，左脚を分岐するHis束分岐部の3つの部分に分けられる。His全体では長さは約10mm弱程度で，貫通部，非分岐部はともに約2mm，分岐部は約5mm程度の長さがある。これらは左室腔の拡大や中隔壁の肥厚などにより伸展する[13]。

● His束貫通部

房室結節は徐々に中心線維体に包み込まれるように埋没する（図5c）。この部位の細胞を顕微鏡で観察していくと細胞径が小さく，錯綜した配列を示す房室結節細胞とそれより細胞径が大きく，やや明るい細胞質を有するHis束の細胞が混在し，やがて完全にHis束の細胞のみとなる。His束の細胞は錯綜した配列が減少し，組織標本では短軸の断面が目立ち，直線的な配列が主体となることがわかる。膜性中隔下部に位置する部分ではほぼ完全にHis束の細胞となっている。

● His束非分岐部

中心線維体の内の貫通部を心室側に抜けると，His束は膜性中隔下の心室中隔頂上部に位置する。ときに，右室流出路の心筋が中隔内に占める割合が多いとやや左室側の下方に位置することもある（図5）。この部分では三尖弁の付着より上方を走行する部分を有する症例もあり，通常この部分では左脚の分岐を出さず，膜性中隔下縁を走行する。この部位は短い範囲であるが，非分岐部（non-branching bundle）として区分できる。この部位に相当する部分がなく，すぐに三尖弁付着部以下に位置して左脚を分岐し始める症例もある。His束内ブロックではこの部分が伸展しやすく，周囲の心臓骨格の硬化などとともに傷害されやすい部位であるとの報告もある[13]。

● His束分岐部と左脚

膜性中隔下縁で三尖弁の付着下になると左脚の分岐が始まる。左脚は左室側の心内膜直下を心尖部方向に向かって走行し，箒状に広がる（図5d）。後方線が先に分岐し，やがて前方線が分岐していくのが基本的パターンであるが，その分布に関しては多様性があり，前方線と後方線の間にseptal branchとよばれる分岐を有する症例も報告されている[19]。

(2) 右脚

左脚前方線の分岐を終えると心室中隔頂上部の左室寄りにあったHis束は右脚となり前方に進みながら急峻に右室方向に向かう（図5e）。この時点では膜性中隔部を前方に抜けて右室側では右室の流出路と右室の流入路の境界部である中隔縁柱および調節帯の部位になる。このレベルで右脚は右室内膜下に至るとさらに心尖部方向に下行する（図5f）。この走行を肉眼的には確認することは多くの症例で困難であるが，中隔縁柱および調節帯が右脚の存在部位としての目印となる（p.31「両心室の肉眼的構造」参照）。

右脚は左脚と異なり幅もなく，右室面近くに至ると非常に小さな細胞集塊となり周囲の線維鞘もほとんど目立たなくなる。特に高齢者では萎縮傾向も影響するため，連続切片標本で注意深く観察していかないとその走行を正確に追うことはできない。右脚ブロックが心電図でよく目にする伝導異常で臨床的にもあまり問題とならないことが多いこともこの組織像からうかがえる。

Purkinje線維

左脚および右脚からさらに末梢の心尖部方向に達するとPurkinje線維となる。心室の一般作業心筋に接続する網目状のネットワークにより心室全体を興奮させ効率のよい収縮を起こす。Purkinjeはチェコの解剖・生理学者で，小脳のPurkinje細胞の発見者でもある。「線維」と記載されることも多いが心房内の結節組織より一般の作業心筋に類似した特殊心筋である[20]。発見当時はこれが心筋由来か神経由来か

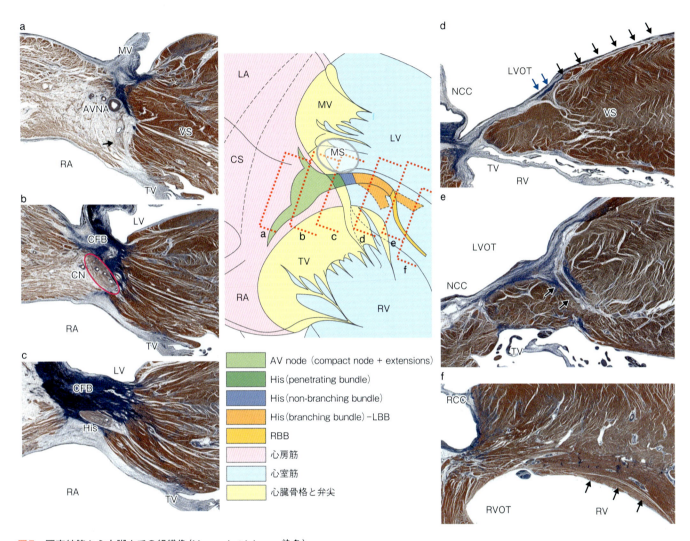

図5 房室結節から右脚までの組織像（Masson's trichrome染色）

中央の図は各組織像の作製部位を示す．模式図であり実測値に基づくものではない．
a：房室結節のinferior extension（後方伸展）部．房室結節動脈周囲に房室結節細胞はなく，三尖弁輪方向に舌状に細胞集簇が伸展している（→）．
b：房室結節compact node部（○）．
c：His束の貫通部．中心線維体の強固な線維組織で完全に取り囲まれている．
d：His束の左脚分岐部．三尖弁付着部下の左室側心内膜下にHis束（→）がみられ，左室心内膜直下に左脚を分岐している（→）．
e：右脚の分岐の始まる部位．左脚を分岐し終えて，右脚となり中隔を右室方向に横断し始めている（→）．
f：右脚が心尖部に走行する部位．右室心内膜面に近い部分を細い右脚の細胞束（→）が下行し心尖部方向に向かっている．
AVNA：房室結節動脈，CFB：中心線維体，CN：compact node，LBB：左脚，LV：左室，LVOT：左室流出路，MS：膜性中隔，MV：僧帽弁，NCC：大動脈弁無冠尖，RA：右房，RBB：右脚，RCC：大動脈弁右冠尖，RV：右室，RVOT：右室流出路，TV：三尖弁，VS：心室中隔．

> ウォームアップ　心血管疾患の診断・治療に必要な正常形態の理解

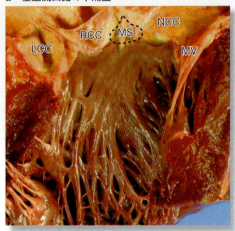

a：左室流出路の中隔壁

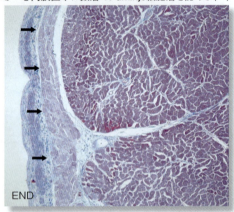

b：心内膜直下に数層のPurkinje細胞層を認める（→）

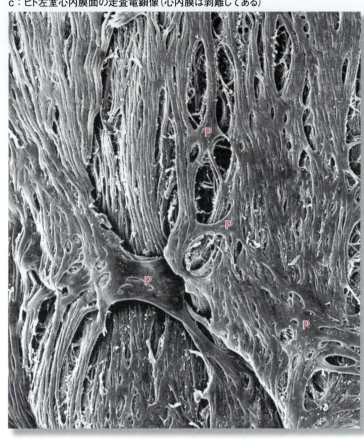

c：ヒト左室心内膜面の走査電顕像（心内膜は剥離してある）

図6　Purkinje線維
a：膜性中隔は大動脈弁の右冠尖と無冠尖の交連部下（右線維三角部）にあたり，その下縁をHis束が走行し，左脚を箒状に分岐するが，肉眼的には不明瞭である。
b：一般の心室筋よりやや大きく，染色性が薄いことがわかる（Azan染色）。
c：最も表層を網目状に覆う細胞の分布がPurkinje細胞。その下の直線状に配列する心室筋と連続している部分も観察できる（四国大学看護学部看護学科准教授 山口 豪先生のご厚意による）。
END：心内膜，LCC：左冠尖，MS：膜性中隔，MV：僧帽弁前尖，NCC：無冠尖，P：Purkinje細胞，RCC：右冠尖。

も不明であったが，田原らがその分布は房室結節から連続する刺激伝導系であることを示した。その原著の図はPurkinje線維の分布を適確に描画しており[1]，現在でも内外の総説などでよく引用されている。

左脚から網目状に心室の肉柱に沿って分布し，心尖部から回り込んで乳頭筋に分布し，最終的には房室弁輪下に達する細かい分布まで描かれている。

Purkinje線維の心尖部から心室基部方向への分布は，機能的な心尖部から心基部歩行への心筋の収縮を誘導する。図6aに左脚からPurkinje線維の分布する左中隔面を示すが，ヒトでは肉眼的にはっきりとは観察できない。顕微鏡的には心内膜面で細胞内の豊富なグリコーゲンを反映して，やや細胞質が明るい細胞径の大きい数層の細胞層として観察できる（図6b）。

有蹄類のPurkinje線維はインディアンインク／墨汁などで染め分け肉眼的にも明瞭に区別できる[21]。走査電子顕微鏡により心内膜面を観察すると一般の心室筋上を網目状に覆うPurkinje細胞の分布が詳細に観察でき，作業心筋との結合の様子もわかる（図6c）[22]。

組織学的にみた刺激伝導系細胞

刺激伝導系組織は心房内の「結節」はそれ自体に豊富な線維組織の背景を有しており，周囲には細胞密度が疎なtransitional cellに囲まれる（図7a）。また，心室内の「束」では周囲を鞘状の線維組織でとり囲むため，いずれの部分でも線維組織が豊富である（図7b）。そのため，明瞭に刺激伝導系組織を観察するにはAzan染色，Masson's trichrome染色またはElastica van Gieson染色，Sirius red染色などの線維組織を染め分ける染色が刺激伝導系を観察する際には推奨される。

このように伝導系組織が周囲と区分されている理由としては伝導を効率よく末梢まで伝える役割とともに，異所性の興奮が不用意に刺激伝導系本体に影響しないように防御する役割もある[23]。刺激伝導系の細胞自体は細胞径や配列，心室内では明るい細胞質でもおおよその判断は可能であるが（図8），免疫染色では心筋細胞の接続部である介在板に存在するgap junction proteinのconnexinの発現から区別することも可能である。

心筋細胞の介在板にはヒトでは主要な3種類のconnexin蛋白質（connexin 40, 43, 45）が発現しており（番号は分子量を示している），その伝導速度を反映して分布が異なる。洞結節，房

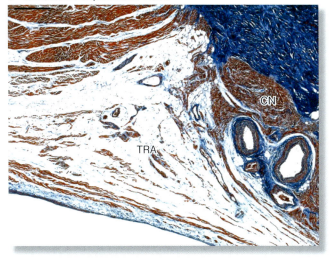

a：房室結節のcompact nodeの周囲

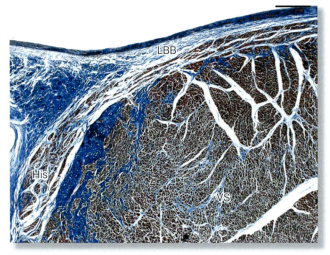

b：His束，左脚の周囲

図7　房室結節周囲とHis束-左脚周囲の強拡大像（Masson's trichrome染色）
a：房室結節の周囲には密な心房筋の連続はみられず，transitional cellsの疎な心筋のapproachがみられる。
b：線維組織で囲まれ，周囲の一般心室筋とは区別されている。
CN：compact node, His：His束分岐部，LBB：左脚，TRA：transitional cells, VS：心室中隔。

ウォームアップ 心血管疾患の診断・治療に必要な正常形態の理解

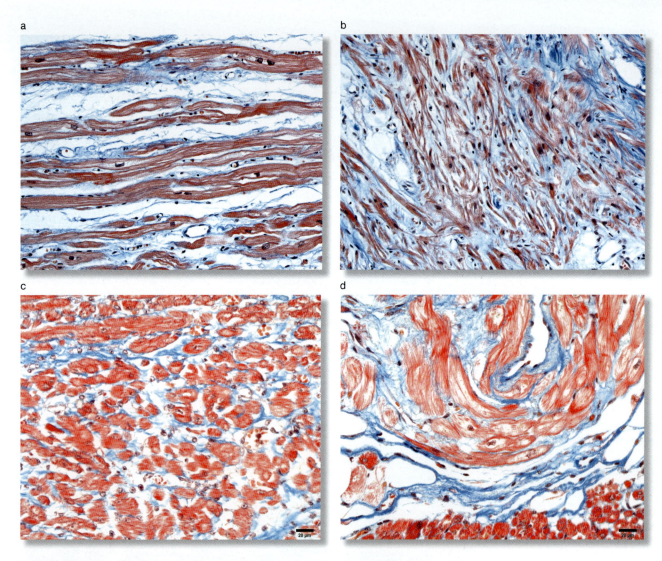

図8 刺激伝導系細胞の光学顕微鏡での比較（a～dは同一倍率，Masson's trichrome染色）
a：一般心房筋（右房）。
b：房室結節細胞。細胞径が小さく，細胞配列が乱れている。背景には青く染色される線維成分が豊富である。
c：His束細胞。房室結節に比べて，細胞径が増し細胞配列も一定の方向性がみられる。
d：Purkinje細胞。His束細胞よりさらに大きく，また一般心室筋よりも大きくて細胞質は明るい。

室結節は伝導の遅いconnexin 45の分布がみられ，His束，脚，Purkinje線維はconnexin 40の発現がみられる[23]。connexin 40は心房にも分布しており，connexin 43は心房・心室の作業心筋に広く分布している（p.17「ヒト心筋と血管の組織構造」参照）。

文献

1) Tawara S: Das Reizleitungssystem des Säugetierherzen: eine anatomisch-histologische Studie über das Atrioventrikularbündel und die purkinjeshcen Fäden. Jena: Fisher, 1906.
2) 八木 洋：第5 洞不全症候群. EPS 臨床心臓電気生理検査 第2版（井上 博，奥村 謙，編）. 医学書院，東京，2007, p86-101.
3) Moorman AF, de Jong F, Denyn MM, Lamers WH: Development of the cardiac conduction system. Circ Res 82: 629-644, 1998.
4) Christoffels VM, Smits GJ, Kispert A, Moorman AF: Development of the pacemaker tissues of the heart. Circ Res 106: 240-254, 2010.
5) Shiraishi I, Takamatsu T, Minamikawa T, et al: Quantitative histological analysis of the human sinoatrial node during growth and aging. Circulation 85: 2176-2184, 1992.
6) Matsuyama TA, Inoue S, Kobayashi Y, et al: Anatomical diversity and age-related histological changes in the human right atrial posterolateral wall. Europace 6: 307-315, 2004.
7) Inoue S, Shinohara F, Niitani H, Gotoh K: A new method for the histological study of aging changes in the sinoatrial node. Jpn Heart J 27: 653-660, 1986.
8) Monfredi O, Dobrzynski H, Mondal T, et al: The anatomy and physiology of the sinoatrial node-a contemporary review. Pacing Clin Electrophysiol 33: 1392-1406, 2010.
9) Koch E: Weiter mitteilungen uber den Sinusknoten der Herzens. Verhandlungen der Deutschen Pathologischen Gesellschaft 13: 85, 1960.
10) Inoue S, Becker AE: Koch's triangle sized up: anatomical landmarks in perspective of catheter ablation procedures. Pacing Clin Electrophysiol 21: 1553-1558, 1998.
11) Waki K, Saito T, Becker AE: Right atrial flutter isthmus revisited: normal anatomy favors nonuniform anisotropic conduction. J Cardiovasc Electrophysiol 11: 90-94, 2000.
12) Aanhaanen WT, Mommersteeg MT, Norden J, et al: Developmental origin, growth, and three-dimensional architecture of the atrioventricular conduction axis of the mouse heart. Circ Res 107: 728-736, 2010.
13) Matsuyama TA, Inoue S, Kobayashi Y, et al: Histopathologic exploration of intra-hisian conduction disturbances. J Cardiovasc Electrophysiol 13: 257-264, 2002.
14) Inoue S, Becker AE: Posterior extensions of the human compact atrioventricular node: a neglected anatomic feature of potential clinical significance. Circulation 97: 188-193, 1998.
15) Inoue S, Becker AE, Riccardi R, Gaita F: Interruption of the inferior extension of the compact atrioventricular node underlies successful radio frequency ablation of atrioventricular nodal reentrant tachycardia. J Interv Card Electrophysiol 3: 273-277, 1999.
16) Matsuyama TA, Ho SY, McCarthy KP, et al: Anatomic assessment of variations in myocardial approaches to the atrioventricular node. J Cardiovasc Electrophysiol 23: 398-403, 2012.
17) James TN: The connecting pathways between the sinus node and a-v node and between the right and the left atrium in the human heart. Am Heart J 66: 498-508, 1963.
18) Sizarov A, Devalla HD, Anderson RH, et al: Molecular analysis of patterning of conduction tissues in the developing human heart. Circ Arrhythm Electrophysiol 4: 532-542, 2011.
19) Sakaguchi Y, Konishi N, Enoki N, et al: A morphological study of the left bundle branch in the normal human heart. Acta Pathol Jpn 38: 417-424, 1988.
20) Mikawa T, Hurtado R: Development of the cardiac conduction system. Semin Cell Dev Biol 18: 90-100, 2007.
21) Ansari A, Ho SY, Anderson RH: Distribution of the Purkinje fibres in the sheep heart. Anat Rec 254: 92-97, 1999.
22) Ono N, Yamaguchi T, Ishikawa H, et al: Morphological varieties of the Purkinje fiber network in mammalian hearts, as revealed by light and electron microscopy. Arch Histol Cytol 72: 139-149, 2009.
23) Kirby ML: Development of the cardiac pacemaking and conduction. Cardiac Development. Oxford University Press, New York, 2007, p161-178.

治療に必要な基礎知識
心・血管疾患の検査，治療時に必要な解剖学

1 カテーテル手技に必要な血管の解剖学　　68
2 ペースメーカリードの装着に関して　　102

II 治療に必要な基礎知識　心・血管疾患の検査，治療時に必要な解剖学

1 カテーテル手技に必要な血管の解剖学

a 大動脈弓からの分枝

池田善彦（国立循環器病研究センター臨床検査部臨床病理科）
植田初江（国立循環器病研究センター病理部/バイオバンク）
岡本洋子（（元）国立循環器病研究センター臨床検査部臨床病理科）

はじめに

循環器内科医にとって日頃頻繁に遭遇する心筋梗塞や狭心症などの冠動脈疾患（coronary artery disease；CAD）にカテーテル治療が行われることは多いが，そのCAD患者は，しばしば冠動脈病変のみならず，他臓器の動脈硬化性病変を合併している。

脳卒中もその1つである。EXPRESS, SOS-TIA studyにより，一過性脳虚血発作（transient ischemic attack；TIA）を疑えば可及的速やかに発症機序を確定し，脳梗塞発症予防のための治療を直ちに開始しなくてはならない[1-3]ことが広く知られるようになり，それをきっかけに脳卒中の責任病変としての頸動脈，大動脈弓のプラークの重要性が神経内科・脳神経外科領域に浸透した。すなわち，頸動脈，大動脈弓にはプラークが頻発し，脳卒中の原因になるということである。

しかし，いまだ循環器内科領域にはその概念が十分に普及していないように思われる。また頸動脈ステント留置術（carotid artery stenting；CAS）はこれまで放射線科および脳血管外科において行われてきた手技であるが，最近では循環器内科医が行う施設も出てきた。循環器内科医でCASに参入したいと考えている方も多くいるだろう。

本項ではカテーテル手技を行う現場の視点から，注意を払うべき大動脈弓とその分枝の解剖および動脈硬化性病変について解説する。

生体内での大動脈弓の位置

大動脈（aorta）は，心臓から駆出される動脈血を全身に送り出す主幹動脈である。体の中で1番大きな動脈で，その直径は2～3cmある。左室から送り出された血液は上行大動脈に入り，肺動脈幹と右心耳の後方に位置する。この後大動脈は胸骨後方をしばし上行し，鎖骨から若干下の位置から，肺動脈幹の分岐部を囲むように左方向へ背側に弓なりに彎曲する。次いで下方に向かって気管の左側を走行し，第4・5胸椎間の椎間円板の高さで下行大動脈へと移行し脊椎骨のすぐ前を走行する。この上行大動脈と下行大動脈の間の部分が大動脈弓である（図1）。上行大動脈，大動脈弓，下行大動脈のうち大動脈弓のみが上縦隔内にある。

大動脈弓からの分枝

大動脈弓部からは3本の主要な枝が起こる。すなわち中枢側から順に腕頭動脈と左総頸動脈，左鎖骨下動脈である（図2）。

（1）第一の枝：腕頭動脈

3本の枝のうち最大である腕頭動脈は胸骨柄の後方に位置しほかの2本の枝よりもやや前方にある。腕頭動脈はやや後方，右方向へ向かいつつ上方に伸び，右胸鎖関節上端の高さで分岐し右総頸動脈と右鎖骨下動脈になる。

CASのときのように，大きめのカテーテルを総頸動脈に留置する際には，腕頭動脈の分岐角度が問題となり，難易度に強く影響する。一般的には左前30°で大動脈撮影を行い，大動脈弓の最高端から腕頭動脈の分岐部の距離までをみる。

具体的には，左総頸動脈の径を1単位として，大動脈弓部頂上の高さから

1a | 大動脈弓からの分枝

a：剖検時マクロ写真　　b：正面視 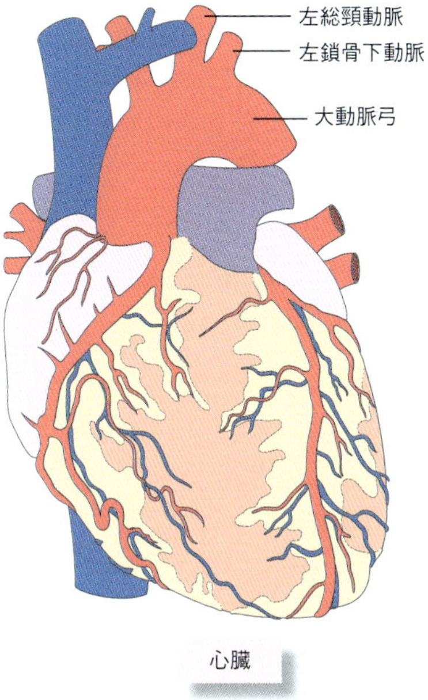　　c：側面視

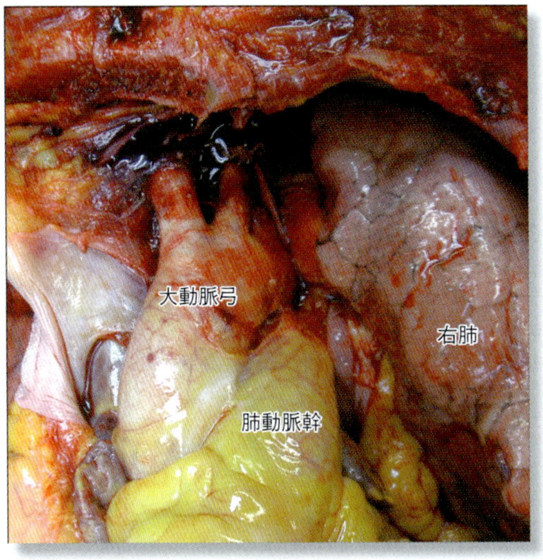

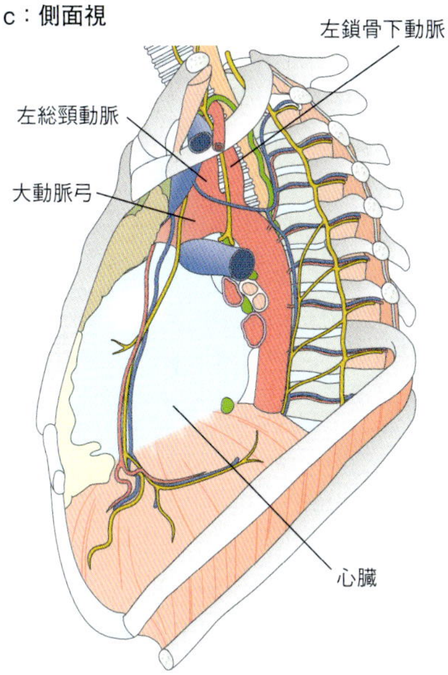

（写真ラベル）大動脈弓／肺動脈幹／右肺
（b図ラベル）左総頸動脈／左鎖骨下動脈／大動脈弓／心臓
（c図ラベル）左鎖骨下動脈／左総頸動脈／大動脈弓／心臓

図1　大動脈弓

a：剖検例　　b：大動脈弓からの分枝

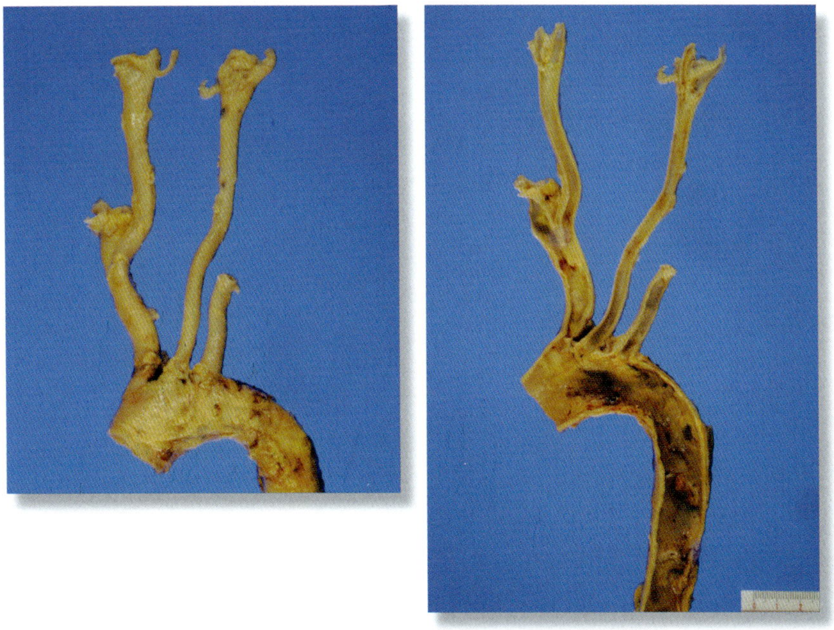

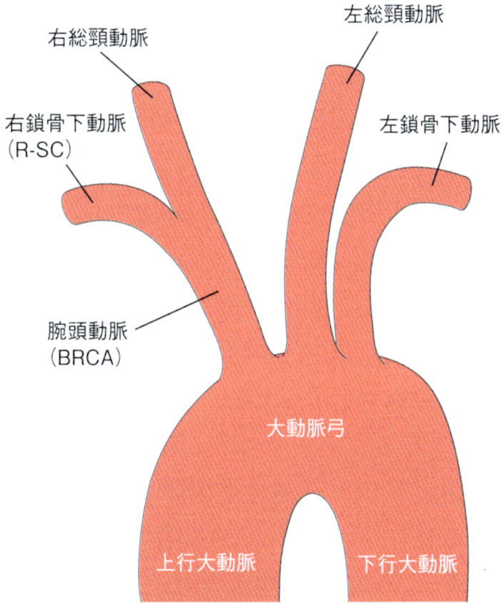

（b図ラベル）右総頸動脈／左総頸動脈／右鎖骨下動脈（R-SC）／左鎖骨下動脈／腕頭動脈（BRCA）／大動脈弓／上行大動脈／下行大動脈

図2　大動脈弓からの分枝

右腕頭動脈の起始部の高さが1単位以内であればTypeⅠ，2単位以内であればTypeⅡ，それ以上をTypeⅢとしている。すなわちTypeⅠでは大動脈からの分岐角度が大きく，ガイディングカテーテルの留置が楽であることが予想されるが，TypeⅢのように角度が急峻なものではガイディングカテーテルの挿入は困難となり，アクセス困難例に無理に血管内治療を行おうとすれば，治療のリスクを上げることになる。

(2) 第二の枝：左総頸動脈

　大動脈弓の第二の枝は，左総頸動脈である。腕頭動脈のすぐ左，やや後方から起こり，気管の左側にそって上縦隔内を上行する。総頸動脈は喉頭の上端で外頸動脈と内頸動脈に分かれる。正常な場合には外頸動脈と内頸動脈のサイズはほぼ同等であるか，やや内頸動脈のほうが大きい。正面で内頸動脈がやや外側へ出る場合が多いが，これは必ずしも当てはまらないことがある。識別方法は枝があるのが外頸動脈で，頭蓋内に入るまで枝がないのが内頸動脈である。外頸動脈は頭蓋外部の諸構造に分布し，内頸動脈は側頭骨の中の頸動脈管を通り頭蓋腔に入る。

(3) 第三の枝：左鎖骨下動脈

　大動脈の第三の枝は，左鎖骨下動脈である。これは左総頸動脈のすぐ左，やや後方で大動脈弓から起こり，分岐後上後方に向かうように出て，気管の左側にそって上縦隔内を上行する。椎骨動脈は鎖骨下動脈の分枝であり，通常は椎骨の横突起に向いて鎖骨下動脈から上内側後方に向いて分岐する。すなわち正面からみると総頸動脈と交差して内側に向かうようにみえる(図3)。椎骨動脈は第6頸椎から第1頸椎の横突孔内を貫通し，大後頭孔を通り脳下面に達する。

動脈管索

　動脈管索も上縦隔内にある。胎生期には，これは開いた血管(動脈管)であり，胎生期の循環に重要である。胎生期には動脈管は肺動脈幹と大動脈弓を連絡し，肺に向かう血液を大動脈へ迂回させるバイパスの役目を果たす。この血管は出生後間もなく閉鎖し，成人にみられる靱帯性の動脈管索になる。

大動脈弓の発生と分岐のvariant(亜型または変異)

　大動脈弓は発生学的には，左右腹側大動脈と背側大動脈およびこれらを結ぶ6対の原始大動脈弓が消失，移動し，また背側大動脈から発生する第7分節間動脈(後の鎖骨下動脈中枢側)が頭側に移動することにより正常の大動脈弓が形成される。

　大動脈弓およびその分枝には多くのvariationが存在する。variantがあれば，カテーテル操作中に，「通常あるはずの分枝の場所にカテーテルが入らない」ことで気付かれる。このとき，どのようなvariantが存在するのかという知識をもっていれば，たとえvariantに遭遇しても，スムーズにカテーテル検査を続けることが可能である。

　これまでに報告されているvariationを報告すると枚挙に暇がないが，日常遭遇する可能性のある比較的頻度の高いvariantを述べるので記憶にとどめておいてほしい。

(1) 右大動脈弓

　通常であれば大動脈弓となる左第4大動脈弓が消退し，その代わりに右第4大動脈弓が遺残すると右大動脈弓となる。通常とは逆に，心臓側より腕頭動脈(左総頸，左鎖骨下動脈)が分岐し，次いで右総頸動脈，右鎖骨下動脈が分岐する。右大動脈弓はFallot四徴症に高頻度に合併することが知られている(図4)。

(2) 重複大動脈弓

　頻度は低いが，重複大動脈弓が食道と気管の周りで血管輪を形成することがある。これによって気管が圧迫を受け呼吸に影響が生じる場合には，外科的に血管輪を分離することが必要になる(図5)。

(3) 総頸動脈系の頻度の高いvariation

● 左総頸動脈の腕頭動脈起始

　左総頸動脈が腕頭動脈から起始することはまれではなく[4]，bovine archとよばれ[4]，大腿動脈からのアプローチでは左総頸動脈へのカテーテルが挿入困難となる。全体の10％程度に認め

られるともいわれおり，CAS症例では神経学的な合併症が多いことが報告されている[5]（図6a，b，8）。

● 総頸動脈遠位端

総頸動脈遠位端（内頸動脈と外頸動脈の分岐部）は，正常では第3あるいは第4頸椎レベルであるが，まれに高位（第1，第2頸椎レベル），または低位（第7頸椎，上位胸椎レベル）に位置することがある。特に頸動脈内膜剥離術（carotid endarterectomy；CEA）やCASの術前には，この分岐の高さを十分に評価しておく必要がある。

● 左総頸動脈が左鎖骨下動脈から分岐

左総頸動脈が左鎖骨下動脈から分岐する発生異常で，本来の無名動脈（腕頭動脈）とミラー・イメージを示すので，bi-innominate arteryともよばれる（図6c）。

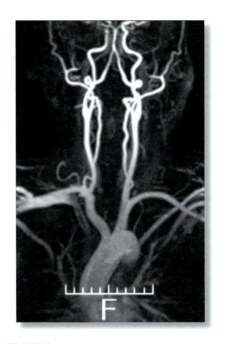

図3　左右頸動脈および椎骨動脈
左右の内頸動脈および鎖骨下動脈から分岐する椎骨動脈，これらの4本の動脈で脳への血行が確保される。

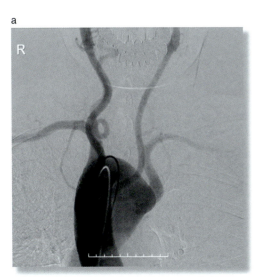

a

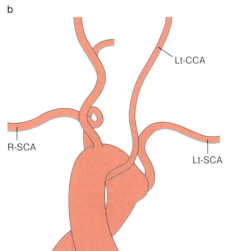

b

図4　右大動脈弓

治療に必要な基礎知識 心・血管疾患の検査，治療時に必要な解剖学

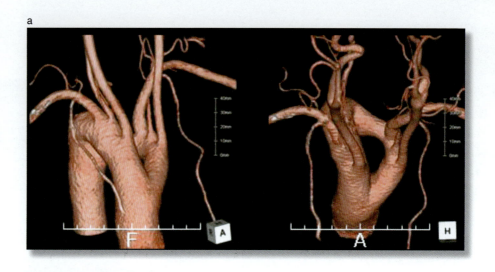

図5 重複大動脈弓

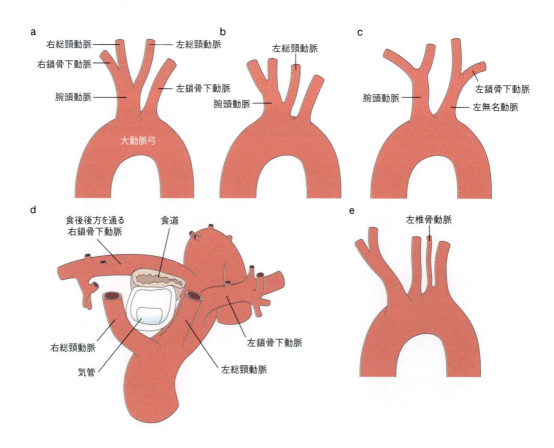

図6 大動脈弓分枝の亜型

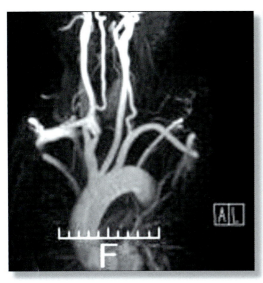
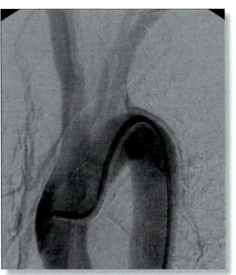

図7　bovine arch

(4) 鎖骨下動脈系のnormal variation:右鎖骨下動脈走行異常

　右鎖骨下動脈が左鎖骨下動脈起始部より遠位側の大動脈弓より分岐する破格で，頻度は報告者によって異なるが0.2〜1.7%といわれている[6,7]。大動脈弓から分岐した後，食道の後方を右後上方に走り，右椎骨動脈を分岐する（図6d）。通常の大動脈造影では大動脈と重なりその起始部がわかりにくいことが多く，CT血管撮影が最も適切な診断法である。

(5) 椎骨動脈系のvariation: 左椎骨動脈の大動脈からの直接分岐

　左鎖骨下動脈の近位部から分岐する型（図6e）と遠位部から分岐する型（図7）がみられる。頻度は前者が約6%で，後者が約0.6%と前者が多い。また，前者では左鎖骨下動脈の椎骨動脈分岐部位に痕跡的な血管（rudimentary left vertebral artery）がみられることがある。後者はright aberrant subclavian arteryに合併する頻度が高く，右側と同様に左7番目の横突孔に入る。

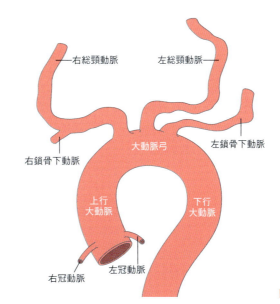

図8　高齢者でのelongation

加齢による変化

　variantとは別に，高齢者では動脈が，長く蛇行することが多く，elongationといわれる。若年者では大動脈弓からの分岐角度が大きい総頸動脈の起始部は，加齢に伴い分岐角度が小さくなり，蛇行しながら上方に向かう（図8）。

　次に，臨床で問題となる頸動脈およ

治療に必要な基礎知識　心・血管疾患の検査，治療時に必要な解剖学

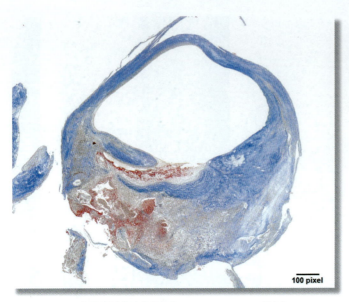

図9　症例1のCEAされた内頸外頸動脈分岐部（Masson's trichrome染色）

び大動脈弓部の粥状動脈硬化病変，動脈原性血栓塞栓症に話を移す。

(1) 動脈原性血栓塞栓症

頸動脈の分岐部周辺および大動脈弓部は，粥状動脈硬化病変の好発部位である。冒頭で述べたように，近年，初回のTIAから早期に発症する脳梗塞が多いことが示され，TIAが脳梗塞の前駆症状として注意せねばならないこと，責任病変として頸動脈，大動脈弓のプラークを見逃してはならないことが再認識されている。

動脈原性血栓塞栓症は積極的に疑わないと見逃してしまう。

"発症様式および画像所見から塞栓症が示唆され，頭蓋内脳血管や心臓内に明らかな塞栓源を有しないとき"は動脈原性血栓塞栓症の可能性を疑い，特に粥腫が起きやすい頸動脈分岐部および大動脈弓部を注意深く検索するべきである。

(2) 頸動脈のプラーク

頸動脈のプラークが破綻し，動脈原性血栓塞栓症を起こすことは臨床的によく遭遇する。CAD患者の多くで頸動脈の動脈硬化病変を合併している。そのため，心疾患で受診した患者に対して，特に血管危険因子が存在する場合には，たとえ神経症状がなくとも，積極的に頸動脈超音波やMRAを行い頸動脈病変の有無を確認することが望ましい。

● 症例1

50歳代，男性。突発性の左片麻痺で発症。頭蓋内血管に有意狭窄はなく，経胸壁心臓超音波では心臓内に明らかな塞栓源を認めなかった。頭部血管撮影で右頸動脈分岐部周辺に高度狭窄（NASCET 80％）を確認。MPRAGEで著明な高信号を示し，不安定プラークが疑われた。頸動脈からの動脈原性血栓塞栓症と診断。CEAを施行した（図9）。

● 症例2

80歳代，男性。構音障害で発症し，救急車の中で意識レベルが低下していった。当院来院時には舌根沈下を認め気管内挿管した。頭部CTで小脳出血を確認。抗脳浮腫療法で保存的加療を行う方針としたが第2病日には心停止し死亡。剖検では頸動脈分岐部に粥腫内出血の目立つsoft plaqueが認められた（図10）。

(3) 大動脈弓部のプラーク

次に大動脈弓部のプラークに話を移す。大動脈弓部のプラークも頸動脈プラークと同様，動脈原性血栓塞栓症の原因として注意すべき病変である。経胸壁超音波では大動脈弓部のプラークの評価はできない。現在最も有用な検査は経食道超音波である。本病態が疑われた場合，禁忌事項がなければ積極的に経食道超音波を実施する。まず経食道超音波[8]，次にMRI，三次元脳血管造影（CT angiography；CTA）を追加して，狭窄の程度，範囲，プラークの形状，潰瘍形成，可動性などを評価する。

当院では積極的にMRIを施行し，MPRAGE法でプラークの性状を判断している。つまり，MPRAGEで高信号を示すならば不安定プラークの可能性を考え，カテーテルの通過が危険と判断し，できる限りカテーテルを行わないか，プラーク部位を避ける努力をしている。

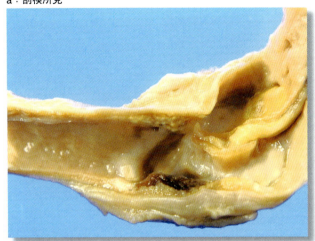
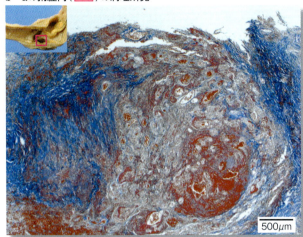

a：剖検所見　　　　　　　　　　　　　　　b：aの粥腫内（□）の病理所見

図10　症例2の病理写真

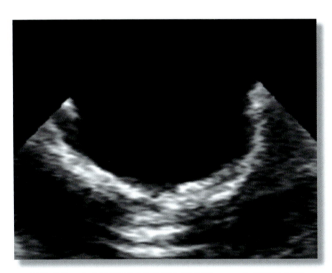
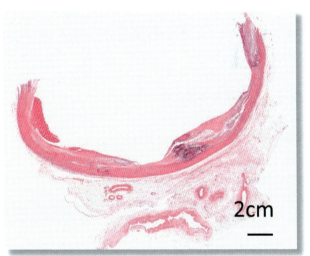

図11　剖検時行った大動脈石灰化病変の経食道エコーと組織の比較

● 症例3

70歳代，男性。高血圧と2型糖尿病で近医通院中。突発性の左片麻痺のため当院に救急搬送された。頭部MRI拡散強調像では右前大脳動脈および右中大脳動脈領域に高信号域を認めた。頭部MRAで頭蓋内に有意狭窄病変なし。Holter心電図，経胸壁超音波も異常なし。動脈原性脳塞栓症を疑い経食道超音波を施行したところ，大動脈弓部に深さ3.9mmの潰瘍形成を伴う最大厚7.2mmのプラーク病変が検出された。抗血栓療法，スタチン投与を行い症状が安定したため回復期リハビリテーション病院へ転院した（図11）。

● 症例4（図12）

70歳代，男性。腹部大動脈破裂により死亡し，剖検した。大動脈には広範に粥状

治療に必要な基礎知識　心・血管疾患の検査，治療時に必要な解剖学

a：大動脈弓部の粥腫

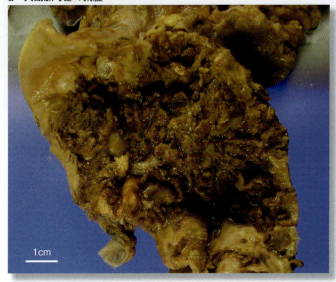

b：頸動脈分岐部の粥腫

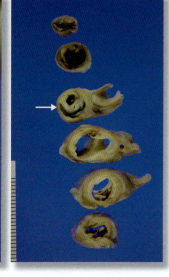

図12　症例4の大動脈のプラーク

硬化症複合病変が目立った。両側頸動脈にも分岐部中心に粥腫(b矢印)を認めた。

(4) カテーテル後の遠位部塞栓

　特に粥状動脈硬化による狭窄病変にカテーテル術を行うと，遠位部塞栓の危険性は非常に高い。特にカテーテル術後24時間以内は脳塞栓発生の可能性がある。CAS後の遠位部塞栓は末梢保護を行っても起こりうる合併症である。症候性症例では6％以内，非症候性症例では3％以内にすることがガイドライン上目標値とされている。またCAS後にMRIの拡散強調画像における陽性像は3～4割に認められると報告されており，無症状の塞栓の頻度は高い。

　容易にカテーテル術を行うのではなく，事前に大動脈弓もしくはその分枝にプラークの存在がないかを注意して観察し，"プラークがあればできる限りカテーテルをしない""プラーク部位を避けてカテーテル術を行う"ことが原則である。また，カテーテル室退室時には無症状でも新たに発症する脳塞栓があるため，バイタルモニターや神経症候に十分な観察が必要である。

頸動脈狭窄症

　最後に頸動脈狭窄症について述べる。CAD患者が，頸動脈狭窄症を少なからず合併すること，頸動脈血管壁の変化は超音波検査で簡便に観察が可能であるため，たとえ無症候であっても，動脈硬化の危険因子がある患者では積極的に施行することが望ましいことは前述した。

　TIA後の脳梗塞の早期発症は頸動脈の狭窄度には依存せず，このことは頸動脈の狭窄度よりも粥状動脈硬化病変の性状が病態に重要であることを示唆している。超音波では狭窄の程度，範囲，プラークの輝度，形状，潰瘍形成の有無，狭窄部の石灰化の有無，壁在血栓の有無などを確認する。輝度の確認が重要なのは，低輝度の場合カテーテル手技，特にステント拡張時のプラーク内血栓やプラークの破綻による塞栓の流出から遠位部塞栓を起こす合併症のリスクがあるからである。最近は頸動脈超音波に加え，マルチスライスCT(multi-slice CT；MSCT)やMRIなどの非観血的な画像診断法によって頸動脈病変の性状が評価されるようになった。当施設では，MPRAGE撮影も追加して頸動脈病変の性状を観察している。

　1991年にNASCETにより70％以上の症候性高度狭窄例において，CEAの

表1 SAPPIRE研究で規定されたCEA危険因子（脳卒中ガイドライン2009より引用）

①心臓疾患（うっ血性心不全，冠動脈疾患，開胸手術が必要など）
②重篤な呼吸器疾患
③対側頸動脈閉塞
④対側咽頭神経麻痺
⑤頸部直達手術，または頸部放射線治療の既往
⑥CEA再狭窄例
⑦80歳以上

＊少なくとも1つが該当。

脳卒中予防効果は最良の内科治療群に対して優っていることが証明された[9]。また，無症候患者においても，60％以上の内頸動脈狭窄症に対してCEAを行うことが推奨されるというエビデンスがある[10]。

内頸動脈狭窄症でCEAの治療成績を不良にする因子（表1）をもつ症例に対して，遠位塞栓を予防するprotection deviceを使用した頸動脈ステント留置術CASはCEAに劣らない安全性が証明された[11,12]。これをもとにわが国では50％以上の症候性狭窄と80％以上の無症候狭窄にCASが保険適応されている。CEA/CASの選択をするうえで，表1の因子の有無は大事であるが，それに加えてプラークがCEAで直達できる高さかどうかの見極めが必要である。

一般に欧米人の頸動脈分岐部は第4椎体の中心部にあり，一方，日本人では分岐部は約1椎体上方の第3椎体の中心部に位置している。CEAでは，総頸動脈の分岐部より3～4cm心臓側から分岐部を越えてさらに内頸動脈を約3cm頭側まで露出するが，プラークが高位病変であるならばCASを選択せざるをえない。このためCTAや血管造影で，プラークの遠位端が第2頸椎を越えるかどうかで判断する。

通常第2頸椎，すなわち後頭動脈が内頸動脈と交差する高さであればCEAは問題なく施行できる。つまり，CEAを選択する手術手技上の最大のポイントは内頸動脈末梢端のプラーク断端の処置である。手術困難の目安とは，頸動脈プラークの内頸動脈末梢側が乳様突起先端部と下顎角を結ぶライン（mastoid-mandibular line；M-M line）を越えるものとされている。また第2頸椎体に及ぶ症例は高位病変として注意が必要である。以上より，術前のカテーテル検査では，分岐部およびプラークの末梢端の高さを十分に評価すべきである。

文献

1) Rothwell PM, Giles MF, Chandratheva A, et al: Effect of urgent treatment of transient ischaemic attack and minor stroke on early recurrent stroke (EXPRESS study): a prospective population-based sequential comparison. Lancet 370: 1432-1442, 2007.
2) Luengo-Fernandez R, Gray AM, Rothwell PM: Effect of urgent treatment for transient ischaemic attack and minor stroke on disability and hospital costs (EXPRESS study): a prospective population-based sequential comparison. Lancet Neurol 8: 235-243, 2009.
3) Lavallée PC1, Meseguer E, Abboud H, et al: A transient ischaemic attack clinic with round-the-clock access (SOS-TIA): feasibility and effects. Lancet Neurol 6: 953-960, 2007.
4) Wells TR, Landing BH, Shankle WR: Syndromal associations of common origin of the carotid arteries. Pediatr Pathol 13: 203-212, 1993.
5) Faggiolo GL, Ferri M, Freyrie A, et al: Aortic arch anomalies are associated with increased risk of neurological events in carotid stent procedures. Eur J Vasc Endovasc Surg 33: 436-441, 2007.
6) Cairney J: The anomalous right subclavian artery considered in the light of recent findings in arterial development. J Anat 59: 265-295, 1925.
7) Edwards JE: Anomalies of the derivatives of the aortic arch system. Med Clin North Am 32: 925-949, 1948.
8) Koga M, Sato K, Ishibashi-Ueda H, et al: A preliminary ex vivo study of 3D ultrasonography of aortic atherosclerosis using autopsied aorta. J Stroke pii: 1747493016641975. [Epub ahead of print], 2016.
9) North American Symptomatic Carotid Endarterectomy Trial Collaborators: Beneficial effect of carotid endarterectomy in symptomatic patients with high-grade carotid stenosis. N Engl J Med 325: 445-453, 1991.
10) The Asymptomatic Carotid Atherosclerosis Study Group: Study design for randomized prospective trial of carotid endarterectomy for asymptomatic atherosclerosis. Stroke 20: 844-849, 1989.
11) Yadav JS, Wholey MH, Kunts RE, et al: Protected carotid-artery stenting versus endarterectomy in high-risk patients. N Engl J Med 351: 1493-1501, 2004.
12) Gurm HS, Yadav JS, Fayad P, et al: Long-term results of carotid stenting versus endarterectomy in high-risk patients. N Engl J Med 358: 1572-1579, 2008.

II 治療に必要な基礎知識　心・血管疾患の検査，治療時に必要な解剖学

b | 1 カテーテル手技に必要な血管の解剖学

腹部大動脈の主要分岐

松山高明（京都府立医科大学大学院医学研究科細胞分子機能病理学）

■はじめに

大動脈は上行大動脈から上腕，頭頸部への三分岐を出して，大動脈弓を過ぎると下行大動脈となり脊柱椎体の前方やや左縁を下行する。下行大動脈は横隔膜裂孔で境して胸部大動脈と腹部大動脈に分けられる。胸部大動脈の分枝は気管支動脈や肋間動脈など比較的小さな分岐であるが，腹部では多くの内臓器を直接動脈血で栄養する必要があり，太い主要な分岐を出すため解剖学的に重要である。臨床においては，経大動脈的アプローチによるカテーテル検査ではカテーテル操作の際に通過する部位であり，その解剖学的構造は初学者であっても熟知する必要がある。

■腹部大動脈の範囲

下行大動脈は大動脈裂孔を腹腔内に抜けて下行し，逆Y字型に両側腸骨動脈を分岐するまでをいう。脊椎椎体の位置で示すと第11または12胸椎の高さに始まり，第4腰椎の高さで総腸骨動脈を分岐する。

腹部大動脈の分岐は①腹部内臓器への分岐［臓側枝（visceral branches）］，②腸骨動脈分岐（terminal branches），③腹壁や横隔膜への分岐（壁側枝）がある。③の壁側枝は小さな分岐であり，病理解剖時にも目的をもって探さないと確認することは難しく，その詳細な分布は成書に譲る。臓側枝は腹腔動脈，上腸間膜動脈，腎動脈，下腸間膜動脈，精巣・卵巣動脈があるが（図1, 2），前4者について概説する。

■臓側主要血管分岐

(1) 腹腔動脈（celiac trunk）（図3）

横隔膜大動脈裂孔直下から分岐する大きな分岐で，分岐直後の太さは7〜20mmとされる[1]。上腹部の内臓器（肝，胆，膵，脾，胃）を栄養するため，次の3本の主要分岐を出す。腹腔動脈は実質1〜2cmの長さの部分を指し，英語では正式にはtrunkと表現される。

● 左胃動脈（left gastric artery）

腹腔動脈からの3分岐では通常最初に分岐する枝で，最も細い。食道─胃接合部から胃の小彎側を走行し，肝動脈から分岐して胃の幽門部方向から小彎側を走行する右胃動脈と吻合する。

● 総肝動脈［(common) hepatic artery］

3分岐中最も多くの分岐を出して広範囲に血管を分岐させるが，通常脾動脈よりはやや細い。胃十二指腸動脈を分岐した後は固有肝動脈（proper hepatic artery）とよび，門脈の前方および総胆管左方を並走して肝門部で右肝動脈，左肝動脈，中肝動脈に分岐して肝臓全体に分布する。そのため，この3成分（肝動脈，門脈，肝内胆管）がセットになり，末梢の肝内門脈域（Glisson鞘）内まで分布する。胆嚢動脈（cystic artery）は右肝動脈から分岐する。また，膵頭部は胃十二指腸動脈により栄養される。

● 脾動脈
（splenic artery, lienal artery）

3分岐中最も太い。膵体部から尾部にかけてその上縁に沿って走行して脾臓に向かう。脾門部付近では通常やらせん状に捻れながら走行する。膵体・尾部の上背側に細かい分岐を出して栄養する。

腹腔動脈の分岐は基本的に3本であるが，その後の実際の臓器への分布では亜型が存在することがある（解剖学の成書を参照）。

(2) 上腸間膜動脈 （superior mesenteric artery；SMA）（図1～3）

腹腔動脈の約1～2cm下方の腹部大動脈前方から分岐する太い動脈である。十二指腸を含む全小腸と，盲腸から下行結腸半分までの大腸の広い範囲を栄養している。横行結腸後半部分から下行結腸前半部分は，上腸間膜動脈と下腸間膜動脈からの分岐が吻合しており，両者の二重支配の形態をとっている。

腸間膜動脈の分枝はそのほとんどが腸間膜脂肪組織内に分布しており，解剖時にはその全体を肉眼的に観察することは難しい。

(3) 腎動脈（renal artery）（図2）

腎動脈の分岐は上腸間膜動脈の直下で，第1，2腰椎の高さである。大動脈の両側方から分岐する。

右腎動脈は前方に下大静脈が位置しさらに，上方には膵頭部や十二指腸が位置するため，左腎動脈よりも若干長い。右腎は上方に大きな肝臓が位置するため左腎よりやや低く位置し，腎動脈の分岐部も通常は右腎より若干低い。腎動脈は左右ともに上極や下極方向に単独で大動脈から分岐（accessory renal artery）をさらに出すこともあり，大動脈からの分岐のバリエーションの比較的高い血管である。

高血圧で問題となる腎動脈狭窄は血流の方向の変化が急激な分岐の近位部に高度に認めることが多い。

(4) 下腸間膜動脈 （inferior mesenteric artery；IMA）（図1, 2）

下腸間膜動脈は上腸間膜動脈に比べて細い。総腸骨動脈分岐の3～4cm上方の大動脈前方から左下方向に分岐する。椎体では第3腰椎レベルにあたる。横行結腸後半，下行結腸からS状結腸，直腸まで栄養するが前2者は上腸間膜動脈との吻合部に位置し両者からの分布といえる。動脈硬化が高度になると細い下腸間膜動脈は完全に閉塞することもあるが，他からの二重支配や側副血行により機能的な障害を示さないことも多い。

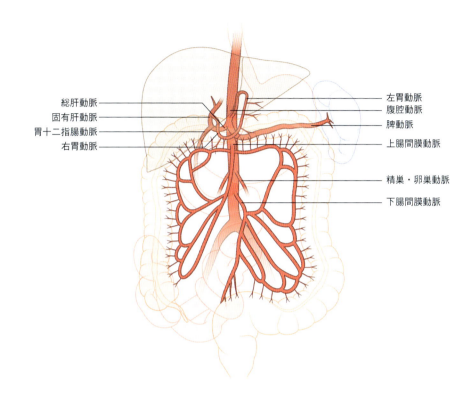

図1 腹部大動脈（腹腔動脈および上下腸間膜動脈）からの分岐血管と内臓器への分布
横隔膜直下で腹腔動脈が分岐しさらにその下から腹腔動脈よりやや太い上腸間膜動脈が分岐する。腹腔動脈は種類の異なる主要4臓器に複雑な分岐を出しながら栄養する。
消化管は胃，十二指腸，小腸，大腸を含め大きな二重の血行支配を受け，消化管の直前の末梢部では複雑な叢状の分布を示す。
なお，主要な走行を記載し大幅に簡略化した模式図であり，詳細は成書を参照のこと。腎動脈分岐は記載しておらず，図2を参照。

治療に必要な基礎知識 心・血管疾患の検査, 治療時に必要な解剖学

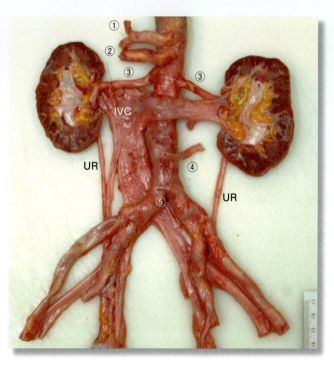

図2 腹部大動脈の主要分岐(横隔膜は取り除いている)とその模式図
上2本の大動脈前方から分岐する血管が①腹腔動脈と②上腸間膜動脈, その下に側方から分岐する③腎動脈がみられ, やや離れて前方から細い④下腸間膜動脈がみられる。⑤は腸骨動脈の分岐である。尿管は生体内では腸骨動脈の前を横切る。
IVC：下大静脈, UR：尿管。

(5)腸骨動脈分岐(common iliac artery bifurcation)

　大動脈は腸骨動脈の分岐に向かうにつれてやや細くなる。腎動脈分岐以下から腸骨動脈分岐までの間は大動脈弓部とともに動脈硬化症の初発の部位として重要で, 真性動脈瘤の好発部位である。腸骨動脈の分岐部は第4腰椎の高さとされている。総腸骨動脈は左右ともに外・内腸骨動脈の分岐部までを指し, 大動脈が椎体のやや左前方に位置する関係上若干右腸骨動脈のほうが長い。外・腸骨動脈分岐部付近の前方では尿管が交差する。組織学的には腸骨動脈からは中膜が平滑筋成分を主体とする筋性動脈となる(p.17「ヒト心筋と血管の組織構造」参照)。

(6)その他

　そのほかに副腎, 生殖器(精巣, 卵巣)にも大動脈から直接分岐を出しているが, その詳細については成書に譲る。

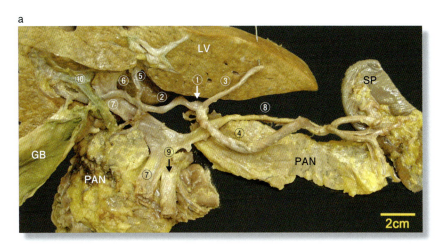

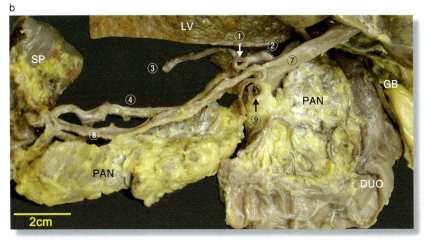

図3 腹部大動脈（腹腔動脈および上腸間膜動脈）から分岐血管の各内臓器への分布（ホルマリン固定後）

a：腹側からみた図。肝動脈，門脈，総胆管の併走する様子がわかる。
b：背側からみた図。十二指腸，膵頭部が上腸間膜動脈から血行を受けていることがわかる。①腹腔動脈，②固有肝動脈，③左胃動脈，④脾動脈，⑤左肝枝，⑥右肝枝，⑦門脈，⑧脾静脈，⑨上腸間膜動脈，⑩総胆管，DUO：十二指腸，GB：胆囊，LV：肝臓，PAN：膵臓，SP：脾臓。

腹部主要臓器の血流支配と虚血・梗塞病変

心筋梗塞や脳梗塞とともに腹部内臓器の虚血・梗塞病変も循環器臨床医にとって重要である。梗塞病変のパターンは血流支配によって異なり，古典的に貧血性梗塞と出血性梗塞に大別される。

（1）貧血性梗塞：終末動脈支配による臓器の虚血

腹部臓器のうち脾臓と腎臓はいずれも脾動脈と腎動脈の単一の動脈の血流支配を受けるのみである。図4，5に示すようにいずれも典型例では梗塞は閉塞血管付近から末梢に向かって放射状に広がるため，陳旧化すると組織の線維性瘢痕形成により被膜側（外側）からは噴火口様の病変を呈する。割面にすると閉塞血管を頂点として三角形の楔形を形成する。

（2）出血性梗塞：多重の血流支配による臓器の虚血

消化管は図1のように胃，十二指腸から小腸，大腸まですべて複数の動脈の血行支配を受け，末梢部においても網目状の複雑な血管叢（ネットワーク）を形成する。そのためこのような

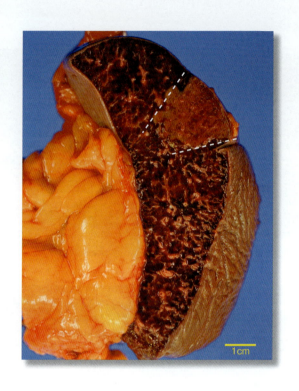

図4 脾梗塞
脾門部を頂点にした三角形を呈した変色部(----で囲んだ部分)が梗塞である。

臓器では支配血管の一部が閉塞すると出血性梗塞を起こすことが多い。消化管の限局した栄養血管の閉塞では腸間膜から最も離れた部分に縦走する局所的な出血性梗塞を生じることが多い(図6a)。

組織学的には粘膜内および粘膜下層にうっ血とともに出血が生じ、粘膜上皮の層が立ち枯れ状に壊死消失する像がみられる(図6b)。広範囲の高度の梗塞では出血は広範囲にさらに全層性に生じ、出血壊死に陥る(図6a)。また、膵臓は腹腔動脈の分岐、脾動脈および上腸間膜動脈の分岐からも栄養される。肝臓も肝動脈と門脈の二重支配であり出血性梗塞の形態となりうるが、肝臓は比較的均一な構造の充実性臓器で、細胞間には類洞構造がみられ血流が豊富であり、ほかの臓器のような典型的な梗塞の頻度は低い。

分岐血管に特有な病変

腹腔動脈、腸間膜動脈の分岐にもほかの大血管同様に粥状硬化や解離をはじめとしてさまざまな病変が発生しうる(図7a)。脾動脈は太く、走行する長さが長く、周囲の結合織との固定がやや緩い部分も多いためか、動脈

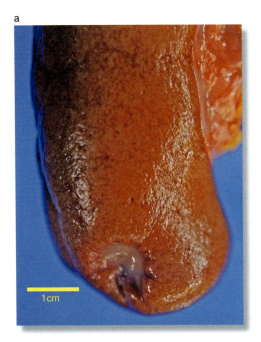
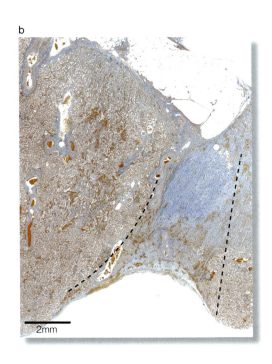

図5　腎梗塞
a：肉眼像。陳旧性の梗塞で噴火口様に腎門部を頂点にした円錐形を示し，陥凹している。
b：組織像（Masson's trichrome染色）。梗塞部は青く染色される線維組織で一様に置換され，皮質・髄質の形態が全層性に消失している（----）。

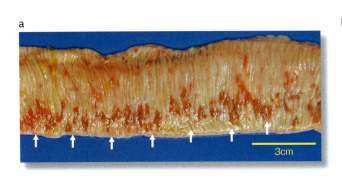
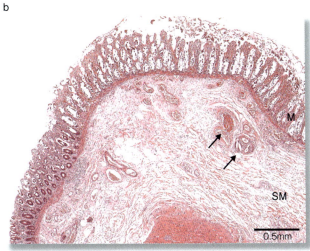

図6　回腸の梗塞（上腸間膜動脈支配領域）
a：上段は広範な出血梗塞で全体的に出血に陥っている。下段は軽度の梗塞で腸間膜から離れた部分に縦走する出血性梗塞がみられる（→）。
b：全体的に粘膜下層が浮腫により開大し，このなかの小動脈内には血栓および粥腫のコレステリン結晶による塞栓子を認める（→）。粘膜は腺管上皮の構造が崩れて壊死・陰影化している（H&E染色）。

瘤や解離の発生部位としてやや頻度が高い印象がある[2]。破裂などにより出血した場合には致命的な事態となることもあり，急性腹症，急死の検索の際には念頭に置く必要がある。また，加齢により蛇行しやすい。大動脈からの分岐血管においては線維筋性異形成（fibromuscular dysplasia；FMD）や分節状中膜融解（segmental arterial mediolysis；SAM）（図7b）などまれな疾患の報告もある[3]。

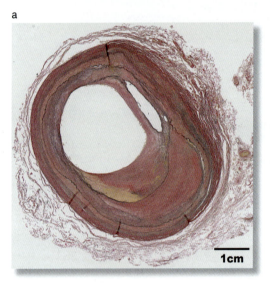
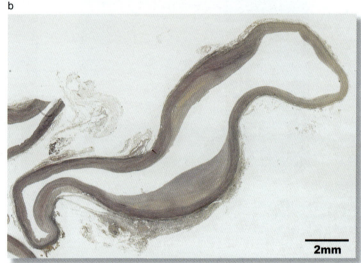

図7　大動脈からの分枝血管（腎動脈）の病変
a：粥状硬化症による腎動脈狭窄。一般に大動脈からの分岐付近で狭窄は最も高度である（Elastica van Gieson［EVG］染色）。
b：Segmental arterial mediolysisによると考えられる腎動脈瘤。内腔は高度に拡大し，中膜では部分的に不規則な菲薄化がみられる。内膜は部分的に線維性に肥厚している（EVG染色）。

文献

1) 塩田浩平, 瀬口春道, 大谷 浩, 杉本哲夫（訳）：グレイ解剖学　原著第2版. エルゼビアジャパン, 東京, 2011, p327-340.
2) Stanley JC, Thompson NW, Fry WJ: Splanchnic artery aneurysms. Arch Surg 101: 689-697, 1970.
3) Shenouda M, Riga C, Naji Y, Renton S: Segmental arterial mediolysis: a systematic review of 85 cases. Ann Vasc Surg 28: 269-277, 2014.

1 カテーテル手技に必要な血管の解剖学

c 大腿動脈・大腿静脈

大郷恵子（国立循環器病研究センター臨床検査部臨床病理科）

はじめに

大腿動脈（femoral artery）は，動脈穿刺や動脈カニュレーション（血圧モニタリング，カテーテル検査・治療）で用いられる動脈である。近年，心臓カテーテル検査においては経橈骨動脈アプローチの普及により，大腿動脈アプローチの頻度は減ってきているが，基本的で重要な手技であることには変わりなく，大動脈バルーンパンピングや経皮的心肺補助などの導入にも用いられる。大腿動脈は橈骨動脈に比べ大きく，脈が強く触れやすいので穿刺が容易であるが，合併症を防ぐために十分な解剖学的知識が必要である。

大腿静脈は，緊急時の血管確保，透析用のダブルルーメンカテーテルを含む中心静脈カテーテル留置，右心カテーテル検査，不整脈に対する電気生理学的検査などにおける重要なアクセス部位である。また近年では深部静脈血栓に対する下大静脈フィルターなどの静脈デバイスの導入部位としての使用も増えている。

大腿動脈の解剖学的範囲

大腿動脈は下肢を栄養する主要な動脈で，腹部の外腸骨動脈の続きである（腹部の動脈についてはp.78「腹部大動脈の主要分岐」参照）。解剖学的には，鼠径靱帯の下を通過する点からはじまり，大腿上部前面の大腿三角（femoral triangle）に入り，内転筋管を通り抜け，大内転筋の下端部で後方に開口する内転筋腱裂孔を通り抜けるまでが大腿動脈でその後は膝窩動脈と名を変える（図1a, b）[1]。

臨床的には，大腿三角内で，主に大腿を栄養する深大腿動脈を分枝するまでの部分を総大腿動脈，それより遠位は比較的浅い走行をとるため浅大腿動脈と称して区別している（図1a）。

深大腿動脈は総大腿動脈の始まりから2.5～5cm遠位部で分枝し，2つの主要な分枝である外側および内側大腿回旋動脈を出した後，複数の貫通動脈を出して終わる。この深大腿動脈は浅大腿動脈が狭窄したり閉塞したりした場合に側副血行路の供給源となるので重要である[2]。

大腿三角（図1b, c）

大腿三角が解剖学的に重要な構造であるのは，ここで大腿動脈の拍動を触れることができ，大腿動静脈アクセスのランドマークとなるからである。大腿三角は鼠径靱帯，縫工筋・長内転筋で囲まれた部分で，天井は筋膜と，皮下組織と皮膚からなり，深部床は筋性（腸腰筋，恥骨筋）である[1]。このため，大腿動静脈を容易に超音波検査で観察することができる。

大腿動脈の拍動は，通常，上前腸骨棘と恥骨結合を結ぶ線の中間点で鼠径靱帯のすぐ下方で触れる。大腿三角内の主要な構造物は，外側から内側へ順に，大腿神経，大腿動脈，大腿静脈，リンパ管である。後者3つは，大腿動脈鞘（femoral sheath）とよばれる漏斗型の筋膜の鞘に包まれているが，神経はこの鞘の外側を通る。大腿動脈鞘のリンパ管が通る最内側部は大腿管（大腿輪）とよばれ，大腿ヘルニアで腸管が入り込む場所である。

治療に必要な基礎知識　心・血管疾患の検査, 治療時に必要な解剖学

大腿動脈穿刺と局所的血管合併症

　大腿動脈を穿刺部位として選ぶ前に，総大腿動脈の強い粥状硬化症や石灰化，腸骨動脈大腿動脈グラフトの有無，過去の穿刺やクロージャーデバイス使用歴，動脈瘤，極度の肥満などについて評価し，必要な対策をとるか別の穿刺部位の選択も考慮する[3]。参考として，総大腿動脈における閉塞性動脈硬化症（arteriosclerosis obliterans；ASO）の内膜摘除標本を図2a，bに示す。

　カテーテル挿入部位の代表的な局所的血管合併症として穿刺部出血と血腫（大腿部または後腹膜）がある。大腿動脈穿刺の詳細は成書に譲るが，常に鼠径靱帯の1～2cm下方で，総大腿動脈（深大腿動脈分枝前）の中央部が穿刺されることが重要である。この部分では背部に大腿骨頭があるので止血に際し圧迫が容易である。動脈刺入点が低いと，穿刺困難や，浅大腿動脈や深大腿動脈穿刺の原因となり，背後の骨性構造物もないことから，出血，血腫を起こしやすい。

　分枝後の小径動脈への穿刺はカテーテル関連の動脈閉塞も生じやすい。また，伴走する大腿静脈は低位では動脈の走行と重なってくることや，横行する小さな静脈枝があることから，これらを同時に串刺しにして動静脈瘻を生じる原因ともなる[4]。血腫は自然消退することが多いが，外側を走る大腿神経などへの圧迫があると知覚または運動障害が生じうる。内側は大腿静脈が走るため，大きな動脈血腫による圧迫，長時間の機械的圧迫などにより大腿静脈血栓症と肺塞栓症を合併することがある。

　また血腫が動脈腔と連続性を保ち続けると仮性動脈瘤を発症する。径2cm以上の場合は拡大し破裂する傾向があるので外科的修復などの処置がしばしば必要である（図2c）[4]。逆に鼠径靱帯よりも高い位置での穿刺は骨性構造物や大動脈鞘を欠くので止血困難で後腹膜出血のリスクが増す。

　その他の合併症として解離などの血管損傷，血栓症，末梢塞栓（空気，血栓塞栓，コレステリン塞栓など），感染などがある。カテーテル操作により粥腫の機械的損傷が起こり粥腫内容やコレステリン結晶が，末梢動脈を塞栓するといわゆるblue toe syndromeが起こる（図2d）。

大腿静脈の解剖学的範囲と臨床的呼称

　下肢の血液を灌流する静脈には解剖学的に深静脈と浅静脈があり，また両者をつなぐ貫通静脈が多数ある。筋のポンプ作用が静脈灌流を助けている。深静脈，浅静脈ともに逆流を防ぐための弁構造をもつが，深静脈により多い。深静脈は深筋膜の深層にあって，すべての太い動脈と伴走しているので[1]，動脈の走行（図1a）と逆に中枢にもどっていくと考えれば理解しやすい。すなわち，下腿から起こる深静脈はすべて膝後面の膝窩静脈に注ぎ，内転筋腱裂孔を通過して解剖学的に大腿静脈と名を変え，鼠径靱帯の下を通り腹部に入ると外腸骨静脈となる（図1b，3a）。

　また，大腿深動脈から起こる貫通動脈と伴行する複数の貫通静脈が，大腿筋群からの血液を受けた後，大腿深静脈となって，大腿三角内で大腿静脈と合流する。臨床的には，膝窩静脈から大腿深静脈が合流するまでの部分を浅大腿静脈，合流後，外腸骨静脈になるまでを総大腿静脈とよぶことが多い。この場合，「浅」というのは，比較的浅い走行をとることを意味しており，解剖学的な浅静脈と混同しないよう注意する。

　浅大腿静脈も深部静脈血栓症（deep vein thrombosis；DVT）の原因となる深静脈である（図3a）。DVTは膝窩静脈より中枢側にあるものは中枢型に分類され，末梢型と比べ急性期に腫脹，疼痛，色調変化などを呈することが多く，特に総大腿静脈より中枢では重篤となる。

　解剖学的な浅静脈は皮下組織内にあり，主に皮膚から血液を受ける静脈で，大・小伏在静脈がある。大伏在静脈は，大腿三角部で大腿静脈に合流し（図1b），小伏在静脈は膝窩で膝窩静脈に注ぐが，両者には複数の交通がある。大伏在静脈は冠動脈大動脈バイパス術にグラフトとして使用されることでも知られる。浅・深静脈ともほかの静脈と多くの吻合をもつため，必要に応じて結紮することができる。

1c | 大腿動脈・大腿静脈

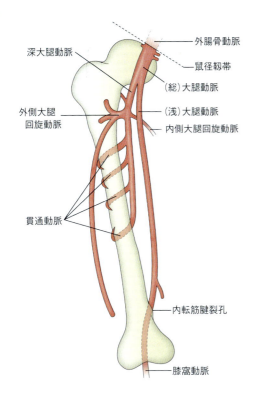
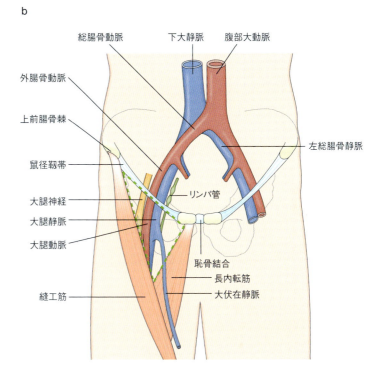
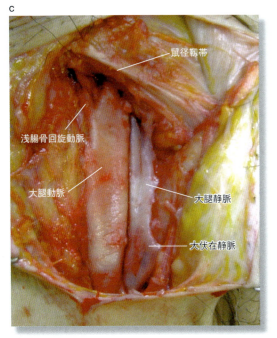

図1　大腿動脈と大腿三角

a：大腿動脈の走行とその分枝。外腸骨動脈が鼠径靱帯を通ると（総）大腿動脈となり，深大腿動脈を分枝した後，内転筋管を下行し（浅大腿動脈とよばれる），内転筋腱裂孔を出て膝窩動脈となる。
b：大腿三角（----）と腹部の動静脈。大腿三角内で大腿動静脈は伴走し，途中で深大腿動静脈を分枝する。皮膚などを栄養する浅静脈の大伏在静脈は，伏在裂孔を貫いて大腿静脈に合流する。左側の総腸骨静脈は右側の総腸骨動脈の下をくぐる点に注意。
c：体内での大腿三角における大腿動静脈。

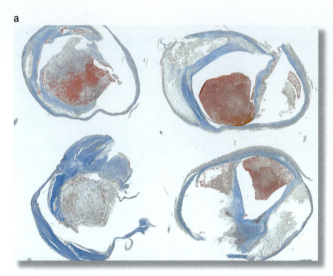
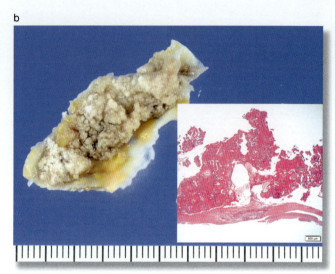
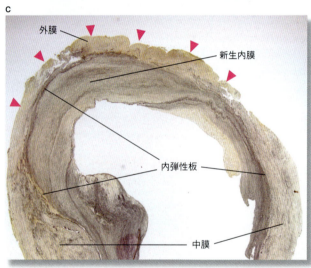
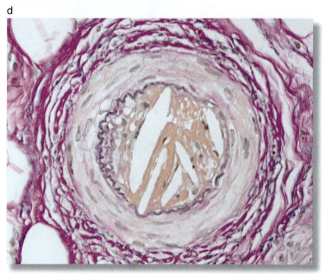

図2 大腿動脈における閉塞性動脈硬化症(ASO)と局所性血管合併症の例

a：間欠性跛行を呈したASO例(70歳代,男性)の外科的内膜摘除標本。内膜にはコレステリン裂隙を含んだ粥腫と再疎通像を伴った器質化過程の血栓を認める。高度の粥状硬化の所見(Masson's trichrome染色,ルーペ像)。

b：別のASO例(80歳代,男性)にみられたカリフラワー状に内腔に突出する石灰化(H&E染色,20倍)。

c：繰り返す経皮的心肺補助装置挿入に伴う右大腿動脈仮性瘤(60歳代,男性)。仮性瘤の辺縁部。中膜筋層が消失し瘤状拡大がみられる。壁の消失部位では線維性に増生した内膜と外膜のみからなっている(▶)(Elastica van Gieson；EVG染色,20倍)。

d：Blue toe syndromeでみられた足底真皮内小動脈のコレステロール塞栓子(EVG染色,400倍)。

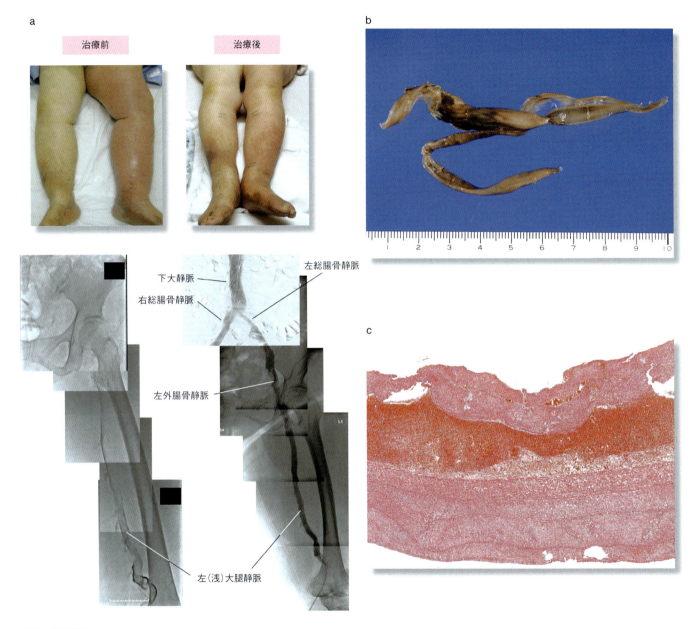

図3 大腿静脈

a：急性中枢性深部静脈血栓症（70歳代，女性）（当センター肺循環科，辻 明宏先生のご厚意による）。浅大腿静脈から左総腸骨静脈にかけての血栓（左下造影像）により高度の下肢腫脹，発赤，疼痛を呈していた（左上）。薬剤による血栓溶解療法・抗凝固療法に加え，カテーテル血栓溶解療法を行い，さらに下大静脈への合流部（右総腸骨動脈が騎乗する部位）に静脈ステントを留置し良好な転機を得た（右上，右下）。

b：外科的に除去された右大腿静脈内血栓。産褥心筋症（30歳代，女性）のため挿入された心肺補助装置の脱血管周囲に形成された血栓の肉眼像。

c：bの組織標本。赤血球，血小板，フィブリンからなる新鮮混合血栓で一部器質化を伴っている（H&E染色，40倍）。

大腿静脈穿刺と合併症

　大腿静脈アプローチは，頸静脈や鎖骨下動脈アプローチと比べ気胸のリスクはないが，主な合併症として感染症，DVT(図3b, c)，動脈誤穿刺(特に動脈が触れにくいとき)などがある。中心静脈カテーテル留置に際して，左側は，その中枢で左総腸骨静脈の上を右総腸骨動脈がまたぐため(図1b, 3a)，自然にも血栓ができやすく(腸骨静脈圧迫症候群，iliac compression syndrome)，通常右側が使用される。

　またDVTは前述のように，大腿動脈穿刺の合併症として起こるほか，多数の静脈ラインを用いた長時間の手技(例えば電気生理学的検査)などの場合にも大腿静脈血栓症と肺塞栓症を合併することがある。

文献

1) 塩田浩平, 瀬口春道, 大谷 浩, 杉本哲夫, 訳：グレイ解剖学. エルゼビアジャパン, 東京, 2011, p512-647.
2) 永井良三, 監訳：グロスマン心臓カテーテル検査・造影・治療法　原書7版. 南江堂, 東京, 2009, p829-861.
3) Bangalore S, Bhatt DL: Femoral arterial access and closure. Circulation 124: e147-e156, 2011.
4) 永井良三, 監訳：グロスマン心臓カテーテル検査・造影・治療法　原書7版. 南江堂, 東京, 2009, pp39-83.

II 治療に必要な基礎知識　心・血管疾患の検査，治療時に必要な解剖学

1 カテーテル手技に必要な血管の解剖学

d 頸動脈，頸静脈，鎖骨下静脈

松山高明（京都府立医科大学大学院医学研究科細胞分子機能病理学）

頸動脈

頸動脈は脳と頸部臓器に血液を送る重要な血管である。特に内・外頸動脈分岐部は動脈硬化症の好発部位であり，頸動脈超音波検査やカテーテル検査・治療などの際にはその正確な解剖学的知識が必要である。

頸静脈・鎖骨下静脈

この2つの主要な静脈は中心静脈アプローチのアクセスに用いられる血管である。現在，上半身からの中心静脈カテーテルの挿入は頸静脈からが主流となり，鎖骨下静脈からの中心静脈カテーテルの挿入は胸腔が近接していることによる気胸・血胸の合併症の可能性から最近はあまり使用されない傾向にある。しかし，ペースメーカなどのデバイス留置時には頻繁に利用される血管でありその解剖は熟知すべきである。

頸部外表の解剖と頸部血管の関係

頸部は側面からみると胸鎖乳突筋の隆起がみられ，これは体幹正面の胸鎖関節から側頭骨乳様突起に至る大きな筋肉である。胸鎖乳突筋と甲状腺の間および胸鎖乳突筋と鎖骨の間はそれぞれ前・後頸部三角とよばれる三角形の領域に分けられる。頸動静脈の走行部位は前頸部三角内に含まれ，胸鎖乳突筋前縁の頸動脈三角が指標となる。また，鎖骨下動・静脈の一部は後頸部三角に含まれる(図1)[1]。

頸動脈(carotid artery)

頸動脈は大動脈弓からの起始部は総頸動脈(common carotid artery)で始まり，頸動脈洞で若干の膨大部を形成し，内頸動脈(internal carotid artery)と外頸動脈(external carotid artery)に分岐する。頸動脈は英語ではcervical arteryではなく，carotid arteryとよばれる。"carotid"はもともとギリシャ語が語源の「昏睡」を意味する単語で，頸部を圧迫すると失神し昏睡に陥ることがその意味するところであるとされている[2]。

右総頸動脈は胸鎖関節後方で腕頭動脈から分岐する。左総頸動脈は単独で直接大動脈弓より分岐するため，胸鎖関節後方部から頸部内を頭部に向かって胸鎖乳突筋下を上行する。両側総頸動脈ともに気管・食道の外側方を走行し，頸動脈洞の内・外分岐部分まではまったく分岐がない。頸部下端部は鎖骨下動脈からの小分枝が血液供給を行っており，頸動脈は大動脈弓の曲線の始まる部位からしなやかに頭側に分岐し，効率よく動脈血を脳に送り出す構造となっている。

頸動脈洞(carotid sinus)は内・外頸動脈分岐の直前に形成される膨大部位で，おおよそ第3〜4頸椎レベルで甲状軟骨の上縁側方に位置する(図1)。内・外頸動脈の分岐は体幹に対して両側方というよりは外頸動脈は甲状腺・副甲状腺などの頸部臓器や上咽頭，顎に向かって分岐を出すためやや前方に分岐し，内頸動脈はやや後方に向かって分岐する。外頸動脈は分岐後に前述の頸部臓器に細かい分岐を出すが，内頸

治療に必要な基礎知識 心・血管疾患の検査，治療時に必要な解剖学

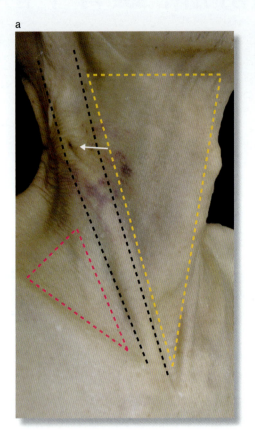
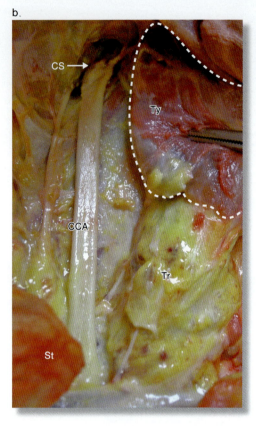

図1 頸部外表の解剖と総頸動脈
a：頸部の外表（右側）頸静脈からの中心静脈カテーテル挿入歴がある。（----）は胸鎖乳突筋の走行を示し，これを境にして前方の（----）の三角が前頸部三角，（----）が後頸部三角を示す。前頸部三角上方の胸鎖乳突筋前縁は頸動脈三角とよばれ，頸動脈・内頸静脈のおおよその位置を知るのに有用である。→は内頸静脈の穿刺痕を示す。
b：胸鎖乳突筋を外して総頸動脈をみた図（内頸静脈は外している）。頸動脈洞は甲状腺（----）上縁付近に位置している。総頸動脈には細かい分岐もない。
CCA：総頸動脈，CS：頸動脈洞，Tr：気管，Ty：甲状腺，St：鎖骨．

動脈はそのまま分岐を出さずに側頭骨の頸動脈管から頭蓋内に入る。

頸動脈の粥状硬化症は脳血管疾患の大きな原因の1つで，特に頸動脈洞はその初発・好発部位として重要である（図2～4）。冠動脈の粥腫形成から血栓形成の過程と同じように，この部位に形成された粥腫が大きくなって破綻し血管腔に血栓が形成され，これが血流に乗って脳血管に移動し，いわゆるArtery to Artery（A to A）の脳塞栓の原因となる。心房細動など不整脈の持続による心原性塞栓と並んで脳塞栓症の主要な原因である。頸動脈洞の動脈硬化病変は脳血管疾患だけでなく，冠疾患との関連も報告されており[3]，その評価は重要である。この分岐形態は個人差があり，分岐角度が狭いものから広いものまで多様性があり（図2，3），分岐角度が強いものほど動脈硬化の程度が増す傾向もあるとされる[4]。

頸部エコーでhigh intensity transient signal（HIT）としてとらえられるこの部位の狭窄および血栓に対しては，カテーテル治療および外科的治療ともに進んでおり，カテーテル治療ではステント留置（carotid artery stenting；CAS）や血栓吸引など冠動脈形成術と類似の手技が確立され，外科的には狭窄部位を内・中膜境界部レベルでくり抜いて摘出する頸動脈血栓内膜剥離術（carotid endarterectomy；CEA）が行われている。

図5にCEAにより摘出された粥状硬化症による病変を示す。頸動脈洞の前後の形のまま狭窄部位がくり抜かれるように採取されている。顕微鏡下で組織学的に観察すると粥腫内では出血が起こっていることが多く，fibrous cap部分の線維組織が破綻をきたした痕跡も認めることが多い。

1d | 頸動脈, 頸静脈, 鎖骨下静脈

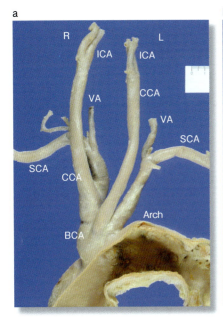
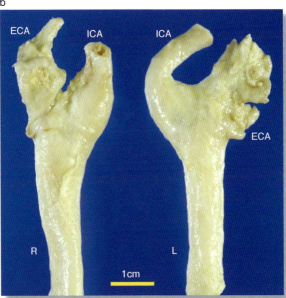

図2　頸動脈の分岐形態
a：両側頸動脈の大動脈からの分岐を示す。右側総頸動脈は腕頭動脈を介して分岐するが，この写真の観察方向では両側頸動脈がしなやかなY字を形成してほぼ対称的に頸部を上行している。本症例の内外頸動脈の分岐角度は狭い。
b：頸動脈の分岐角度の広い症例。頸動脈洞の膨大部が広く，カニの爪を開いたような形状である。
Arch：大動脈弓，BCA：腕頭動脈，CCA：総頸動脈，ECA：外頸動脈，ICA：内頸動脈，SCA：鎖骨下動脈，VA：椎骨動脈。

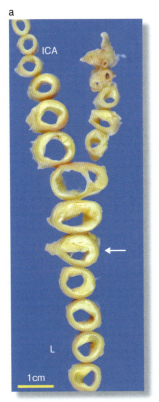
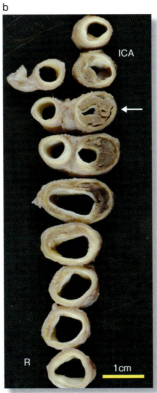
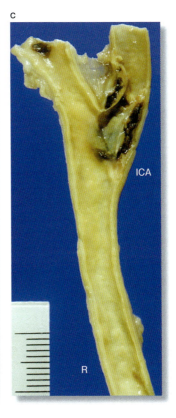

図3　頸動脈分岐部の粥状硬化
a：有意な狭窄に満たない症例。黄色の粥腫の形成が頸動脈洞内でやや目立つ（→）。
b：有意な狭窄を示した症例。陳旧性心筋梗塞の既往がある。頸動脈洞から内頸動脈にかけて豊富な粥腫の形成を伴い高度に狭窄している（→）。
c：頸動脈分岐部の長軸断面。頸動脈洞から内頸動脈分岐にかけて粥腫内に出血を伴う狭窄病変がみられる。
ICA：内頸動脈。

治療に必要な基礎知識　心・血管疾患の検査，治療時に必要な解剖学

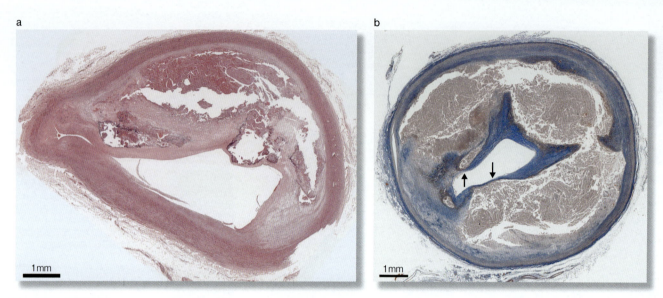

図4　図3の組織断面像
a：図3aの→の組織断面像。粥腫は石灰化を伴い，出血はみられない（H&E染色）。
b：図3bの→の組織断面像。豊富な粥腫の形成がみられ，necrotic coreとなっている。一部粥腫を被う線維組織（fibrous cap）が薄くなり（→），粥腫破綻も危惧される像である（Masson's trichrome染色）。

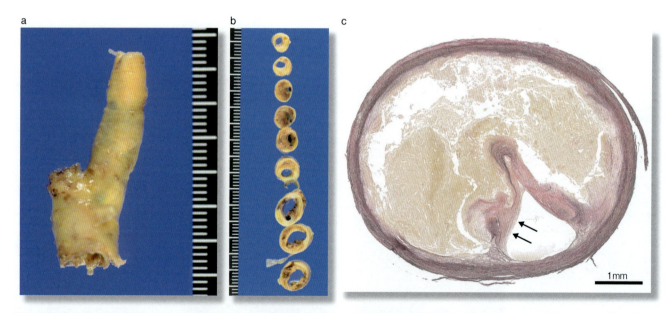

図5　頸動脈血栓内膜剝離術（CEA）により切除された粥腫（脳塞栓の既往のある70歳代女性）
a：粥腫病変。
b：断面像。
c：周囲に線状に黒く染色される部位は弾性線維でこの検体が中膜の上層レベルまでの採取であることを示している。図3，4bの症例と同様に豊富な粥腫の形成（necrotic core）がみられ，→で示す部分の線維組織（fibrous cap）は不均一で，以前に粥腫破綻をきたした可能性が考慮される（Elastica van Gieson；EVG染色）。

頸動脈は東洋人女性に多く発症する高安動脈炎の初発・好発部位でもある。図6に高安動脈炎の頸動脈狭窄と通常の粥状硬化症による硬化像の比較を示している。粥状硬化症の狭窄は偏心性のものが多いが，典型的な高安動脈炎の狭窄は中膜が菲薄化して，内外膜がびまん性に線維増生をきたすため同心円状の狭窄を示すことが多い。

頸静脈

(1) 内頸静脈(internal jugular vein)

両側の総〜内頸動脈に伴走する静脈は内頸静脈である。S状静脈洞などの頭蓋内のほとんどの血流および顔面の血流を内頸静脈は受け入れ，頸部上方では内頸動脈後方を走行し徐々に前方に向かい，総頸動脈と並走する部分ではそのやや前外側に位置する。この位置関係の理解は中心静脈アプローチの際に重要で，鼠径部の大腿動静脈の位置関係と反対である。なお，頸静脈は英語表記ではcervical veinではなく，jugular veinというが，jugularはラテン語でthroat(のど)の意味である[5]。

頸部下部では両側ともに鎖骨下静脈と合流する。右側では総頸・腕頭動脈の位置関係に伴走する形態となるが，左側は鎖骨下静脈と合流後に大動脈弓の三分岐の前方を跨いで右方に向かう必要があるため，この部分は左側腕頭静脈と称される(図7)。

内頸静脈も総頸動脈とともに胸鎖乳突筋に被われて走行している。頸動脈が長い総頸動脈の後に頸部上方で内・外頸動脈に分岐するのに対し，内頸静脈は頸部下端の鎖骨下静脈と合流する部分付近で外頸静脈と合流する。外頸静脈は比較的太い静脈であるものの，皮下静脈であり，個人差も大きく，胸鎖乳突筋の上を走行するため，内頸静脈とは皮膚からの深さのレベルが異なる。

(2) 鎖骨下静脈(subclavian vein)

鎖骨下静脈は腋窩静脈から連続する静脈で，厳密には鎖骨下静脈とよべる部分は第一肋骨上を走行して内頸静脈と合流して腕頭静脈となる部分の

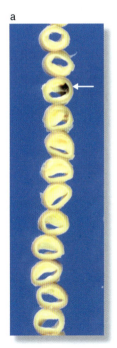
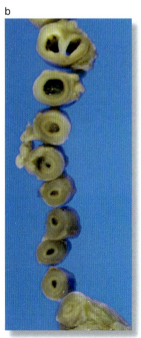
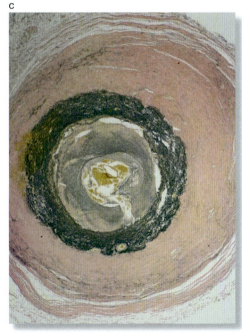

図6 粥状硬化症と高安動脈炎の狭窄病変の比較

a：総頸動脈の粥状硬化病変。粥腫はコレステリン結晶により黄色調を呈し，偏在性の狭窄を示している。一部粥腫内で出血(→)もみられる。

b：高安動脈炎による総頸動脈の狭窄。同心円状に狭窄病変がみられる。

c：高安動脈炎による狭窄の組織像。黒く濃染した輪状の部分は中膜の弾性線維で菲薄化している。これを挟んで内側と外側にそれぞれ高度の内膜および外膜の肥厚がみられ，動脈壁は全体的に肥厚して内腔を狭窄している(EVG染色)。

|治療に必要な基礎知識| 心・血管疾患の検査,治療時に必要な解剖学

みの限られた範囲である.そのため,図8に示すように鎖骨上窩からこの静脈にアクセスする場合は鎖骨下静脈が穿刺されることになるが,通常通りの鎖骨中線外側から鎖骨下静脈にアプローチをする場合は厳密には腋窩静脈を穿刺していることになる.鎖骨下静脈も腋窩静脈も伴走する同名の動脈の前方を走行するので基本的に中心静脈

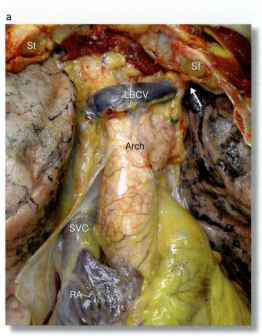
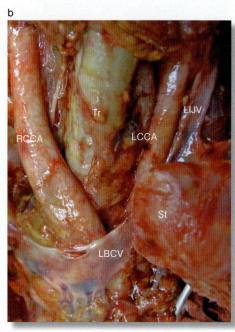

図7 頸静脈から腕頭静脈への走行

a:鎖骨下方から左鎖骨下静脈（→）が走行し,大動脈弓-3分岐の前方を左腕頭静脈として横切り上大静脈へ連続する.

b:左頸動脈は総頸動脈外側を伴走し,鎖骨の丁度裏側で鎖骨下静脈と合流し,左腕頭静脈となる.

Arch：大動脈弓,LBCV：左腕頭静脈,LCCA：左総頸動脈,LIJV：左内頸静脈,RA：右房,RCCA：右総頸動脈,St：鎖骨,SVC：上大静脈,Tr：気管.

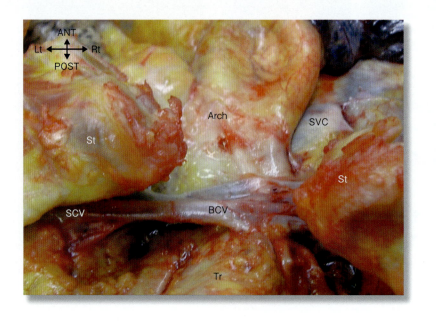

図8 頭部から足側方向をみた図

鎖骨下に左鎖骨下静脈が走行していることがわかる.
Arch：大動脈弓,BCV：腕頭静脈,SCV：鎖骨下静脈,St：鎖骨,SVC：上大静脈,Tr：気管.

アプローチでの穿刺針は最初に静脈に当たることになる。位置がずれると胸腔内に入ったり，肺を損傷し気胸などの合併症の原因となる。

文献

1) 塩田浩平, 瀬口春道, 大谷 浩, 杉本哲夫(訳)：グレイ解剖学　原著第2版．エルゼビアジャパン，東京，2011, p947-985.
2) Dictionary.com. http://dictionary.reference.com/browse/carotid?s=t
3) Sirimarco G, Amarenco P, Labreuche J, et al: Carotid atherosclerosis and risk of subsequent coronary event in outpatients with atherothrombosis. Stroke 44: 373-379, 2013.
4) Phan TG, Beare RJ, Jolley D, et al: Carotid artery anatomy and geometry as risk factors for carotid atherosclerotic disease. Stroke 43: 1596-1601, 2012.
5) Dictionary.com. http://dictionary.reference.com/browse/jugular?s=t

II 治療に必要な基礎知識　心・血管疾患の検査，治療時に必要な解剖学

1 カテーテル手技に必要な血管の解剖学

e 橈骨動脈

松本 学，大郷恵子（国立循環器病研究センター臨床検査部臨床病理科）

はじめに

橈骨動脈を使用したカテーテルの歴史は，1989年にCampeauが経橈骨動脈アプローチによる心臓カテーテル造影の安全性を報告し，1992年にKiemeneijが経橈骨動脈アプローチによる冠動脈ステント留置術（transradial intervention；TRI）を発表して以降，出血性合併症が少ないこと，患者の安静保持が緩和されるなどの利点から日本でも急速に普及してきた[1]。

本項では橈骨動脈穿刺によるカテーテル手技を行う観点から血管の解剖（剖検による解剖所見を付記）を記述する。

橈骨動脈の解剖および特徴

橈骨動脈は，橈骨手根屈筋の太い腱のすぐ外側にあり，方形回内筋と橈骨遠位端の浅層を走行する。手根の関節の外側を通って前腕から手部に入り，第一，第二中手骨底の間を通り手の深部を走行する。

前腕で起こる橈骨動脈の枝には橈骨反回動脈，掌側手根枝，浅掌枝があげられる（図1）。このうち橈骨反回動脈は肘関節周囲の動脈網および前腕外側部の筋を栄養する血管網の形成に重要（最終的に上腕深動脈の枝である橈側側副動脈と吻合する）であるが，橈骨動脈から分岐後に上行に走行しているため，橈骨動脈アプローチの際にガイドワイヤーなどが迷入しやすい動脈でもあり注意が必要である（図2）[2]。

橈骨動脈が上腕動脈や大腿動脈と異なる点はいくつかあるが，患者や術者にとっての利点は，①穿刺部付近は通常浅いところを走行しており穿刺や圧迫止血がしやすい，②橈骨神経や静脈が比較的離れているので神経障害や動静脈瘻の危険性が少ない，③手掌への血液供給が尺骨動脈との二重支配のため，万一橈骨動脈閉塞をきたしても臨床的な症状がないことなどがある[3]（図3）。反対に不利な点は，①動脈系が2.0～3.5mmと小さいため（日本人男性で平均3.1mm，女性では2.8mm程度[4]）穿刺がやや困難であり治療に使用できるシステムが制限されること，②血管が細く熟練が必要であること，③筋性動脈であるためにスパズムが生じることがあり，スパズム発生時の対策が必要であること，などがあげられる。

実際の橈骨動脈穿刺

穿刺手技詳細はカテーテルに関する成書を参照されたい。橈骨動脈は筋性動脈であり，冠動脈や腎動脈などと同様に血管の中膜は主に平滑筋細胞から構成され，血管スパズム（攣縮）を誘発しやすい。麻酔は穿刺直前に大量のリドカイン皮下麻酔を行うと皮膚膨隆のため穿刺成功率が下がる可能性があるので貼付麻酔薬を使用している施設もある。

橈骨動脈穿刺部位は橈骨動脈を触知し，術後の圧迫止血器使用の観点から手首の関節から少し離れた2～4cm近位側のところ（橈骨茎状突起より1～2cm近位部）である（図4，5）。屈筋支帯の上から橈骨動脈を穿刺しないようにする。局所麻酔薬の使用は施設によって使用の頻度もさまざまではあるが，使用する場合には皮膚浸潤のみとし，橈骨動脈の操作と攣縮を最小限にする。

1e｜橈骨動脈

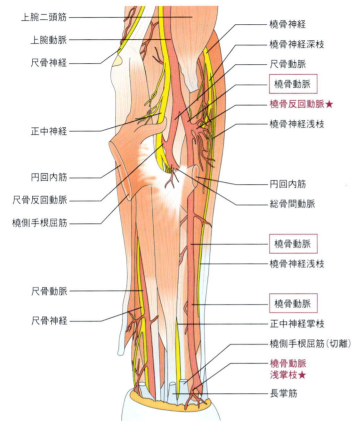

図1　左前腕・上腕の解剖所見（文献2より引用改変）
橈骨動脈の走行および，分枝（ここでは★印）を示す。特に橈骨反回動脈にガイドワイヤーは迷入しやすい。また，尺骨動脈との合流手前に橈骨動脈のループを形成することもある。
上腕動脈穿刺の際には，併走している正中神経に穿刺しないよう注意が必要である。

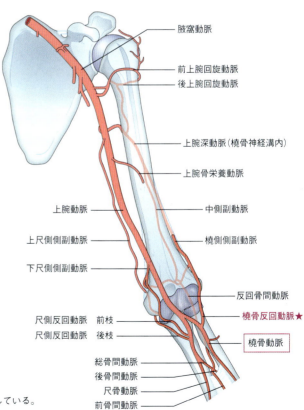

図2　左上腕の動脈の走行（文献2より引用改変）
橈骨反回動脈が，上腕深動脈から続く橈側側副動脈と連絡している。

治療に必要な基礎知識 心・血管疾患の検査，治療時に必要な解剖学

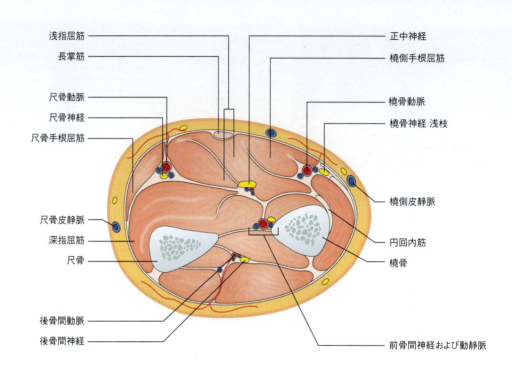

図3　左前腕の中央部分での横断面（文献2より引用改変）
筋膜皮弁および血管・神経の走行を示す。橈骨動脈は表層の浅い部分を走行している。

橈骨動脈ループ（解剖学的亜型）

　上腕動脈から橈骨動脈が分枝した直後にループを形成している例や分岐亜型（橈骨動脈の肘部より中枢側からの分岐走行）が数％存在する[5]。橈骨動脈から上腕動脈へワイヤーを進めるときにこのループが存在するとワイヤー挿入に難渋することがある。透視画像を見つつ，注意深くワイヤーを進めるが，ときにループの先端付近から反回動脈へワイヤーが進み，これを上腕動脈と勘違いすることがあるので注意を要する。上腕動脈の選択がどうしても困難な場合には，上腕動脈や大腿動脈へのアプローチの変更も必要である。

●止血に関して

　橈骨動脈は強い圧迫力で血流を完全に遮断させる時間が長くなると閉塞しやすくなる。橈骨動脈アプローチは，大腿動脈の場合と異なり術直後から歩行が可能であるなど身体制限度が低く，検査中の不快感も少ない。橈骨動脈では穿刺部位の出血の合併症は少なく，止血も圧迫力不足による出血のリスクは少ないため，圧迫力を強くして止血時間を短縮する努力をするよりも，むしろ「ゆるく，長く」橈骨動脈の血流を保ちながら止血したほうが橈骨動脈閉塞率も下がり，かつ圧迫痛も少ない[5]。

1e | 橈骨動脈

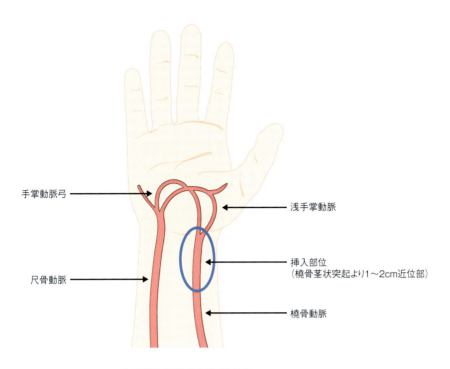

図4 橈骨動脈の解剖，側副血行路と穿刺部位のシェーマ（文献3より引用改変）

橈骨動脈は橈骨茎状突起より1～2cm近位部で穿刺する。

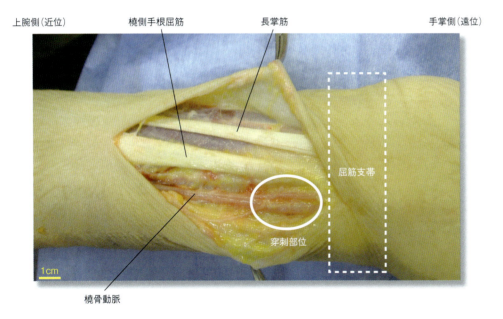

図5 橈骨動脈の走行（右手）剖検症例より

橈骨動脈の走行。理想的な穿刺部位（○）を示す。

文献

1) 中川義久（編）：確実に身につく心臓カテーテル検査の基本とコツ（改訂版）．羊土社，東京，2009．
2) 塩田浩平，瀬口春道，大谷 浩，杉本哲夫（訳）：グレイ解剖学（原著第2版）．エルゼビア・ジャパン株式会社，東京，2011．
3) 永井良三（監訳）：グロスマン 心臓カテーテル検査・造影・治療法（原書7版）．南江堂，東京，2009．
4) Saito S, Ikei H, Hosokawa G, Tanaka S: Influence of the ratio between radial artery inner diameter and sheath outer diameter on radial artery flow after transradial coronary intervention. Catheter Cardiovasc Interv 46: 173-178, 1999.
5) 伊苅祐二（編）：TRIマニュアル．南江堂，東京，2010．

II 治療に必要な基礎知識　心・血管疾患の検査，治療時に必要な解剖学

2 ペースメーカリードの装着に関して

a 右心耳の構造

池田善彦（国立循環器病研究センター臨床検査部臨床病理科）

右房の解剖

解剖学的に右房（right atrium；RA）を展開すると，ほぼ中央に心房中隔（inter atrial septum；IAS）がみえ，その中央からやや後上方よりに円形または楕円形のくぼみがあり，卵円窩（fossa ovalis；FO）とよばれる。右房の前方には，右心耳（right arial appendage；RAA）の入口がみられ，その上縁を縁取る小肉柱が上左の角で太い分界稜（crista terminalis；CT）と合流する。分界稜は上大静脈入口部（superior vena cava；SVC）の右側を走り，下大静脈入口の右側に達し，筋性隆起はそのまま冠状静脈洞開口部（coronary sinus；CS）上縁まで続く。これは表面からみえる分界溝（sulcus terminalis；ST）に対応している内部構造である。

分界稜より右側すなわち本来の右房部分（原始心房由来組織）では，肉柱がよく発達して櫛目状または柵状の配列をした櫛状筋（pectinated muscle；PM）が存在する櫛状域（pectinated area；PA）とよばれる。肉柱自体は5mmに達する厚さをもつこともあるが，肉柱間では水かき様に薄く0.2mm程度の薄い心筋となる。組織学的には心外膜下に数層の心筋細胞を認めるだけである。PAはCTの左側の胎生期静脈洞右角に由来する平滑な静脈洞（sinus venosus；SV）と区別できる。RAAはPAに属し，解剖学的にはPMが存在するすべてをRAAと定義されている[1-3]。

右心耳（RAA）（図1～3）

RAAは右側の右心耳前方（lateral free wall；LFW）と左側のRAA基部（anteromedial free wall；AMFW）から構成され，両者の間には稜線が認められる。RAA稜線の方向が変わる部位は，RAA鞍部（RAA saddle）と提唱されている。RAA心内膜側に存在し，稜線をAMFWからLFWへ横断する太い筋束（sagittal bundle；SB）とRAA稜線との交点がRAA saddleである。

RAA pocket

心臓をSVCからIVCにかけて切開し展開すると，PAとSVとの境界を形成しているCTとPA内の存在するSBとの間にポケット様構造が認められ，RAA pocketと提唱されている。これは右心耳構造物の1つであり，右心耳造影ではドーム状構造物として描出される。壁厚は厚くなく，同部位へカテーテルが挿入されて壁が強く圧排されると，穿孔の危険性もあり，特に下方から上方へカテーテルが挿入されると危険性は増すと考えられる。RAA基部で合流したCTとSBの筋束はAS前方でBachmann束（BA）の筋束に連続し，さらに左房筋へ連絡する[4]。

洞房結節

洞房結節はSVCとRAとの境界でSTの最上部とRAAの前稜（anterior crest；AC）の延長線との交点付近から始まり，STに沿って側下方に幅4～8mm，長さ15～25mm程度の半月形の輪郭をもつ。最高位にある部分から順に頭部，体部，尾部とよばれ，心外膜脂肪斑（fatty pad）の中に埋まっている。

体部からは前面での右・左房短絡路であるBA束が出る[1-4]。洞房結節の中

を洞房結節動脈（sinus node artery）が貫通している。一般に右房の栄養は右冠状動脈より、左房の栄養は主に左冠状動脈によって行われるが、洞房結節は前心房枝のうちの1本より栄養され、この枝は60％の例は右冠状動脈から由来し、40％の例は左冠状動脈から由来する。洞房結節動脈はRAA基部ではCTに沿って走行している[5]。

この洞房結節起源の興奮はSVC、CT、BA束、SB（あるいはRAA pocket）方向へ伝幡すると推測され、洞房結節近傍領域は洞調律時、心房最早期興奮部位として認識されると想定されている。したがって、カテーテル挿入時に最早期興奮がとらえられた場合には、電極カテーテルがRAA pocketあるいはその近傍に留置されている可能性があ

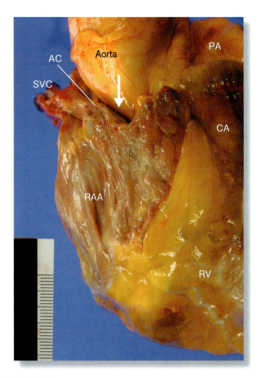

図1　右心耳の外観肉眼像
右心耳（RAA）の右心耳前方が認められる。右心耳前方と左側のRAA基部との間には前稜（AC）が認められ、方向が変わる部位はRAA鞍部（→）に相当する。
CA：動脈円錐，PA：肺動脈，RV：右室，SVC：上大静脈。

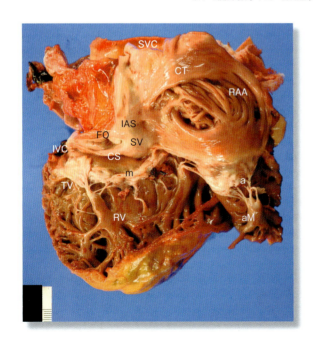

図2　右房－右室を展開した肉眼像
右房の前方に右心耳（RAA）がみられ、小肉柱が分界稜（CT）と合流する。分界稜は上大静脈入口部（SVC）の右側に認められる。分界稜より右側の右房部分では、櫛状筋が存在する。CTの左側の静脈洞（SV）と区別できる。
a：前尖，IAS：心房中隔，aM：前乳頭筋，CS：冠静脈洞，FO：卵円窩，IVC：下大静脈，m：内側弁，RV：右室，SVC：上大静脈，TV：三尖弁。

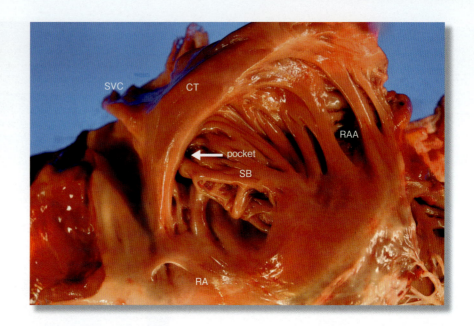

図3　右心耳の内面肉眼像
分界稜（CT）とsagittal bundle（SB）の2つの筋束が合流し，1つとなっている。
RAA pocketが認められる（→）。
CT：分界稜，RA：右房，RAA：右心耳，SVC：上大静脈。

り，カテーテル操作に注意を要すると指摘されている。

カテーテル操作における注意点

RAA pocketをBA束としてペースメーカリード（スクリューインリード）を挿入，留置されている報告もあるが，不成功あるいはスクリューインリードがRAA pocket壁を損傷し，右房壁穿孔を起こす危険性があるとされる。また，対面には上行大動脈が存在し，大動脈損傷という事態も想定されうる。

これまで，右心耳はapical dome 1つのドーム状構造と考えられてきたが，右心耳基部にはRAA pocket構造に一致するbasal domeが存在し，これを認識しておくことは，カテーテル操作による同部位へのアプローチにあたってきわめて重要と考えられる[4]。

文献

1) Tricot R, Ragot M: Anatomy of the heart. Sandoz Monographs, Switzerland, 1966.
2) Davies DV, Davies F: Gray's anatomy. 33rd ed., Longmans, Green & Co., London, 1962.
3) Gould SE: Pathology of the heart. C.C. Thomas, Spring field, Ill. 3rd ed., 1968.
4) 井川 修：臨床心臓構造学（第1版）．医学書院，東京，2011．
5) Barold G, Scomazzoni G: Coronary circulation in the normal and the pathologic heart. Office of the surgeon general, Washington, DC., 1967.

II 治療に必要な基礎知識　心・血管疾患の検査，治療時に必要な解剖学

b 2 ペースメーカリードの装着に関して
心房中隔の構造

大郷恵子（国立循環器病研究センター臨床検査部臨床病理科）

はじめに

　心房中隔は，一般的には右房と左房を隔てる数層の心筋を有する膜状の組織であるが，厳密な解剖学的定義では比較的小さい範囲である。ペースメーカの心房リードは，カテーテル留置の安定性から右心耳（p.102「右心耳の構造」参照）に留置されることが多いが，近年スクリューインリードの登場により留置部位の選択肢が増えた。
　心臓手術後などで右心耳が使えない場合のほか，心房細動の基質となる心房伝導遅延を改善する目的などで，心房中隔へのリード留置も試みられているが，穿孔の合併症もあり，心房中隔および周辺解剖の正確な理解が必須である。また心房中隔の卵円窩（fossa ovalis）は心房細動に対するアブレーションなど，左心系の検査・治療のアプローチのため心房中隔穿刺（Brockenbrough法）が行われる場所である。この部位の心房中隔欠損（二次孔欠損）に対してはカテーテルによるデバイス閉鎖術も普及してきている。
　心房の肉眼的構造，刺激伝導系の解剖は，それぞれp.24とp.55に詳しいが，本項は特に心房中隔の肉眼的構造について，近傍組織との関係を含めて解説する。

心房中隔を含む右房の肉眼的構造

　心臓の体内での位置は左方に回旋しているため，右室が前面に，その右側に右房が位置する（図1a）。左房は右房の後方左側よりに位置するため，左心耳の先端がわずかにみられるのみである。前面の右房壁を切開，展開すると，前方から右後方への斜めの面が現れる（図1b, 2）。その最も特徴的な構造は心房筋により縁取りされたクレーター様の構造，すなわち卵円窩である（左房心内膜面は平滑で通常窪みは明らかでない）。
　右房後面にあたる上・下大静脈間の心内膜の平坦な部分は発生学的に静脈洞（sinus venosus）領域で，上大静脈前方から下大静脈開口部近傍まで伸びる分界稜（crista terminalis）とよばれる明瞭な1本の半円状の筋束により，櫛状筋を有する右心耳領域と隔てられている。Eustachian稜（Todaro索）は，下大静脈弁（Eustachian弁）のところから膜性中隔に向かい，胎生期の下大静脈からの血流を卵円孔へ誘導する方向に位置する。
　Eustachian稜（Todaro索）と三尖弁口を取り囲む前庭部（vestibule）の間に冠静脈洞の開口部がある。房室結節のランドマークとして重要なKochの三角の頂点にあたる膜性中隔は，右心側からみると三尖弁の付着部位により心房側と心室側に分けられ，前者は右房と左室流出路の間にあるので房室中隔膜様部ともよばれ（membranous portion of atrioventricular septum），そこに房室結節が存在する。

心房中隔の解剖

　このように右房を開いた状態で観察すると，一見かなりの面積を心房中隔が占めるように感じられるが，実際どこまでが解剖学的に心房中隔と定義されるのだろうか。まずその理解に欠かせない心房中隔発生の概略を示す。

治療に必要な基礎知識　心・血管疾患の検査，治療時に必要な解剖学

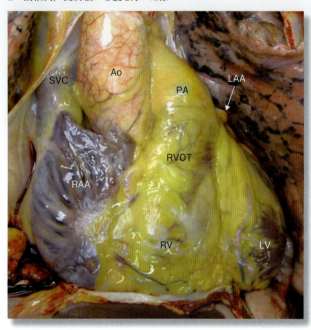
a：剖検例，開胸後に心嚢を除いた像

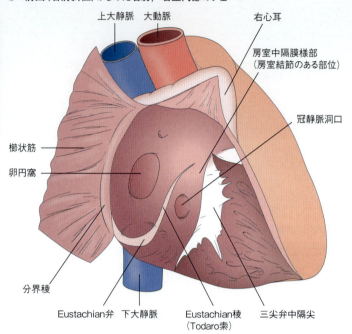
b：前面（右前斜位）からみた右房，右室内部のシェーマ

図1　体内における心房と心房中隔の位置

a：右室の右側に右房が確認できる．正常な心臓では正面から左房本体は観察されず，左心耳の先端部をわずかに認めるのみである．
b：右房壁を切開・展開すると前方から右後方への斜めの面が現れる．一見，心房中隔は広いように思われるが，上下大静脈間の心内膜の平坦な部分は静脈洞領域であり，卵円窩とその前下縁が真の心房中隔である．冠静脈洞開口部上に下大静脈から方向から連続してEustachian稜の隆起を認める．原始心房由来である右心耳領域は分界稜により静脈洞領域と区分され，右心耳内には櫛状筋がみられる．
Ao：大動脈，LAA：左心耳，LV：左室，PA：肺動脈，RAA：右心耳，RV：右室，RVOT：右室流出路，SVC：上大静脈．

（1）心房中隔の発生

中隔形成は静脈洞領域の左縁の心房後壁の頂上部（atrial roof）に相当するところから始まり，三日月状の一次中隔が心内膜床（endocardial cushion）へ向かって伸びるときにできる間隙が一次孔である．この一次孔が閉鎖する前に，一次中隔が頂上に近い部分で破れ二次孔が形成される．その後一次孔が閉鎖すると下大静脈からの血流は二次孔を通り左心系へ抜けるようになる．残った一次中隔の心内膜床側には前庭棘（vestibular spine）が伸びて筋性化し分厚くなる[1]．その上側の一次中隔の薄い組織は，この後に形成される卵円孔のフラップ弁（flap valve）として残る．

その後胎生12週頃までに右上肺静脈が分流するのと同じくして，上大静脈口に接して心房頂上部の折り畳み（infolding）が起こり（いわゆる二次中隔），二次孔の上に伸びてきて卵円孔（foramen ovale）の前上縁を形作る（図3a）．胎生期は卵円孔を左房側から一次中隔が覆い，右房から左房方向にのみ血流を通すフラップ弁として働くが，出生後左房内圧の上昇により右房側に押しつけられ接着し，通常は生後一年までに癒合して完全に閉じ，心房中隔が完成し，卵円孔であった部分は卵円窩となる（図2）．しかし25％程度の頻度で卵円窩前上縁での接着癒合が起こらず，プローブが通るくらいの小孔が残存する（卵円孔開存，図4）．

（2）心房中隔の解剖学的定義

前述の発生を考慮すると，解剖学的

2b｜心房中隔の構造

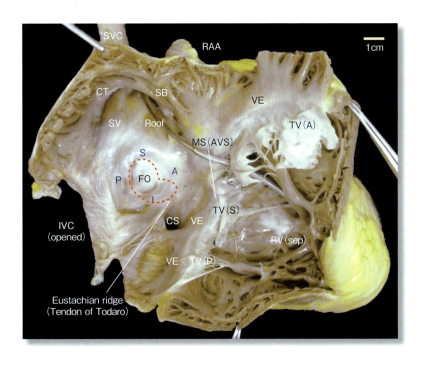

図2 実際の右房および右室流入路の心内膜面

右房を三尖弁上の自由壁から右心耳先端に向かって切開し展開した像である。右室も自由壁（後壁寄り）で心尖部に向けて切開を加えてある。下大静脈は開かれ、上大静脈からは心尖部へICDリードが留置されている。卵円窩の筋性の縁取りの領域をS（上縁），I（下縁），A（前縁），P（後縁）で表す。真の心房中隔は卵円窩とその前下縁のみである（---で囲んだ領域）。
CS：冠状静脈洞，CT：分界稜，FO：卵円窩，IVC：下大静脈，MS（AVS）：膜様中隔（房室中隔膜様部），PA：肺動脈，RA：右房，RAA：右心耳，RV（sep）：右室中隔，SB：sagittal bundle，SV：静脈洞領域，SVC：上大静脈，TV：三尖弁（A：前尖，P：後尖，S：中隔尖），VE：前庭部。

には卵円窩床となるフラップ弁（一次中隔由来），および卵円窩の筋性の縁取りのうち三尖弁の前庭部に隣接する前下方の領域（antero-inferior rim）のみが真の心房中隔である（図2の---）[1,2]。それ以外の部分では，左房内腔に到達するのにいったん心外膜脂肪組織を介したり，大動脈根部など左房内腔以外の構造に面していたりする。このことはカテーテル手技に際し合併症を回避するために重要である。

卵円窩・近傍組織の構造と，関連するカテーテル手技

（1）卵円孔・卵円窩の構造

卵円窩のサイズや位置，縁取りの盛り上がりの高さなどには個人差がある。卵円窩床となる一次中隔由来のフラップ弁は0.5〜1.5mm厚の薄いシート状であるが，完全な線維性組織ではなく筋性成分を有する大きな卵円窩では，瘤状を呈することもある[3]。Brockenbrough法では卵円窩の部位を穿刺するべきであるが，そのような場合，鋭利な針を機械的に押し当てて貫通させる従来の方法では，穿刺の勢いで対側の左房壁をも穿刺してしまう危険性があり，左房が小さい場合と同様に注意を要する。最近，針の代わりに高周波を用いた心房中隔穿刺カテーテルも登場し，このような症例や卵円窩が厚く硬い場合などでも有用性が期待される。

心房中隔欠損の最も多い型（約70%）である二次孔欠損は卵円窩に起こるという意味で，真の意味での心房中隔欠損である。成因として二次中隔が十分成長せず卵円孔が大きい場合や，一次中隔の過剰な吸収により二次孔が大きい場合などが考えられている。心房中隔欠損のうち，この二次孔欠損のみが経皮的カテーテルによるデバイス閉鎖術の適応で，日本でも2006年に保険適応となって以降認定施設で行われている。詳細は本稿では述べないが，大きな欠損孔は対象外で，日本循環器学会のガイドラインには，欠損孔のバルーン伸展径が38mm以下で，欠損孔周囲縁が前縁を除いて5mm以上あることが解剖学的条件としてあげられている[4]。

卵円孔開存は通常の左房圧が右房圧より高い状態では，臨床上問題とならないが，潜函病や奇異性脳塞栓との関連が報告されており，若年者などで原

治療に必要な基礎知識 心・血管疾患の検査，治療時に必要な解剖学

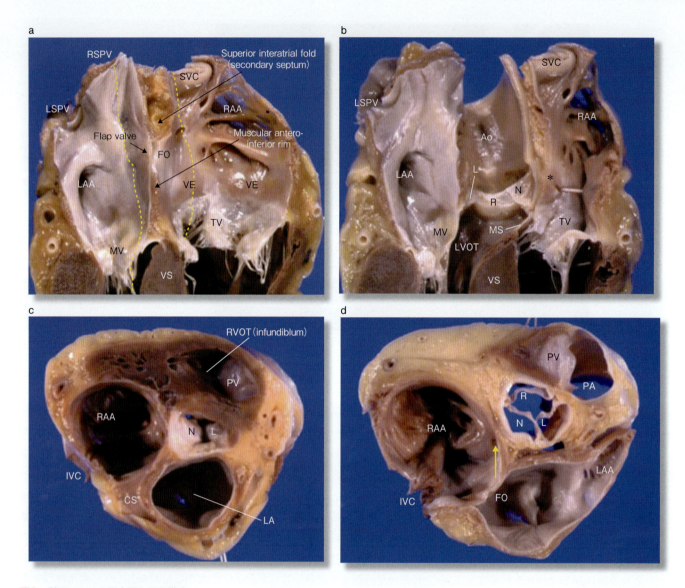

図3　断面でみる心房中隔と周辺構造

a：卵円窩の前縁寄りを通る四腔断面像。いわゆる二次中隔は上大静脈-右房と，右上肺静脈-左房との間の深い折り畳み構造からなり，その間を心外膜脂肪が埋めていることがわかる。これに対し卵円窩の筋性の前下縁は真の中隔である。

b：aの心房中隔を含む中央部分を破線部分で削り取った像である。すぐ前方が左室流出路～大動脈であることに注意する。右房の前壁寄りでは無冠尖Valsalva洞と接している（＊）。

c：心エコーの短軸像に相当する割面（a, bとは別症例）。右房と左房の境界の前方に左室流出路をなす線維骨格と大動脈弁がみえる。

d：cの少し上（大動脈弁レベル）の割面。卵円窩のすぐ前方で右房壁と左房壁が分かれ，右房前壁が無冠状動脈洞と接する様子（→）。

Ao：大動脈，CS：冠状静脈洞，RAA：右心耳，FO：卵円窩，L：左冠尖，LAA：左心耳，LSPV：左上肺静脈，LVOT：左室流出路，MS：膜性中隔，MV：僧帽弁，N：無冠尖，PA：肺動脈，PV：肺動脈弁，R：右冠尖，RAA：右心耳，RSPV：右上肺静脈，SVC：上大静脈，TV：三尖弁，VE：前庭部，VS：心室中隔。

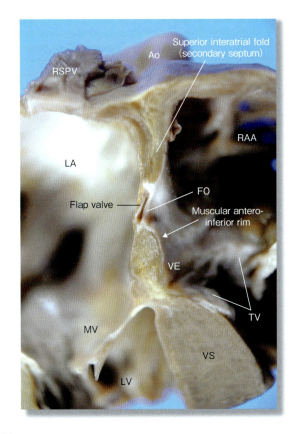

図4 卵円孔開存
スリット状の卵円孔の断面。卵円窩縁とフラップ弁(flap valve)が，完全に癒合しておらずスリット状の隙間がある。この面ではフラップ弁が線維筋性組織であることが確認できる。二次中隔には，深い折り畳み構造とその間の心外膜脂肪(サンドイッチ様構造)を認める。筋性の真の心房中隔である卵円窩の前上縁は，前庭部を介して弁輪へつながっている。
Ao：大動脈，LA：左房，FO：卵円窩，MV：僧帽弁，PV：肺静脈，RAA：右心耳，TV：三尖弁，VS：心室中隔。

（図3a，4），いわゆる二次中隔は「上大静脈-右房結合」と，「右上肺静脈-左房結合」との間の深い折り畳み構造からなり，その間を心外膜脂肪が埋めていることがわかる(サンドイッチ様構造)。後側も同様の折り畳み構造である。これらの部分は心外膜面の心房間溝と通じており，穿孔により心タンポナーデのリスクもある。

また折り畳み内部の脂肪織にはしばしば洞房結節を養う動脈が含まれる[5]。この折り畳み構造(二次中隔)と脂肪の厚さには個人差があり，卵円窩周囲の厚みが10mm以上あると，閉鎖デバイスの固定に支障をきたす場合があると報告されている[3]。

● 前上側：大動脈と隣接する部位
卵円窩の前上側の心房壁(図2)も真の心房中隔ではなく，すぐ横で大動脈基部と接しているので，カテーテル手技を行う医師は特に注意する必要がある。心エコーの四腔断面像に近い割面(図3a)と，その破線部分で中隔と周囲組織を削り取った像(図3b)を比較すると，卵円窩のすぐ前面に大動脈基部が存在することがわかる。この面では右房前壁の前庭部と無冠尖Valsalva洞が，わずかな脂肪を介して接している(図3b*)。

次に，心エコー短軸像に近い横断面(図3c：大動脈弁直下レベル)を下から見上げて観察すると，両心房の境目に左室流出路の線維骨格の一部がみられる。この断面の少し上(大動脈弁尖レベル)の卵円窩(心房中隔)を通るレベルでは(図3d)，卵円窩から前方

因不明の脳梗塞(cryptogenic stroke)の場合，卵円孔開存の有無にも注意する。また前上縁がスリット状となる通常のタイプの卵円孔開存のほかに，フラップ弁と二次中隔(折り畳み構造)との重なりの部分でトンネル状となっている場合や，多発欠損孔例などの亜型があることが報告されている[3]。

（2）卵円窩の周囲構造
● 上側と後側：折り畳み構造(いわゆる二次中隔)

卵円窩上縁から上大静脈口へと続く広い領域(図2)は，通常"二次中隔"と表現されるが，前述のように，心房頂上部が深く折り畳まれた部分(infolding)であり真の中隔ではない。卵円窩の前縁寄りを通る四腔断面像でみると

へ進むと(→)，すぐに心房壁が右と左に分かれて心房中隔が終わり，無冠尖Valsalva洞と接することがわかる。この間の脂肪は心膜横洞からの続きで心外膜脂肪である。

以上より，この部分はカテーテル手技において心外膜腔への穿孔，またさらには大動脈穿刺を起こす可能性があるので危険であり避けるべきである。

● 前下側：筋性の心房中隔(図2---)

卵円窩の前下縁で，Kochの三角と冠静脈洞口の部分からフラップ弁を隔てている部分は筋性で真の中隔である(図2, 3a, 4)。

心房中隔リード留置に関して

心室ペーシングのみの場合に比較してより生理的な心房・心室ペーシングのほうが，心房細動抑制効果があることが証明されている。一方，心房中隔ペーシングは，右心耳ペーシングと比較して心房細動を抑制する可能性が小規模試験では示されているが，大規模試験では優位性が証明されておらず，至適ペーシング部位も不明である[6,7]。また，心房中隔ペーシングとして記載されているものには，高位右房(卵円窩の上側)，低位心房中隔(Kochの三角：冠静脈洞口上縁)，後中隔(卵円窩の後側)などがあるが各施設間で定義も一致していないようである。

またBachmann束ペーシングとよばれているのは，心房間伝導の重要なルートであるBachmann束(分界稜の洞房結節付近から，心房頂上部の心房間溝を右房から左房へ横断する心筋線維束)の起始エリア近傍，すなわち心房中隔頂上部前方で，sagittal bundle(図2)付近と思われる。

これらの部位のうち，低位心房中隔は解剖学的心房中隔に近く比較的筋層の厚い部分の留置になると思われるが，その他は，臨床的な意味での心房中隔であり，高位右房では大動脈への穿孔などの合併症も報告されている。

このような合併症を防ぐためにも，心房リード留置の際には，前述に示した折り畳み構造や大動脈との関係をよく理解したうえで行うことが重要である。また卵円窩の位置も症例によりさまざまであるので，透視に加え心腔内エコーによる3D再構築など最新のモダリティの利用が有用との報告もある[6]。

文献

1) Anderson RH, Brown NA, Webb S: Development and structure of the atrial septum. Heart 88: 104-110, 2002.
2) Anderson RH, Ho SY: The atrial Connections of the specialized Axis Responsible for AV Conduction. in "Atrial-AV nodal electrophysiology: a view from the millennium (Mazgalev TN, Tchou PJ, ed)". Futura Publishing Company, New York, 2000, p3-24.
3) Rana BS, Shapiro LM, McCarthy KP, et al: Three-dimensional imaging of the atrial septum and patent foramen ovale anatomy: defining the morphological phenotypes of patent foramen ovale. Eur J Echo 11: i19-i25, 2010.
4) 循環器病の診断と治療に関するガイドライン(2010年度合同研究班報告)：成人先天性心疾患診療ガイドライン(2011年改訂版). http://www.j-circ.or.jp/guideline/pdf/JCS2011_niwa_h.pdf
5) Ho SY, Anderson RH, Sánchez-Quintana D: Atrial structure and fibres: morphologic bases of atrial conduction. Cardiovasc Res 54: 325-336, 2002.
6) Szili-Torok T, Jordaens L, Sutton R: Alternative pacing sites at the atrial level. EHJ Supplements 9: I33-I36, 2007.
7) Lau CP, Tachapong N, Wang CC, et al: Prospective randomized study to assess the efficacy of site and rate of atrial pacing on long-term progression of atrial fibrillation in sick sinus syndrome: Septal Pacing for Atrial Fibrillation Suppression Evaluation (SAFE) Study. Circulation 128: 687-693, 2013.

II 治療に必要な基礎知識　心・血管疾患の検査，治療時に必要な解剖学

c | 2 ペースメーカリードの装着に関して
心静脈の分布と冠静脈洞の解剖

松山高明（京都府立医科大学大学院医学研究科細胞分子機能病理学）

はじめに

　心（臓）静脈（cardiac vein；CV）は冠動脈からもどってくる静脈血を冠静脈洞（coronary sinus；CS）に集め，CSは右房の後下方に開口する。臨床的にCSは外科領域では逆行性の心保護液の灌流経路として，内科領域では心臓電気生理検査の際の電極留置部位として用いられるが，それより末梢の心静脈はあまり注目されることがなく，その詳細な解剖学的記載は乏しかった。

　2000年以降，心臓再同期療法（cardiac resynchronization therapy；CRT）が心不全の治療法として確立し，左室ペーシングを行うリードを経皮的にCSを経由してCV内に選択的に留置するようになり，その分布形態は詳細に解析され始めた。また，不整脈治療のカテーテルアブレーションでも，心内膜側からのカテーテル操作では到達しにくい部位に心外膜側のCVからアプローチを行うこともある。

　冠動脈の分布に個人差が大きいように，心静脈の分布もさまざまである。マイナーな構造物であるかもしれないが，臨床の現場でアプローチする機会も多くなりつつある。今後，さまざまな症例のバリエーションに対応できるように，基本的な走行パターンを理解しておく必要がある。

　CVは冠静脈（coronary vein）と記載されることもあり，これは循環器学会用語集にも収載されているが，解剖学成書では心（臓）静脈の名称で記述されており，欧米の文献においてもcardiac veinの記述が多い。

心静脈（CV）

　CVは多くの部分は冠動脈に伴走しているが，CSに流入する部分では冠動脈と交差したり，単独で走行したりする部分もある。主要な心静脈としては大心静脈と中心静脈がある。

(1) 大心静脈（great cardiac vein；GCV）

　大心静脈は心尖部前面から左冠動脈前下行枝（LAD）に伴走して左室前壁を心基部に向かう。LADに伴走する部分は前室間静脈（anterior interventricular vein；AIV）ともよばれる。心基部に至ると，左心耳下の両室間溝基部（冠状溝，anterior interventricular groove）で冠動脈回旋枝（CX）に伴走するように左に方向を転じる。この部分はLAD，CXとGCV（AIV）により三角形の領域を呈するため，"The triangle of Brocq and Mouchet（ブロークとムーシェの三角）"とよばれることもある（図1）[1]。

　2本の冠動脈とGCVの位置関係は多様性があり，GCVが上であったり，動脈が上であったりする[2]。この後，GCVは房室間溝（atrioventricular groove）を側壁から後壁方向に進みCSに流入する部分までがGCVである（図2）。一般的に動脈と静脈の血流は反対側に流れるのが基本であるが，GCVがCXに伴走する部分では動脈血と静脈血が順行性に並走して流れる特異な部分といえる。

　GCV本幹はCRTの左室リードの留置部位としては適さないことが多いが，AIVの近位部は大動脈弁輪や肺動脈弁輪に近接する部分であり，カテーテルアブレーション治療では，同部位が起源となる心室不整脈で心内膜側からアプローチが困難な場合はこの静脈

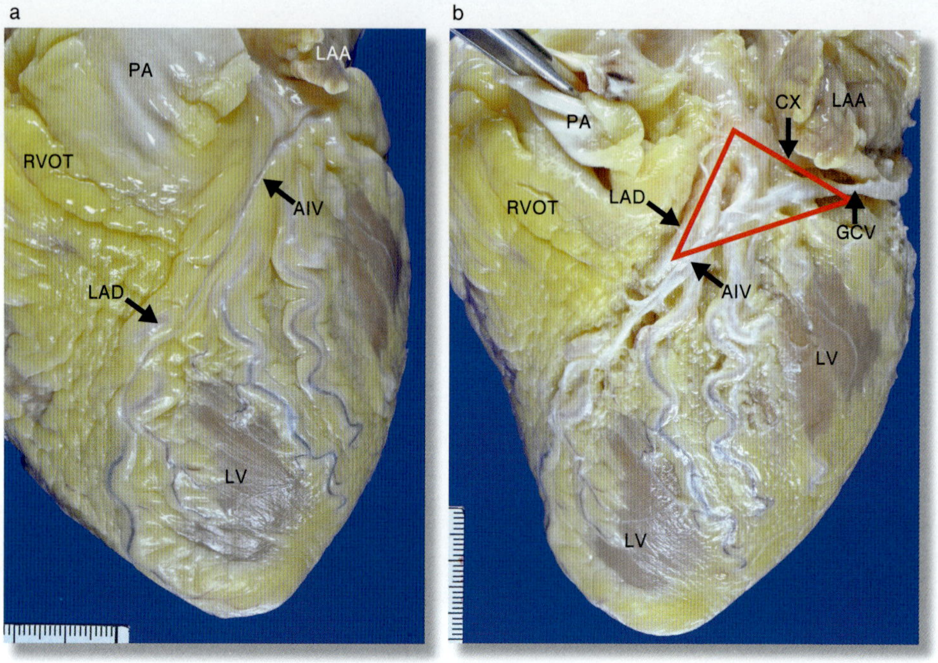

治療に必要な基礎知識　心・血管疾患の検査，治療時に必要な解剖学

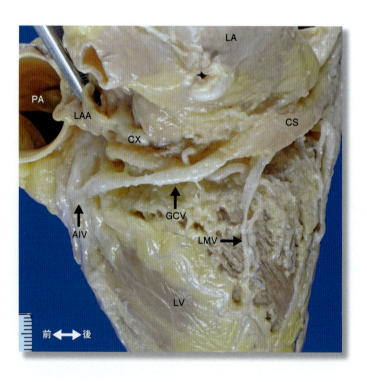

図1　心静脈の走行（大心静脈）（ホルマリン固定後）

a：ヒト心臓の前面。
b：心外膜脂肪を一部取り除いたところ。△は「The triangle of Brocq and Mouchet」を示す。
AIV：前室間静脈，CX：回旋枝，GCV：大心静脈，LAA：左心耳，LAD：前下行枝，LV：左室，PA：肺動脈，RVOT：右室流出路。

図2　ヒト心臓の左側面からみた心静脈の走行（大心静脈）（ホルマリン固定後）

この症例は回旋枝がやや心房側に偏位して走行している。
AIV：前室間静脈，CS：冠静脈洞，CX：回旋枝，GCV：大心静脈，LA：左房，LAA：左心耳，LAD：前下行枝，LMV：左辺縁静脈，LV：左室，PA：肺動脈。

112

2c｜心静脈の分布と冠静脈洞の解剖

を利用する方法もある[3]。

(2) 中心静脈 (middle cardiac vein；MCV)

中心静脈は心尖部から後壁の両室接合部を基部に向かってほぼ直線的に上向し，CSの開口部のわずかに遠位部に下方から合流する（図3）。合流するまでは右冠動脈の後下行枝（#4：posterodescending branch；PD）に伴走する。この静脈は，ほぼ心室中隔上に位置しており，CRTの左室リードの至適留置部位となることはほとんどない。MCVとGCVは心室を前後に輪状に囲むよう位置しており，多くの症例ではその灌流域はほぼ同等とされるが，MCVが優位に心尖部を超えて前壁側に回り込むものや，その反対もあ

る[4]。また，心尖部で両者が連続性をもって灌流していることもある[2]。

(3) 小心静脈 (small cardiac vein)

大・中心静脈があるので，小心静脈も存在するが前2者に比べて著しく小さい。右側房室接合部を右冠動脈に伴走するように冠静脈洞の開口部付近で接合する。ペーシングリードが挿入できるような大きさであることはほとんどないが，三尖弁輪を旋回する心房粗動のカテーテルアブレーション治療の際はアブレーションの焼灼線上と交差し，また弁輪部の心筋層内を走行することもあるため，ときにアブレーションの焼灼効果に影響を与えることもあると考えられている[5]。

(4) 左室後側壁に分布する心静脈（CRTの左室リード留置部位として選択されることの多い心静脈）

CRTの左室リードの至適留置部として選択される静脈の多くは，GCVとMCVの間で左室後側壁を上行してCSに流入する静脈である（図4）。この部分の心静脈の分布は個人差が著しく一定しておらず，成書においても明確な記載に乏しい。

最近のcardiac morphologistとradiologistにより書かれた総説においては，左室側壁を上行してGCVやCSに接合するものを①left marginal vein (LMV，左辺縁静脈)（図2），後側壁を右方向に斜めに上行するものを②posterior vein (PV，後静脈)（図5a）と記載している[6]。前者は単にlateral

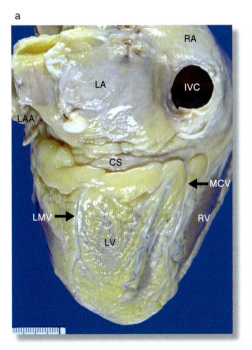
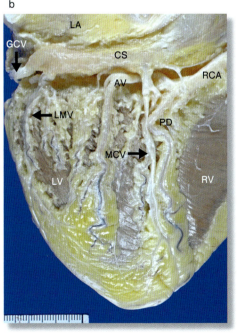

図3 心静脈の走行（中心静脈）（ホルマリン固定後）

a：ヒト心臓の後面。
b：心外膜脂肪を一部取り除いたところ。

AV：右冠動脈房室枝，CS：冠静脈洞，GCV：大心静脈，IVC：下大静脈，LA：左房，LAA：左心耳，LAD：前下行枝，LMV：左辺縁静脈，LV：左室，MCV：中心静脈，PD：右冠動脈後下行枝，RA：右房，RCA：右冠動脈，RV：右室。

治療に必要な基礎知識 心・血管疾患の検査，治療時に必要な解剖学

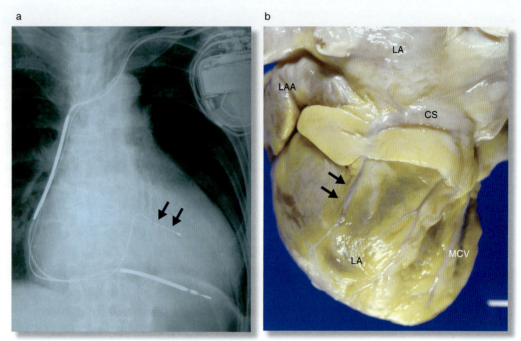

図4　CRTデバイスの留置
a：→は冠静脈洞から挿入された左室リードの先端部。
b：aと同一の心臓の後面（ホルマリン固定後）。→は冠静脈洞から挿入された左室リードの先端部。後静脈（posterior vein）とよばれる静脈に挿入されている。
CS：冠静脈洞，LA：左房，LAA：左心耳，MCV：中心静脈。

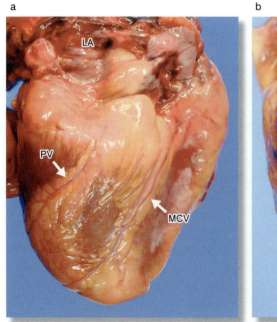
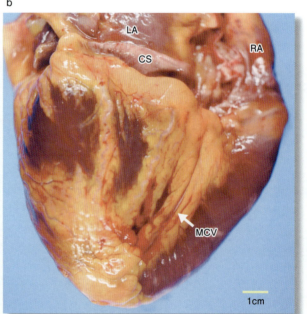

図5　心臓後面の心静脈の分布（ホルマリン固定前）
a：後静脈を認める例。
b：太い心静脈の分布がみられない例。
CS：冠静脈洞，LA：左房，MCV：中心静脈，PV：後静脈，RA：右房。

vein,後者はposterolateral veinと記載する文献もあり一定しない[7]。いずれの静脈も70％程度の症例において確認されるとの報告があるが，個人差が大きく，文献によってもややばらつきがある[8,9]。

左室リードの挿入には1.5mm以上の径が必要とされるが[6]，わずかに細い静脈を認めるにすぎない症例もある（図5b）。また，これら左室後側壁に分布する静脈はCSやGCVへの合流角度も症例差が大きい。比較的CSに向かって垂直に合流するものから（図6a），左室壁を斜走してそのまま斜めに合流するものもある（図6b）[2]。これらの分岐角度はCRTの左室リードの挿入や固定性などカテーテルの施術に影響を及ぼす因子と考えられる。また，図3aのようにMCVが左室方向から斜走したり，図6bのように左室心尖部からMCVに向かう分岐を有していたりする場合は，透視画像上これらをposterior veinと判別するのに苦慮する場合も想定される。

これらの分岐形態の解析は静脈造影によるものが以前は主流であったが，現在はCTなどの三次元画像が比較的容易に得られるようになり，あらかじめどのような静脈分布をしているかは術前に評価が可能である。

冠静脈洞（CS）

冠静脈洞は右房の後下方に開口している（図7）。この部分は冠静脈洞入口部（coronary sinus ostium；CSos）と呼称することもあるが，血流の方向を考慮すると開口部（CS opening，CS orifice）が妥当である。正常大の心臓でCS開口部は直径10～15mm程度である[10-12]。開口部はおおむね円形からやや横長の楕円形をしているが，直線的にあまり径を変えずに右房に開口するものから，大きくラッパ状に右房に開くものもある。後者では房室結節との位置関係が予想以上に近接すること

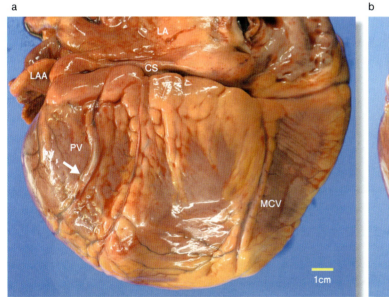
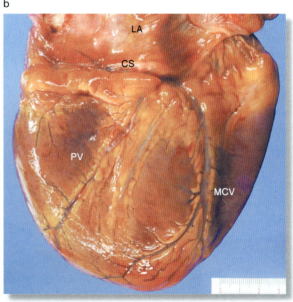

図6 心臓後面の心静脈の分布様式（ホルマリン固定前，いずれも拡張型心筋症例）
a：比較的冠静脈洞に対して垂直に流入する静脈（→は左室リードが留置されている）。
b：冠静脈洞に対し斜めに流入する静脈。aよりも冠静脈洞の開口部近くに接合している。MCVにも左室後壁から斜めに合流する心静脈がある。
CS：冠静脈洞，LA：左房，LAA：左心耳，MCV：中心静脈，PV：後静脈。

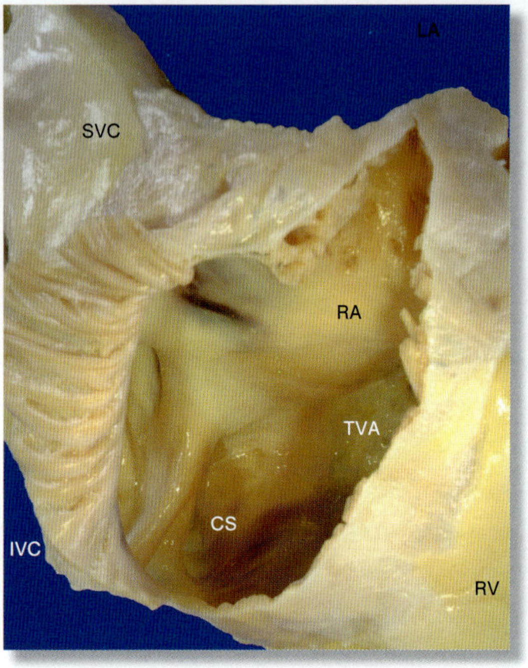

治療に必要な基礎知識 心・血管疾患の検査，治療時に必要な解剖学

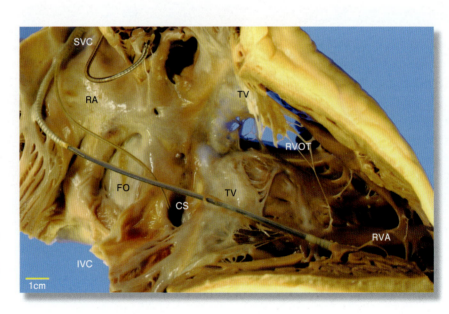

図7 右房側面からみた冠静脈洞開口部（ホルマリン固定後）

右房の自由壁のみ切り取って，心房中隔面をみた図。
CS：冠静脈洞，IVC：下大静脈，RA：右房，RV：右室，SVC：上大静脈，TVA：三尖弁輪。

図8 拡張型心筋症で拡大した冠静脈洞開口部（完全に右房・右室を展開した図，ホルマリン固定後）

CRT-Dが留置され，冠静脈洞にリードが挿入されている。
CS：冠静脈洞，FO：卵円窩，IVC：下大静脈，RA：右房，RVA：右室心尖部，RVOT：右室流出路，SVC：上大静脈，TV：三尖弁。

もある[12]。また，心筋症や弁膜症など心臓のサイズや心房が拡大する病態においては開口部も拡大する（図8）。

CSの上方はEustachian（ユースタキアン，オイスタキアン）稜，下方は三尖弁輪があり，両者に挟まれるように位置し，Kochの三角部を形成している（p.55「刺激伝導系の構造」参照）。CSの開口部にはThebesian（テベシアン）弁とよばれる胎生期の弁状構造物が一部遺残することがある（図9）。多くの症例ではCS開口部外側にわずかに認める程度であるが，まったく存在しない症例や大きく膜状に開口部を覆うものもある。後者ではカテーテルやリード挿入時の際に障害となることが考えられる（図9b）。

また，下大静脈に付着する静脈洞弁の遺残物であるChiari network（キアリ・ネットワーク）のひも状の構造物がCS周囲にも及ぶことがある（図9c）。CSは開口部から僧帽弁輪に沿って走行し，やや弁輪上方の左房壁寄りに走行するものが多いが，ほぼ僧帽弁輪の高さにあるものや，大きく左房壁寄りに偏位して位置するものもみられる（図10）。

CSは解剖学的に開口部から周囲に心筋細胞が全周取り巻いている部分で（図10），長さは心臓の大きさにもよるが，正常大のヒト心臓では3〜5cm程度ある[11,13]。CS周囲の筋束はその前面で左房後壁の心筋と連続性がある。GCVとの境界部にはVieussens（ヴィユサンス）弁とよばれる微小な静脈弁があり，ここから先のGCVでは心筋細胞の包囲がなくなる（図10c）[13]。CS周囲の心筋はCSの遠位端で胎生期の左上大静脈の遺残物であるMarshall（マーシャル）束（Marshall靱帯，Marshall静脈）の周囲にまばらに連続して，多くは盲端に終わる。Marshall束は左肺静脈と左心耳の境界部に向かって，上大静脈とおおむね平行な方向で走行する（図11a）。

ときに大きく遺残したものが左上大静脈遺残（persistent left superior vena cava；PLSVC）で（図11b），左

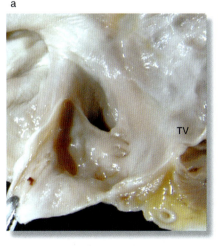 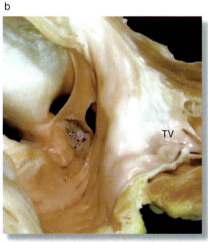 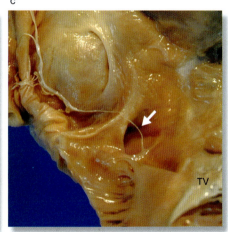

図9　さまざまな冠静脈洞開口部
a：開口部の外側に小さなThebesian弁を認める。
b：開口部の大部分を覆うような膜状の組織を認める。
c：下大静脈付近に付着するChiari networkのひも状の構造物が冠静脈洞開口部まで連続している（→）。
TV：三尖弁。

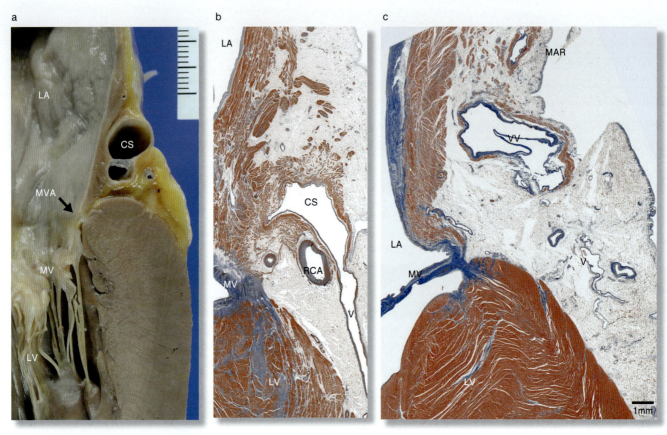

図10 心静脈と冠静脈洞の断面と周囲組織の関係
a：肉眼像。冠静脈洞・大心静脈は僧帽弁輪よりやや心房寄り（上方）の脂肪組織内（atrioventricular groove）を走行している。
b：冠静脈洞の断面。冠静脈洞の周囲には心筋組織が取り巻き，左房の心筋と連続している。心室方向から心静脈が接合しているが，その周囲に心筋の付属はない（Masson's trichrome 染色）。
c：冠静脈洞と大心静脈の境界部。Vieussens弁がみられる。この部分ではすでに静脈周囲には心筋の取り巻きが疎になっており，左房壁の心筋とも連続性がほとんどみられない。静脈の上方にはMarshall束の管腔がみられ，その周囲に心筋が分布している（Masson's trichrome染色）。
CS：冠静脈洞，LA：左房，LV：左室，MAR：Marshall束，MV：僧帽弁，MVA：僧帽弁輪，LV：左室，RCA：右冠動脈，V：心静脈，VV：Vieussens弁。

の鎖骨下静脈から下行してCSへ灌流することがある。PLSVCは日本人のヒト剖検心の検討で約2％にみられるとされる[4]。Marshall束は細いカテーテルが挿入できる程度の管腔を伴うものから，管腔のない線維束までさまざまである（図12）。また，この領域には自律神経線維が豊富で[14]，心房細動などの発生に関与することも指摘されており，カテーテルアブレーションの治療の対象部位となることもある[15]。

2c｜心静脈の分布と冠静脈洞の解剖

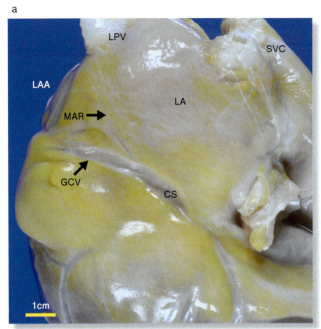
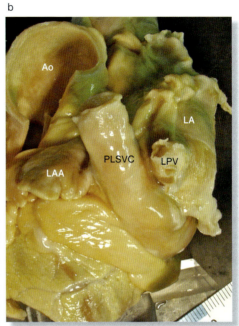

図11 Marshall束と左上大静脈遺残
a：Marshall束の肉眼像（左房を後方からみた像）。比較的太いMarshall束であるが，先端部分は先細りして不明瞭になっている。
b：左上大静脈遺残（左房を左側方からみた像）。左肺静脈と左心耳の境界部分に冠静脈洞から連続して太い管腔が連続している。
CS：冠静脈洞，GCV：大心静脈，IVC：下大静脈，LAA：左心耳，LA：左房，LPV：左肺静脈，LV：左室，
MAR：Marshall束，PLSVC：左上大静脈遺残，SVC：上大静脈，Ao：大動脈。

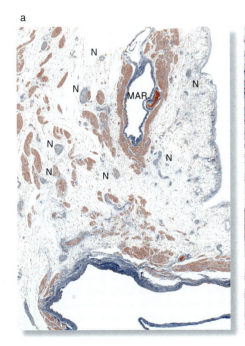
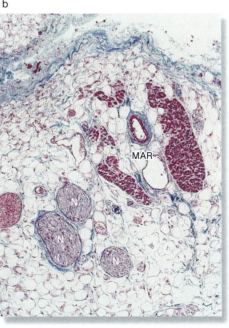

図12 Marshall束の組織像
（Masson's trichrome染色）

a：図10cのMarshall束の拡大図。比較的大きい管腔で静脈の構造をしている。周囲に自律神経組織（N）が分布している。
b：Marshall束の管腔がわずかな症例。周囲の心筋の量もわずかである。自律神経線維（N）も伴っている。
N：自律神経線維，MAR：Marshall束。

文献

1) El-Maasarany S, Ferrett CG, Firth A, et al: The coronary sinus conduit function: anatomical study relationship to adjacent structures. Europace 7: 475-481, 2005.
2) 福島孝男：冠静脈洞に流入する心臓静脈の形態と冠状動脈優位型との関係. 日医大誌 62: 482-500, 1995.
3) Kaseno K, Tada H, Tanaka S, et al: Successful catheter ablation of left ventricular epicardial tachycardia originating from the great cardiac vein: a case report and review of the literature. Circ J 71: 1983-1988, 2007.
4) Kawashima T, Sato K, Sato F, Sasaki H: An anatomical study of the human cardiac veins with special reference to the drainage of the great cardiac vein. Ann Anat 185: 535-542, 2003.
5) Igawa O, Adachi M, Hisatome I, Matsui Y: Histologic background for resistance to conventional catheter ablation of common atrial flutter. J Cardiovasc Electrophysiol 15: 829-832, 2004.
6) Saremi F, Muresian H, Sánchez-Quintana D: Coronary veins: comprehensive CT-anatomic classification and review of variants and clinical implications. Radiographics 32: E1-32, 2012.
7) Spencer JH, Larson AA, Drake R, Iaizzo PA: A detailed assessment of the human coronary venous system using contrast computed tomography of perfusion-fixed specimens. Heart Rhythm 11: 282-288, 2014.
8) Sun C, Pan Y, Wang H, et al: Assessment of the coronary venous system using 256-slice computed tomography. PLoS One 9: e104246, 2014.
9) Singh JP, Houser S, Heist EK, Ruskin JN: The coronary venous anatomy: a segmental approach to aid cardiac resynchronization therapy. J Am Coll Cardiol 46: 68-74, 2005.
10) Inoue S, Becker AE: Koch's triangle sized up: anatomical landmarks in perspective of catheter ablation procedures. PACE 21: 1553-1558, 1998.
11) Habib A, Lachman N, Christensen KN, Asirvatham SJ: The anatomy of the coronary sinus venous system for the cardiac electrophysiologist. Europace 11: v15-v21, 2009.
12) Matsuyama TA, Ho SY, McCarthy KP, et al: Anatomic assessment of variations in myocardial approaches to the atrioventricular node. J Cardiovasc Electrophysiol 23: 398-403, 2012.
13) Chauvin M, Shah DC, Haïssaguerre M, et al: The anatomic basis of connections between the coronary sinus musculature and the left atrium in humans. Circulation 101: 647-652, 2000.
14) Makino M, Inoue S, Matsuyama TA, et al: Diverse myocardial extension and autonomic innervation on ligament of Marshall in humans. J Cardiovasc Electrophysiol 17: 594-599, 2006.
15) Han S, Joung B, Scanavacca M, et al: Electrophysiological characteristics of the Marshall bundle in humans. Heart Rhythm 7: 786-793, 2010.

Ⅱ 治療に必要な基礎知識　心・血管疾患の検査，治療時に必要な解剖学

d 2 ペースメーカリードの装着に関して
右室心尖部

大郷恵子（国立循環器病研究センター臨床検査部臨床病理科）

はじめに

　従来，徐脈に対するペースメーカ治療の心室リードは右室心尖部の先端に留置されてきた。粗い肉柱形成が特徴的な右室心尖部はリード先端の安定性に優れ，留置が比較的容易である一方，心尖部の先端や近傍の右室自由壁の心筋層は非常に薄いため，心穿孔が重要な合併症である。近年，電気生理学の進歩に伴い，心室不整脈に対する植込み型除細動器（implantable cardioverter defibrillator；ICD）の植え込みや，心臓内伝導障害を伴う慢性心不全に対する心室再同期療法（cardiac resynchronization therapy；CRT）が行われるようになった。ICDでは従来のペースメーカ同様の右室心尖部への固定が一般的であるが，CRTでは，標準的な心尖部領域のほか，中隔〜右室流出路への固定も模索されている。

　発生を含む右室全体の肉眼的構造はp.31「両心室の肉眼的構造」に詳しいので，本項は右室心尖部の肉眼的構造について，右室リード留置との関連に焦点を置いて解説する。

右室心尖部の位置

　心臓の生体内での位置はやや左方に回旋しているため，右室は前面（胸骨のすぐ後ろ）に位置し，前方から見ると三角形に近く，円錐形の左室を右側から包むように存在する[1,2]。通常長軸方向で，右室は左室より短いので，心臓としての心尖部（最先端部）は，円錐形の左室の頂点にあたる左室心尖部が優位で形成される（注：肺高血圧による高度の右室圧負荷状態など，右室が肥大・拡張する病態では，右室が優位となる）。このため，右室心尖部の位置は，通常心陰影の心尖部の少し内側となる。しかし右室は症例によって大きさが異なり，心尖部の透視での位置も異なっていることを念頭に置いておく必要がある[3]。

　図1に恒久的ペースメーカ植え込み例の，胸部単純X線写真（図1a）とそれと比較可能な剖検時体内における心臓の外観（図1b）を示す。▶が右室心尖部の位置である。さらに同症例の取り出した心臓の四腔断面像（図1c）では，心室リードが上大静脈から右房を通り，三尖弁を越えて右室心尖部の先端（the tip of the RV apex，▶）に留置されている様子がわかる。

右室心尖部内腔面の肉眼的構造

　図2に，剖検心（図1とは別の恒久的ペースメーカ植え込み例）の透視における右前斜位に近い像（図2a）と四腔断面像（図2b）を用いて右室の内部構造を示す。右室腔は解剖学的に，流入部（inlet component），心尖の肉柱部（apical trabecular component），流出部（outlet component）の3成分に分けられ，血流の方向は心尖部を頂点とするV字型を呈する。流入部の始まりは三尖弁輪，流出部の終わりは右室流出路（漏斗部）の肺動脈弁尖の付着部であるが，各成分の間に明瞭な境界があるわけではない[1]。

　右室の心尖の肉柱部は粗い肉柱の発達（coarse trabeculation）が特徴的で，左室の細かく十字状に交差する肉柱と対照的である。心室リードの固定位置に右室心尖部が用いられてきたのは，この粗い肉柱形成のおかげでリー

| 治療に必要な基礎知識 | 心・血管疾患の検査，治療時に必要な解剖学

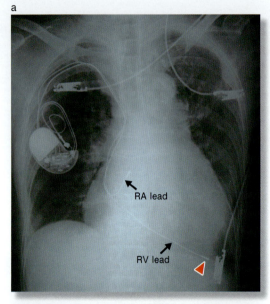
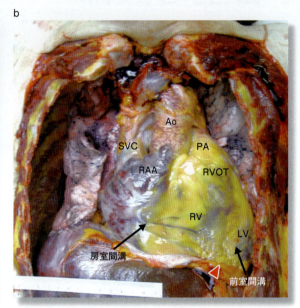
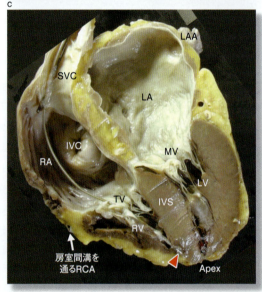

図1　恒久的ペースメーカ（DDD）植え込み症例1
　　　（剖検例。80歳代，女性。高血圧，房室ブロック）

a：胸部単純X線像。心室リード（RV lead）の先端（▶）が右室心尖部である。左室肥大により心胸郭比（CTR）は増大し，心尖部も正常よりかなり左方へ偏位している。心房リードは右心耳に留置されている。

b：体内における心臓の外観（剖検時，開胸後心嚢を除いた像）。胸部X線（a）の心陰影に対応する像で，右室が左室の前面にあり，右側から左室を覆う様がわかる。左右心室の境である前室間溝を左冠動脈前下行枝が心尖部に向かって走行する。心室リードは，上大静脈から右房を通り，三尖弁（房室間溝が三尖弁輪）を越えて右室心尖部（▶の辺り）へ向かう。

c：心臓の割面（心エコーの四腔断面像に相当。a，bの正面像とは面が異なることに注意）。高血圧性心肥大と両心房拡大が顕著な心臓である。心室リードは上大静脈から右房を通り，三尖弁を越えて右室心尖部の先端（▶）に留置されている（右心耳へ向かう心房リードは，右房に入ったところで切断してある）。通常長軸方向で右室は左室より短いので，心尖は左室優位である。リードが固定される右室心尖部の先端および近傍の自由壁の心筋層は非常に薄いことに注目。

Ao：大動脈，IVC：下大静脈，IVS：心室中隔，LA：左房，LAA：左心耳，LV：左室，MV：僧帽弁，PA：肺動脈，RA：右房，RAA：右心耳，RCA：右冠動脈，RV：右室，RVOT：右室流出路，SVC：上大静脈，TV：三尖弁。

ド先端の固定が容易であることも大きい。一方で，右室自由壁の正常な壁厚は肉柱を除き3〜5mmであるが，心尖先端部では非常に薄くわずか1mm程度のこともしばしばであるので，容易に穿孔を起こしうる[1,2]（図1c, 2a, b）。

心尖部へ向かう解剖学的に重要な右室中隔の肉柱構造物として，中隔縁柱（septomarginal trabeculation；SMT）がある。これは右室の中隔面を支えるように下方に走る太い筋束で，途中で枝分かれをするが，その

うち心腔を横切るように前壁の前乳頭筋の底部に挿入する太く目立つ肉柱は，調節帯（moderator band）とよばれ，右室に特徴的な構造物の一つである（図2a, b）。刺激伝導系の右脚は中隔縁柱の心内膜下を下り，大きな枝が

2d｜右室心尖部

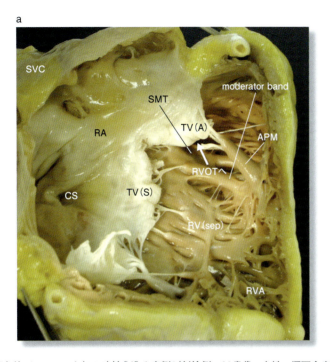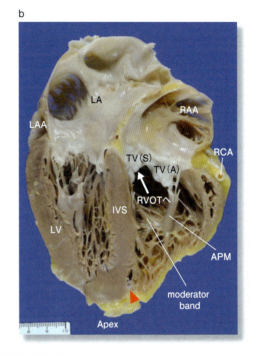

図2　恒久的ペースメーカ（DDD）植え込み症例2（剖検例。80歳代，女性。洞不全症候群，高血圧）

a：右室の内部構造（右前斜位像に相当）。上大静脈近傍から心尖部に向けて，右房・右室自由壁（前壁）を切開後，展開し，心内膜面がよく見えるように心房リードおよび右室心尖部先端に留置されていた心室リードは抜去してある。右室心尖部は粗い肉柱形成が特徴的であるが，心筋層は非常に薄い。正面には中隔が観察され，三尖弁中隔尖の腱索が複数付着している。中隔縁柱（septomarginal trabeculation；SMT）から自由壁の前乳頭筋付着部へ横断する太い肉柱は調節帯（moderator band）とよばれる右室に特徴的な構造物で，その心内膜下を刺激伝導路の右脚の枝が走行する点でも重要である。

b：心臓の割面（心エコーの四腔断面像に相当）。aの心臓中隔（三尖弁中隔尖のやや内側を通る位置）で割を入れたものである。壁の薄い右室の心尖部先端の中隔寄りに心室リード先端周囲のトンネル状の線維化がみられる（▶）。

APM：前乳頭筋，CS：冠静脈洞，IVS：心室中隔，LA：左房，LAA：左心耳，RA：右房，RAA：右心耳，RCA：右冠動脈，RV（sep）：右室（中隔），RVA：右室心尖部，RVOT：右室流出路，SMT：中隔縁柱，SVC：上大静脈，TV：三尖弁［A：前（上）尖，S：中隔尖］。

調節帯の筋束内を通り，右室前壁へ電気的興奮を伝えていることから，これらは電気生理学的にも重要な構造物である[1]。

右室リード固定時の留意点

カテーテルによる不整脈出現の可能性や，リード固定位置の正確な同定のため，心電図と透視のモニターで確認しながらリードを右室心尖部に固定する[3]。右房から直接右室心尖部へリードが挿入できる場合もあるが，右房内の三尖弁輪上に開口する冠静脈洞（図2a）への誤挿入を避けるため，いったん肺動脈へ挿入した後，右室にリードを落とす方法も取られている（冠静脈洞の詳しい解剖については，p.111「心静脈の分布と冠静脈洞の解剖」を参照）。そのほか，卵円孔開存や心房中隔欠損を介する左室への誤挿入も起こりうる。

リード固定に伴う合併症のなかで，心穿孔は心タンポナーデを起こし重篤になりうる重要な合併症である。ペースメーカやICDのリードによる心穿孔は報告により異なるが，ペースメーカリードで0.1〜0.8%，ICDリードで0.6〜5.2%との報告がある[4]。急性期のほか，1カ月以上経ってからの穿孔も報告されている。

治療に必要な基礎知識　心・血管疾患の検査，治療時に必要な解剖学

右室のなかでも右室心尖部は，前述のように，先端とその近傍の自由壁の肉柱を除く心筋層は非常に薄いため最も危険な部位である．穿孔のリスクを減らすために，リードやスタイレットを強く押さないようにすることが肝要である．

4,000例を超える恒久的ペースメーカ植え込み例における，心穿孔に合致する心囊液貯留例（頻度1.2%）を解析した報告では，穿孔の危険因子は，ステロイド使用，一時ペーシングリードの併用，スクリューインリード（active-fixation）（以上，単変量・多変量解析とも），低BMI（body mass index），高齢，長い透視時間（以上，単変量のみ）で，逆に穿孔に対し単変量・多変量解析のいずれでも保護的であったのは，肺動脈圧上昇（＞35mmHg）（右室肥大による保護的効果が推定される）のみであった（BMI＞30は単変量解析でのみ保護的）[5]．リードの種類で差がないとする報告もあるが，実際ねじ込み式であるため，心尖部でも中隔の方向に置くなどの工夫が望まれる．

また近年，ICD植え込みやCRT施行例の増加に伴い，従来のペースメーカ留置例で多かった単純な洞不全症候群や完全房室ブロックといった症例よりも，心筋症など心不全症例への植え込みの割合が増加している．そのなかで不整脈原性右室心筋症（arrhythmogenic right ventricular cardiomyopathy：ARVC）は，右室優位の心筋症であり，右室心尖部，右室流出路（漏斗部），下壁が線維脂肪化病変の好発部位とされ，図3のように壁の

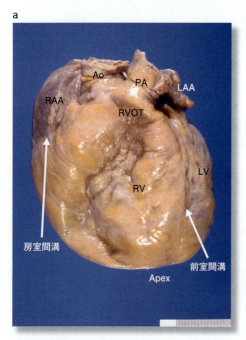
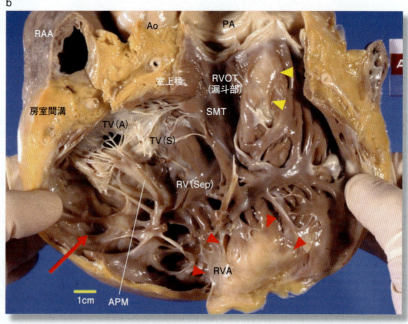

図3 不整脈原性右室心筋症（ARVC）症例の剖検心（30歳代，男性．デバイスの植え込みはなし）

a：剖検心の正面像．高度の右室拡大を認め，表面の凹みから壁の菲薄化・瘤状化が示唆される．右室拡大により心尖部も両室からなっている．
b：右室の心尖部から流出路（漏斗部）を開いた像．ARVCの病変の好発部位とされる右室心尖部に心筋の消失・線維脂肪化による高度の壁の菲薄化を認める（▶）．また，その他の好発部位である，右室流出路（漏斗部：▶）および下壁（→）にも高度の菲薄化病変を認めた．またその他の部位も肉柱はある程度みられるが，緻密層はほとんど脂肪に置き換わっており，病変は全体に及んでいることにも注意されたい．
Ao：大動脈，APM：前乳頭筋，LAA：左心耳，LV：左室，PA：肺動脈，RA：右房，RAA：右心耳，RV：右室，RVA：右室心尖部，RVOT：右室流出路，RV（sep）：右室（中隔），SMT：中隔縁柱，TV：三尖弁[A：前（上）尖，S：中隔尖]．

菲薄化や瘤状化を呈している場合もある。これらの症例ではペーシングリードの留置時のみならず，マッピングなどを含むカテーテル操作全般で特に注意したい。

またCRTは，両室ペーシングによる心不全の改善を目指していることから，右室リードを，右室心尖部ではなく，中隔さらには流出路などの非心尖部へ置くことも試みられているが，まだ有効性は確立されていない。解剖学的に，心尖部の中隔（apical septum）は比較的安全と考えられ，CRTではこの部分への留置が一般的と考えられる（図4）が，調節帯～中隔縁柱を越えて右室流出路側に進むにつれて，中隔は凸面を呈し，留置が難しくなることが予想される。また，右室流出路（漏斗部）は流入部との境界である室上稜から上に伸びるfree standingの筒状の筋肉である。

電気生理学的に流出路の中隔部と表現される部分は，解剖学的には真の心室中隔ではなく，心外膜脂肪組織を介して大動脈洞と接しており（図3b），肺動脈弁付着部に向かうにつれ壁厚も1～2mmと薄くなることに注意する[1,6]。透視での位置確認の正確性にも限界があるとされるので，心尖部以外への留置を行う場合には，前壁や右室流出路への穿孔のリスクの認識と，十分な解剖学的知識が必要である。

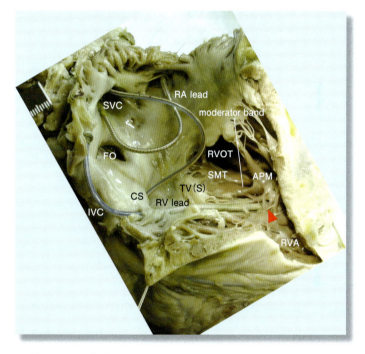

図4 CRT-D植え込み症例（剖検例。70歳代，男性。拡張型心筋症）
右室リードは，右室心尖部先端ではなく，調節帯（moderator band）よりやや心尖部寄りの中隔に留置されている（▶）。
APM：前乳頭筋，CS：冠静脈洞，FO：卵円窩，IVC：下大静脈，RA：右房，RVA：右室心尖部，RVOT：右室流出路，SMT：中隔縁柱，SVC：上大静脈，TV(S)：三尖弁中隔尖。

文献

1) Ho SY, Ernst S: Anatomy for Cardiac Electrophysiologist. A Practical Handbook, Cardiotext Publishing LLC, Minneapolis, 2012.
2) Sheppard MN: Autopsy cardiac examination. in "Practical Cardiovascular Pathology (2nd edition)", Hodder Arnold, London, 2011, p1-23.
3) 大江 透：不整脈．ベッドサイド診断から非薬物的治療まで．医学書院，東京，2007．
4) Carlson MD, Freedman RA, Levine PA: Lead perforation: incidence in registries. Pacing Clin Electrophysiol 31: 13-15, 2008.
5) Mahapatra S, Bybee KA, Bunch TJ, et al: Incidence and predictors of cardiac perforation after permanent pacemaker placement. Heart Rhythm 2: 907-911, 2005.
6) Cabrera JA, Sanchez-Quintana D: Cardiac anatomy: what the electrophysiologist needs to know. Heart 99: 417-431, 2013.

II 治療に必要な基礎知識　心・血管疾患の検査，治療時に必要な解剖学

2 ペースメーカリードの装着に関して

e リードの癒着

松山高明（京都府立医科大学大学院医学研究科細胞分子機能病理学）
岡村英夫（国立循環器病研究センター心臓血管内科部門不整脈科）

はじめに

心内膜面へのペースメーカリードの留置は，カテーテル手技によって，鎖骨下静脈から腕頭静脈，上大静脈を介して右房・右室に到達する経路が選択されることがほとんどである。また，心室再同期療法の左室ペーシングではさらに冠静脈洞（coronary sinus；CS）から心静脈内に至る経路が使われる（p.111「心静脈の分布と冠静脈洞の解剖」参照）。

このように心内膜面にリードを留置する場合，肩から心臓内に至る区間の血流内に長い線状の異物であるリードがその後一生涯にわたり留置されるため，色々な部分でリードが血管壁や心臓内の構造に接触し，その物理刺激により異物反応が生じて，静脈壁や心内膜面と線維性に癒着が生じることは避けられない[1,2]。

通常，ペースメーカリードと生体組織の癒着は患者の循環動態などに影響を与えることはないが，ペースメーカのジェネレータやリードに感染を生じた場合，抗菌薬での治療は限界があるため，感染源となったリード全体を抜去する必要が生じる。また，使用不能になったリード（遺残リード）により血管腔が狭小化した場合は，新たにリードを設置する前にリードを除去する必要が生じることもある。

通常，リードは留置後1年以内の短期間であれば周囲との癒着は完全に器質化されておらず，癒着の範囲も限定されることが多い。そのため，単純に牽引するのみで引き抜くことも可能なことがあり，かつては物理的な牽引抜去が行われることもあったが，癒着が強く引き抜き困難な場合は，無理に引き抜くと先端の留置部や癒着部分を損傷して穿孔などの危険な合併症を起こす可能性がある。このような抜去困難なリードは，これまでは外科的手技に頼っていたが，開胸せずに経静脈的にリード周囲の癒着組織をエキシマレーザーにより剥離して抜去する手技が開発され，わが国では2010年から保険適応となり実施されている[3]。

今後も，リード抜去の機会は増加すると考えられ，その手技を安全に行うためには，リードが血管や心臓内でどのように留置され，どのような部分で癒着を生じるか知っておくことは重要である。リードの心血管内での癒着を詳細に解析した報告は少なく[1,2]，生体側の因子としては心腔の大きさ，心機能，心拍数，不整脈の有無，抗凝固薬などの薬物も癒着の程度に関与する可能性がある。また，リード側の因子としてはリードの材質や太さ，長さなどの要因が想像される。リードの先端部ではステロイドが溶出するものを使用されることがあり，その組織変化の報告もあるが，ステロイドの有無で線維癒着の程度に大きな差は見出されていない[2]。さらに，最近エキシマレーザーによる抜去リードに付着した癒着組織の報告もあり，膠原線維の分析や電子顕微鏡による観察もされている[4]。

本項は，左鎖骨下静脈から経静脈的に留置される場合のリードの癒着部位や癒着部の組織学的変化について概説する。

リードは生体組織と接すればどこでも癒着を生じうるが，左鎖骨下からリードが右心系に挿入される経路のなかで癒着を生じやすい部位は，鎖骨下静脈から上大静脈を経て右房に至る静脈内やリードの先端部など図1，2に示す部分があげられる。しかし，リー

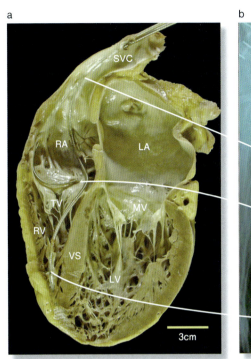
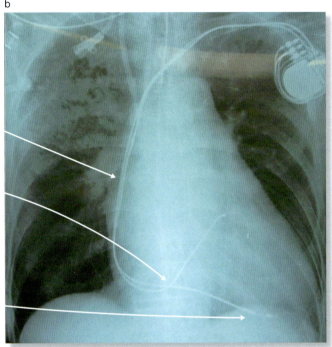

図1 広範囲に強固に癒着したペースメーカリードと同一症例の胸部X線写真（60歳代，男性，拡張型心筋症例，CTR-D，植え込み後4年3カ月）

胸部X線に→で示す部分がおおよそ癒着を生じる部分である。
LA：左房，LV：左室，MV：僧帽弁，RA：右房，RV：右室，SVC：上大静脈，VS：心室中隔。

ド先端の留置部位によりその途中の癒着部分も若干異なるため，今回は右室リード，右房リード，左室リード（CS-心静脈リード）に分けて示す。本項の記述は国立循環器病研究センターで2007～2014年までに経験したペースメーカ留置後の病理解剖症例（約40例）の所見をもとにした。

右室（心尖部）リード

右室心尖部リードは鎖骨下静脈から腕頭静脈・上大静脈を経て心臓内に入る。癒着を生じる主要な部分としては次の3カ所がある。

（1）鎖骨下静脈から上大静脈および上大静脈・右房接合部

この部分はリード留置後2，3カ月の症例ですでにリード表層に付いたフィブリン成分が部分的に静脈壁と軽い接着を始めている。留置後2年以上経過するとリード周囲の多くの部分でフィブリン成分の器質化による線維組織の付着がみられ，静脈壁と線維性の癒着を認める（図3a）。しかし，この段階では物理的な牽引によりリードは癒着した線維組織を損傷なく引き抜くことができる症例もみられる（解剖時の検索）。

さらに年数が経つと，広範囲に断続的な癒着をきたし，10年以上の長期にわたる留置症例では，鎖骨下静脈からほぼすべて連続して心臓内に至る部分まで癒着する症例もみられ，解剖時に用手的に強く牽引しても引き抜けないこともある（図3b）。また，通常はほかのリードと束になって線維組織に包まれている（図3b，5a）。右室心尖部リードは右房内でたわみをもたせるため，多くは右房壁内まで癒着する。その部位は右房後側壁に沿うことが多

治療に必要な基礎知識 心・血管疾患の検査，治療時に必要な解剖学

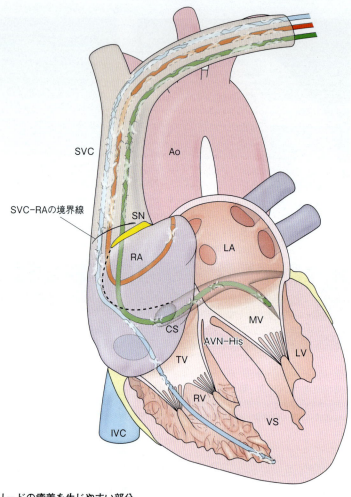

図2 リードの癒着を生じやすい部分
右房内 --- は分界稜の位置を示す。
Ao：大動脈，CS：冠静脈洞，IVC：下大静脈，LA：左房，LV：左室，MV：僧帽弁，RA：右房，RV：右室，SN：洞結節，SVC：上大静脈，TV：三尖弁，VS：心室中隔。

く，分界稜と上大静脈の境界部分（静脈洞部分）に癒着することになる。この部分は洞結節の存在部分に近いため，その位置関係を知っておくことは重要である（図4，5b）。

(2) 三尖弁
三尖弁尖は，リードの留置後2年を過ぎると線維性に癒着した症例を認めることがある。前述のように右房の後側壁側に沿って三尖弁輪に入るため，多くは三尖弁の中隔尖または後尖での癒着が多い（図6）。弁尖部分で腱索を巻き込むように癒着していることが多く，あたかもリード留置時に弁尖を貫通させたかのような形状を示すことも

2e｜リードの癒着

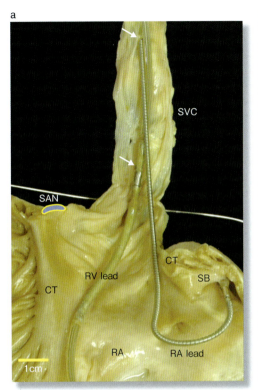
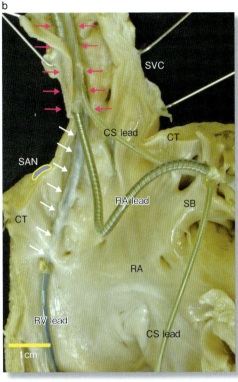

図3　上大静脈から右房のリード癒着

a：留置後2カ月症例（80歳代，男性，虚血性心筋症，ICD）。→部分でわずかに静脈壁に付着している。心室リードには全体的にフィブリン成分によるコーティーングが目立つ。

b：留置後7年1カ月（30歳代，女性，拡張相肥大型心筋症，CRT-D）。上大静脈内では3本のリードが束になって強固に癒着している（→）。右室リードだけは右房内まで癒着がみられる（→）。

CT：分界稜，RA：右房，SAN：洞結節存在部，SB：sagittal bundle，SVC：上大静脈。

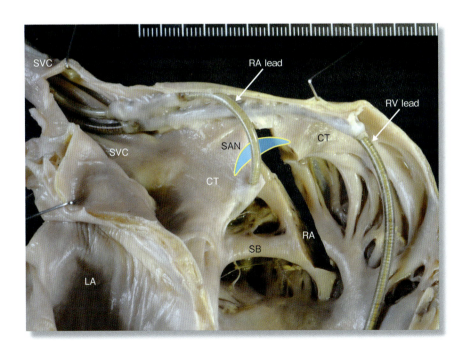

図4　右房内の心室リードの癒着（60歳代，男性，拘束型心筋症，DDDペースメーカ，留置後19年）

右室リードは右房内では分界稜の走行に沿って留置されて癒着を生じることが多く，上大静脈-右房境界部では洞結節の近くを横切ることが多い。

CT：分界稜，LA：左房，RA：右房，SAN：洞結節存在部，SB：sagittal bundle，SVC：上大静脈。

治療に必要な基礎知識　心・血管疾患の検査, 治療時に必要な解剖学

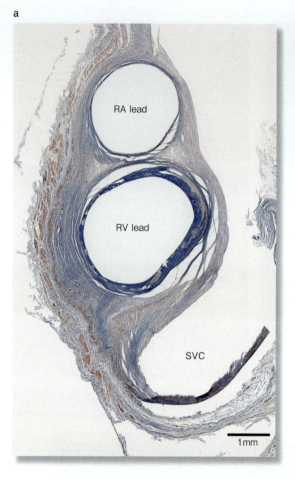
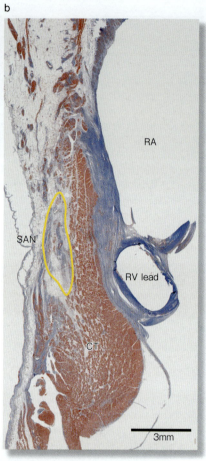

図5 リード癒着部分の組織像（Masson's trichrome染色）

a：上大静脈内での癒着。右房, 右室リードが鞘状の線維組織に囲まれ, 隣り合って静脈壁に癒着している（90歳代, 男性, 陳旧性心筋梗塞, DDDペースメーカ, 留置後7年10カ月）。

b：右房内分界稜筋束心内膜面に癒着したリード。リードの癒着部分は分界稜の筋束を介して洞結節（黄色で囲んだ部分）に隣接している（70歳代, 男性, 拡張型心筋症, CRT-D, 留置後6年11カ月）。

CT：分界稜, RA：右房, RV：右室, SAN：洞結節, SVC：上大静脈。

あるが（図7）, 多くは弁尖や腱索との繰り返す擦過による物理的刺激でリードを巻き込むように線維増生が生じていると考えられる。

長期留置例で, 右房内のリードのたわみがやや大きい症例では, 三尖弁輪上から下大静脈の開口部付近まで癒着を生じている症例もある。また, 三尖弁でのリードの癒着では軽度の三尖弁閉鎖不全を生じることもあり, そのような症例ではリードが癒着した周囲の弁尖は逆流を反映して心房側に彎曲（hooding）することがある（図7a）。

(3) 右室心尖部（リード先端の付着部）

右室の心内膜面は, 粗い肉柱構造が特徴であり, リードの先端付近はこの肉柱構造と線維性癒着を生じ, またこれによりリードの固定性を高めている。留置後2カ月程度では, 先述のように心室に至る途中の部分では癒着を生じていないことがほとんどであるが, リード先端部ではすでにリード周囲に線維組織の増生を認めることがあり, それに加えて心室では心筋の動きがより顕著であり, リード接地部分周囲の心筋の線維化も留置後数カ月の早い段階から観察される（図8）。この組織変化はリードからの電気刺激による組織反応と考えるより, 絶え間なく繰り返される周囲の心筋との物理的刺激による変化のほうが考えやすい[1]。

2e｜リードの癒着

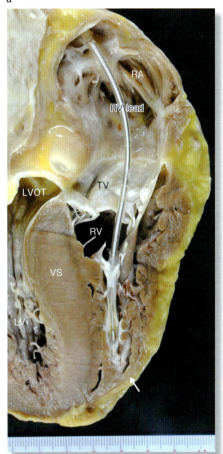
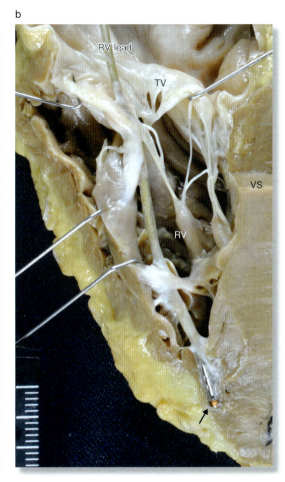

図6　右室リードの癒着

a：三尖弁の癒着がない症例（90歳代，男性，房室ブロック，VDDペースメーカ，留置後11年）。心尖部の先端付着部位（→）から上約3.5cmまでリードの周囲には線維組織による癒着を認める。

b：三尖弁の癒着を伴う症例（80歳代，女性，房室ブロック，DDDペースメーカ，留置後23年）。リードは全体的に線維組織でコーティーングされ，心尖部では肉柱間に挟まれるように癒着し，心尖部先端までリードは達している（→）。

LV：左室，LVOT：左室流出路，RA：右房，RV：右室，TV：三尖弁，VS：心室中隔。

右房リード

右房リードの癒着部分は心臓内に至る静脈と先端部分の2ヵ所であることが多い。

(1) 鎖骨下静脈から上大静脈

上大静脈までは右室心尖部リードにほぼ沿って留置されるが，リード先端が右房前面の右心耳先端部（sagittal bundle）方向に向くため，右房内に入る直前でやや前方に偏位する。そのため，上大静脈・右房接合部より上方（上大静脈寄り）で癒着は終わっていることが多く（図4），右室リードのように右房内まで長く癒着が続いている症例は少ない。したがって，洞結節部分よりは離れたところで癒着が終わることが多い。

(2) 右心耳（リード先端部）

リードの先端部分は右心耳先端を形成するsagittal bundleの上方や下方に形成されるいわゆるポケット構造内の櫛状筋が網目状に分布するところに留置されることが多い（図9）[5]。リード先端部分が櫛状筋と櫛状筋の間にはまるように留置されれば固着性はよいと思われるが，この部分は心筋成分が少なく，すぐ心外膜に接するような場所も多いため，リード抜去時には注意を要する。

治療に必要な基礎知識 心・血管疾患の検査，治療時に必要な解剖学

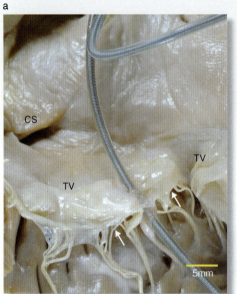
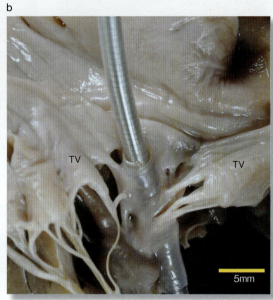

図7 右室リードの三尖弁との癒着
a：三尖弁の中隔尖の弁尖自由縁から腱索を数本巻き込んで癒着している（80歳代，男性，洞不全症候群，留置後4年11カ月）。リード周辺の弁尖はやや心房側にドーム状に変形しており，若干逆流が生じていた所見である（→）。生前の超音波検査では三尖弁逆流が軽度みられた。
b：腱索とともに一部乳頭筋とも癒着している（90歳代，男性，徐脈性心房細動，VVIペースメーカ，留置後10年）。
CS：冠静脈洞，TV：三尖弁。

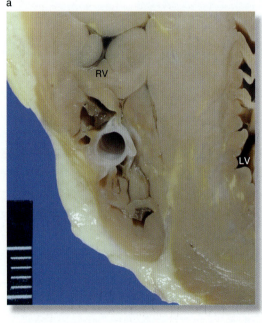
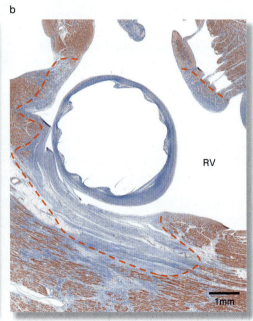

図8 右室心尖部の留置部
a：留置後2カ月の右室心尖部リード周囲（80歳代，男性，虚血性心筋症，ICD）。すでにリードの周囲に線維組織が形成されている。
b：留置後2年5カ月の右室心尖部リード周囲の組織像（40歳代，女性，拡張型心筋症，CRT-D）。リード周囲は厚い線維組織で被われるとともに，周囲の心筋ではリードとの擦過による線維化がみられる（---内）。
LV：左室，RV：右室。

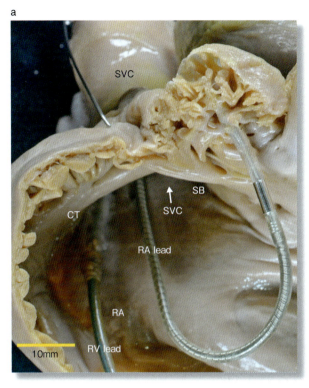
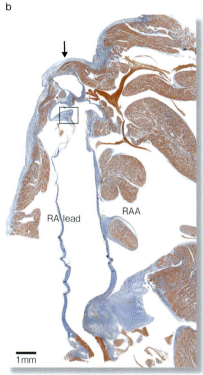
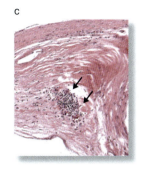
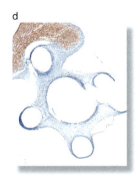

図9 右房リードの留置先端部

a：リードはsagittal bundleと三尖弁輪の間のポケット状になった部分に留置されている。先端部は細かい肉柱（櫛状筋）に絡むように固定している。先端部分の先はほとんど心筋がなく，ほぼ心外膜のみの構造であることがわかる（80歳代，男性，拡張相肥大型心筋症，ICD，留置後4年7カ月）。
b：心房リード先端部分の組織像（Masson's trichrome染色）。→部分がリードの先端留置部（30歳代，男性，拡張型心筋症，CRT-D，留置後3年1カ月）。
c：リードの周囲の線維組織の強拡大像。長期間経過した症例でも部分的に慢性炎症細胞浸潤（→）が散見される（H&E染色）。
d：タインドリードでは羽の部分の周囲も線維化している（Masson's trichrome染色）。
CT：分界稜，RAA：右心耳，RA：右房，SB：Sagittal bundle，SVC：上大静脈．

左室リード（CS-心静脈内リード，心室再同期療法用）

心機能の低下した心不全症例では除細動を行うICDとともに両心室再同期療法も広く行われるようになった。p.111「心静脈の分布と冠静脈洞の解剖」で述べた，CS開口部から逆行性にリードを挿入してその先の左室自由壁の心外膜面に分布する心静脈内に留置され左室壁を刺激する。左室リードは4～6Frで細いが，このリードも次の場所で癒着を生じやすい。

（1）鎖骨下静脈から上大静脈

前2本のリードに沿って癒着する。植込み型除細動器（implantable cardioverter defibrillator；ICD）やペースメーカからのアップグレードの症例では，このリードはほかの2本より留置期間が短いので，癒着が軽度であることも多い。CSへの挿入角度は右房の大きさやCS開口部の形状，選択される心静脈などにより異なり，さらにほかのリードとの位置関係から，癒着の位置や程度が異なることもある。

通常は右房リードと同じような癒着

治療に必要な基礎知識 心・血管疾患の検査，治療時に必要な解剖学

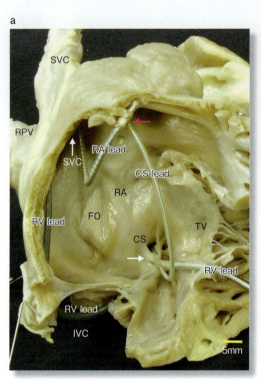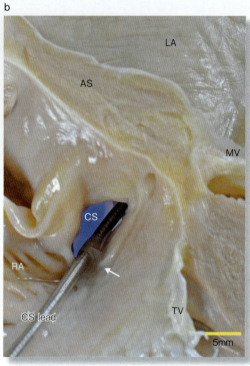

図10 左室（CS）リードの右房内での位置

a：CRT-Dの3本のリードが留置された右房（30歳代，女性，拡張相肥大型心筋症，CRT-D，留置後7年1カ月）。CSリードはsagittal bundle付近でRA leadと癒着している（→）。CS開口部ではThebesian弁の構造があり，リードはその最外縁部を中心に癒着している（→）。

b：留置後2～3年では，CS最外側縁にわずかに線維性癒着を生じる症例が多い（→部）（70歳代，男性，拡張相肥大型心筋症，CRT-D，留置後2年11カ月）。

AS：心房中隔，CS：冠静脈洞，FO：卵円窩，IVC：下大静脈，LA：左房，MV：僧帽弁，RA：右房，RPV：右肺静脈，SVC：上大静脈，TV：三尖弁。

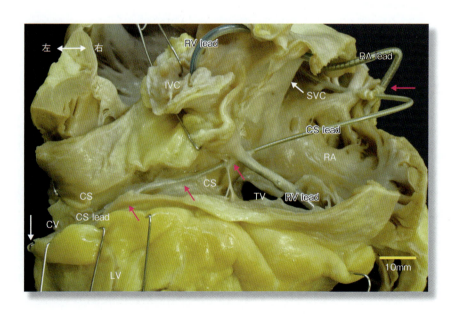

図11 左室リードのCS内部での癒着（図10aの心臓のCS後壁を切開した像）

→がCSリードの癒着部分を示す。CS開口部ではRVリードと交差して癒着している。→はリードの先端部を示す。

CS：冠静脈洞，CV：心静脈，IVC：下大静脈，RA：右房，SVC：上大静脈，TV：三尖弁。

範囲となり，心室リードよりは癒着範囲は短いことが多いが，図1aのように心室リードより長い範囲で右房に癒着したり，心房リードの先端に一部癒着を認める症例もあった（図10a, 11）。

(2) CS開口部

CSは右房後下方の中隔部分に開口するため，CSリードは右房下部で大きく中隔側に彎曲してCSに挿入され，ややたわみをもたせるためCS開口部の最外側部分にリードが接触することが多く，この部分で癒着を生じ（図10），留置後約3年を経過した症例から線維性の癒着を認めた。この癒着は開口に限局していることが多く，CSを完全に閉塞させたり，高度に狭窄させたりすることはまれである。

しかし，同部位はThebesian弁やChiari networkなど（p.111「**心静脈の分布と冠静脈洞の解剖**」参照）の不均一な心内膜構造をとることのある部分であり，これらの構造とともに癒着した線維組織は複雑な形状を呈することもある（図10a）。この部分の癒着は，リード先端の癒着が軽微でもCS開口部でリードが引っ掛かり単純牽引できないケースも経験されるため，左室リードの抜去はペーシング閾値や横隔神経刺激の問題により必要になることもあるが，長期間留置した左室リードを交換する場合は注意が必要である。

(3) CSおよび心静脈内

CS内はp.118図9のとおり，壁の周囲に心筋組織が取り巻いている。また，心静脈は分岐形態がさまざまであるが，リードの先端部におけるほかの心内膜面留置リードとの違いは，リードが非常に細い血管内を長く走行し，先端が心筋に直接，垂直に接するのではなく，静脈内にただ留置してくることである。先端の形状に工夫は施されているものの，その固定性はほかのリードより悪い。

しかし，数年が経過すれば心静脈内に断続的に癒着が生じてくるため固定性は強くなる。心静脈は細い血管であり抜去の際は組織損傷を受けやすいので注意が必要である（図12）。留置後約2年で，先端部留置部分の心静脈壁が半周ほど線維性肥厚した症例の報告もある[6]。

治療に必要な基礎知識 心・血管疾患の検査，治療時に必要な解剖学

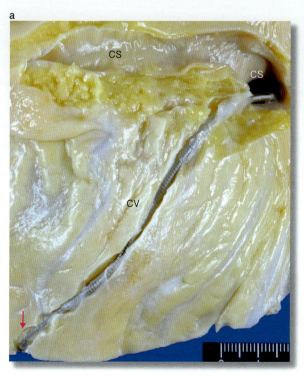
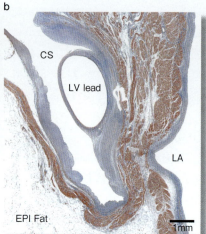
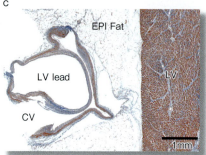

図12 心静脈内の左室リード

a：CSから心静脈内（posterior veinに相当）にリードが挿入されている．断続的に薄い線維組織による癒着を生じている．（70歳代，男性，拡張期肥大型心筋症，CRT-D，留置後2年11カ月）．
b：CS内でのリード癒着部分の組織像．（40歳代，女性，拡張型心筋症，CRT-D，留置後2年5カ月）．
c：心外膜脂肪織内の心静脈内でのリード癒着部分の組織像．（bと同じ症例）．
CS：冠静脈洞，CV：心静脈，EPI Fat：心外膜脂肪，LA：左房，LV：左室．

文献

1) Mase H, Tamura K, Hiromoto A, et al: Histopathological study of tissue reaction to pacemaker electrodes implanted in the endocardium. J Nippon Med Sch 72: 52-59, 2005.
2) Dvorak P, Novak M, Kamaryt P, et al: Histological findings around the electrodes in pacemaker and implantable cardioverter-defibrillator patients: comparison of steroid-eluting and non-steroid-eluting electrodes. Europace 14: 117-123, 2012.
3) Okamura H, Yasuda S, Sato S, et al: Initial experience using excimer laser for the extraction of chronically implanted pacemaker and implantable cardioverter defibrillator leads in Japanese patients. J Cardiol 62: 195-200, 2013.
4) Rennert RC, Rustad K, Levi K, et al: A histological and mechanical analysis of the cardiac lead-tissue interface: implications for lead extraction. Acta Biomater 10: 2200-2208, 2014.
5) 井川修：右心耳構造の特殊性．臨床心臓構造学．医学書院，東京，2011, p39-48.
6) Obara C, Matsuyama TA, Mikoshiba Y, et al: Histopathology of the posterolateral myocardium in a responder to cardiac resynchronization therapy. J Arrhythmia 24: 96-98, 2008.

III

代表的な心血管疾患

III 代表的な心血管疾患

1 虚血性心疾患，冠動脈

大塚文之（国立循環器病研究センターバイオバンク・心臓血管内科）

はじめに

急性心筋梗塞および狭心症をはじめとする虚血性心疾患の中心をなす病態は冠動脈硬化症であり，冠動脈内腔に血栓が形成されると急性心筋梗塞や不安定狭心症などの急性冠症候群を引き起こし，突然死に至る場合もある．閉塞性の冠動脈疾患に対する治療法として経皮的冠動脈インターベンション（percutaneous coronary intervention；PCI）が広く普及し，経皮的バルーン形成術のみの時代から，薬剤塗布のないベアメタルステント（bare metal stent；BMS），第1世代薬剤溶出ステント（drug eluting stent；DES）の時代を経て，現在では主に第2世代DESが用いられており，さらに生体吸収性ポリマーを用いた新世代DESや生体吸収性スキャフォールド（bioresorbable scaffold；BRS）も登場している．その技術的進歩は目覚ましい．

本項では，心筋梗塞症および冠動脈硬化症・血栓症の病理組織像について概説し，冠動脈ステント留置後の血管反応についても病理学的見地から解説する．

心筋梗塞の病理像

急性心筋梗塞は，冠動脈の閉塞または高度狭窄によって心筋が壊死に陥るもので，冠動脈硬化症に伴う血栓症が主な原因であるが，冠攣縮や慢性心房細動に伴う塞栓症，特発性冠動脈解離などもまれな成因として知られる．

(1) 冠動脈支配領域と梗塞巣

冠動脈血栓症は左前下行枝に最も多くみられ，次いで右冠動脈に多く，左回旋枝では最も頻度が少ない．左前下行枝近位部が閉塞すると，左室前壁および心室中隔前2/3と心尖部に梗塞が生じる（前壁梗塞あるいは前壁中隔梗塞）．右冠動脈近位部の閉塞では，左室下壁や後壁および心室中隔後1/3に梗塞をきたし（下壁梗塞あるいは後壁梗塞），右室梗塞を合併することもある．左回旋枝近位部の閉塞では，左室基部から後側壁に梗塞が生じる（後側壁梗塞）．

ただし，冠動脈の解剖学的支配領域には個体差があり，また多枝病変の有無や側副血行の有無といった要因も梗塞領域に影響を与えることから，実際の梗塞領域と閉塞血管の関係は，必ずしも単純なものではない．梗塞が心筋壁全層に及ぶものを貫壁性梗塞，心内膜下にとどまるものを心内膜下梗塞という．

(2) 梗塞部位の組織学的特徴

光学顕微鏡下で心筋の病理学的変化が明らかに確認されるのは，心筋梗塞発症後約4時間からとされる．心筋細胞は伸長して核の輪郭は不明瞭となり，細胞質はエオジンに均質に染色されるようになる（図1a）．時間経過とともに横紋は消失し，核の濃縮や消失がみられるようになり，凝固壊死とよばれる状態に至る．

一方，虚血に陥った心筋に再灌流が起こると，過収縮した横紋の集積像が認められ，収縮帯壊死とよばれる像を呈する．梗塞発症8時間後には間質の浮腫および多核白血球の浸潤，3日後には梗塞巣の融解吸収がみられる（図1b）．7日後には肉芽の形成，14日頃からは膠原線維の形成もみられ，20日後には壊死組織はほぼ吸収される．2～3カ月後には梗塞巣は瘢痕化され，陳旧性心筋梗塞（図1c, d）の像を呈する．

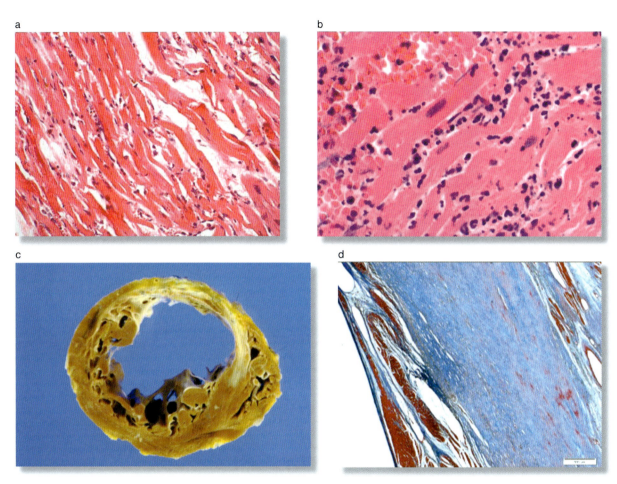

図1 急性心筋梗塞(a, b)および陳旧性心筋梗塞(c, d)における心筋の病理組織像
a：急性心筋梗塞発症1日目。
b：急性心筋梗塞発症3日目。
c, d：瘤化した陳旧性心筋梗塞(前壁，10年前の梗塞)のマクロ(c)および強拡大像(d)。
a, b：H&E染色，d：Masson's trichrome染色。

(3) 心筋梗塞の合併症

心筋梗塞の合併症としては，①心原性ショック・心不全，②不整脈，③心破裂(自由壁破裂，心室中隔穿孔)(図2)，④心室瘤，⑤乳頭筋断裂・機能不全，⑥血栓塞栓症，⑦心外膜炎，などが知られる。このうち心破裂は特に致死的な合併症であり，病理形態学的にスリット状の裂隙(線状亀裂)を認めることが多いが，梗塞に陥った心筋の広汎な浸蝕性病変に伴う破裂もみられる。中隔の破裂(心室中隔穿孔)は前壁梗塞に付随してみられる傾向があり，中隔筋性部の下部あるいは中央部にみられることが多い。

当院における過去35年の急性心筋梗塞症5,699例を対象とした検討の結果，心破裂は144例(2.5％)で認められ，その頻度は年代の推移とともに有意に減少していることが明らかにされた(1977～1989：3.3％，1990～2000：2.8％，2001～2011：1.7％)[1]。心破裂減少の背景には，PCIに代表される早期再灌流療法の増加があると考えられるが，剖検例64例における病理学的検討結果から，PCIや血栓溶解療法を行った例では，再灌流療法を行わなかった例と比較し，出血性梗塞を示す割合が

代表的な心血管疾患

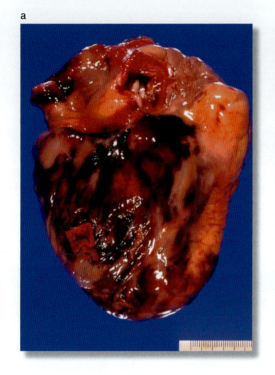 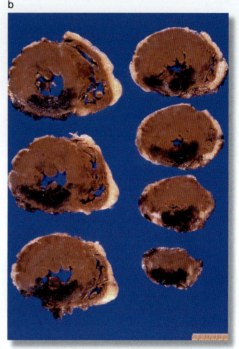

図2　心破裂の肉眼像
80歳代，女性。初回急性心筋梗塞に対し発症後8時間でウロキナーゼによる血栓溶解療法を施行され，12時間後に死亡。心後面肉眼像(a)で心膜腔内の出血(心タンポナーデ)を認め，割面(b)では左室後壁に出血性梗塞および後壁破裂を認める。

多いことも明らかにされている（非再灌流療法例：18.0％，血栓溶解療法例：71.4％，PCI例：83.3％）[1]。また，前述の合併症④の心室瘤は，心室頻拍の起源となる場合があり，カテーテルアブレーションや瘤切除が行われることがある。

冠動脈硬化症・血栓症の病理像

(1)冠動脈プラークの進行過程

冠動脈硬化性プラークは，内膜における平滑筋細胞およびコラーゲンを主体とした細胞外マトリックスの増生に始まり，内膜内の脂質沈着，泡沫化マクロファージの浸潤，さらには壊死性コアの形成という一連の進行過程を経て形成されてゆく（図3）[2,3]。進行性動脈硬化の初期像とされるpathologic intimal thickening(PIT)では，典型的には内膜の比較的深い領域（中膜に近い部分）に「脂質プール」が観察され，進行とともに泡沫化マクロファージの浸潤を認めるようになる（図3c）。

脂質プール内に浸潤した泡沫化マクロファージが細胞死（アポトーシス）を起こすと壊死性コアが形成され，fibroatheromaとよばれる病像を呈する（図3d）。壊死性コアのさらなる拡大と相まって線維性被膜の菲薄化が生じると，thin-cap fibroatheroma(TCFA)が形成されるが，TCFAでは菲薄化した（病理学的には65μm未満と定義される）線維性被膜内に豊富な

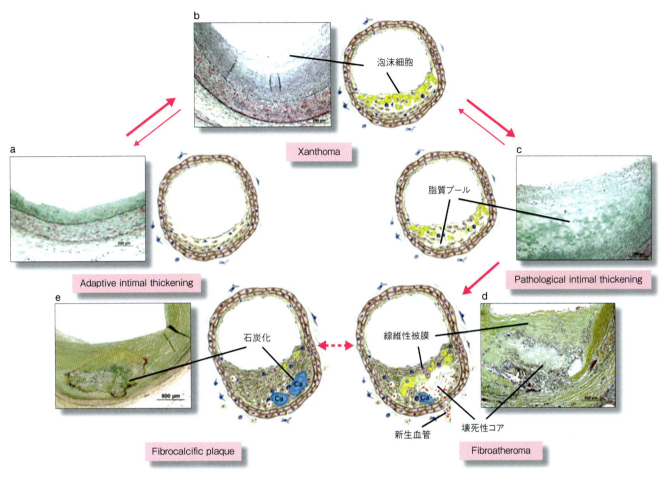

図3　冠動脈硬化性プラークの形態と提唱されている進行過程（文献3より引用改変）

泡沫化マクロファージが観察される（図4a）[2-5]。TCFAは脆弱プラーク（vulnerable plaque）ともよばれ，後述する「プラーク破裂」の前駆病変と考えられている。

(2) 冠動脈血栓症の病理学的成因

これまでの欧米における心臓突然死症例の剖検心臓を用いた病理学的研究結果から，冠動脈血栓症の病理学的成因は3つ同定されている。最も高頻度(60～70%)に認められる成因が「プラーク破裂」であり，次いで25～35%に「プラークびらん」が，そして2～7%に「calcified nodule（石灰化結節病変）」が認められる[2,6,7]。

プラーク破裂は，線維性被膜の破裂に伴って壊死性コアと内腔の血液が接触し，血管内腔に血栓が形成される病態である（図4b）。破裂した線維性被膜には泡沫化マクロファージの浸潤が高度に認められ，ときにTリンパ球の存在も観察されるが，平滑筋細胞やコラーゲンは乏しい。プラークびらんは，破裂した線維性被膜を伴わない冠動脈血栓症であり，PITや早期のfibroatheromaから生じることが多いが，進行したfibroatheromaからも起こりうる。血栓と内膜が接触する部位では，血管内皮細胞が欠如していることが病理学的特徴の一つである（図4c）[2,3,5,7]。calcified nodule（石灰化結節病変）は，結節状の石灰化が血管内腔に突出して血栓症を

代表的な心血管疾患

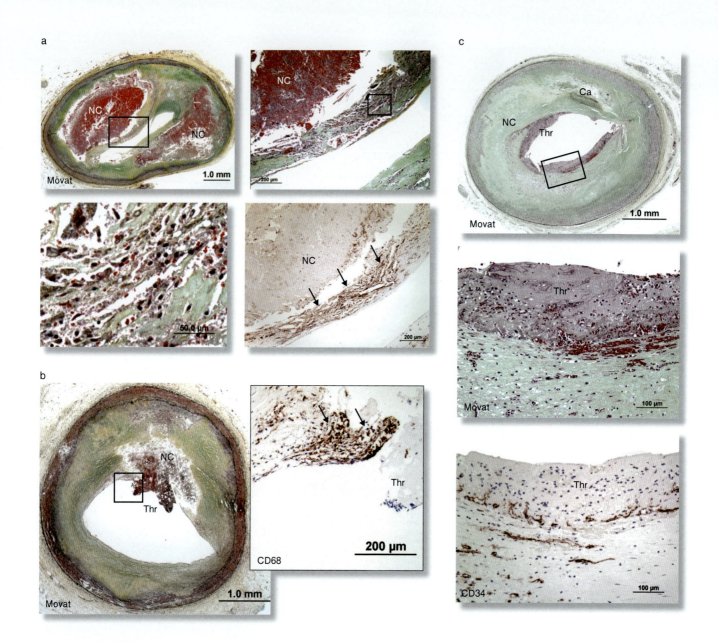

図4　thin-cap fibroatheroma（a），プラーク破裂（b），およびプラークびらん（c）
（文献5より引用改変）

a：thin-cap fibroatheromaの壊死性コア内には広範なプラーク内出血を認める（Movat Pentachrome染色）。
a，b：強拡大像にて菲薄化あるいは断裂した線維性被膜内に泡沫化マクロファージの高度浸潤を認める
　　（→：抗CD68抗体による免疫染色にて確認）。
c：非閉塞性の急性血栓を伴うプラークびらんの責任病変。元のプラークは早期のfibroatheromaを示している。血栓と内膜の接触部位を示した強拡大像では，正常な内皮細胞が欠如していることがわかる（抗CD34抗体を用いた免疫染色にて確認）。
Ca：石灰化，NC：壊死性コア（necrotic core），Thr：血栓（thrombus）。

きたす病態であり，頻度は低いものの，特に高度石灰化病変における血栓症では考慮されるべき成因の一つである[2]。

(3) 冠動脈プラークのさまざまな進行形態

冠動脈血栓が生じた場合であっても，無症候性に経過したり突然死に至らなかった場合，血栓は器質化されて冠動脈内腔の狭小化がもたらされる[2,3,8]。この現象がプラーク破裂後に生じたものがhealed plaque rupture（治癒したプラーク破裂）であり，プラーク進行の重要なメカニズムの一つと考えられている。形態学的には，新規の新生内膜（Ⅲ型コラーゲンに富む）と古い線維性被膜（Ⅰ型コラーゲンに富む）との層状形態を呈することが特徴である（図5）[5,8]。

また，プラーク破裂や亀裂（fissure）に伴って血管内腔側から血液が流入したり，外膜側から増殖してきた新生血管（vasa vasorum）が破綻したりすることで生じるプラーク内出血も，プラーク進行に寄与する重要な因子であると考えられている（図4a）[9]。赤血球膜にはフリーコレステロールが豊富に存在するため，プラーク内出血が生じるとコレステロールのさらなる沈着から壊死性コアの拡大がもたらされる可能性が示唆されている[9]。

PCI後の病理像

(1) 経皮的バルーン形成術およびBMS

経皮的バルーン形成術によって内腔の拡大が得られるためには，内膜のみならず中膜や外膜の損傷を伴う必要があり，特に偏心性のプラークや大きな壊死性コアを有するプラークでは，バルーン形成術後の内腔拡大が得られやすいことが病理学的に明らかにされている[10]。BMSの登場により，経皮的バルーン形成術時代の重大な問題点であった急性冠閉塞は著明に減少したものの，慢性期の再狭窄は大きな課題として残った。ヒト剖検例における病理学的検討から，BMS留置後のステント内再狭窄に関連する形態学的な因子として，中膜断裂，ステントストラットの壊死性コア貫通，ならびにより高度な炎症細胞浸潤の存在が明らかにされている[11]。

(2) 第1世代DES

第1世代DES〔シロリムス溶出ステント（sirolimus eluting stent；SES），パ

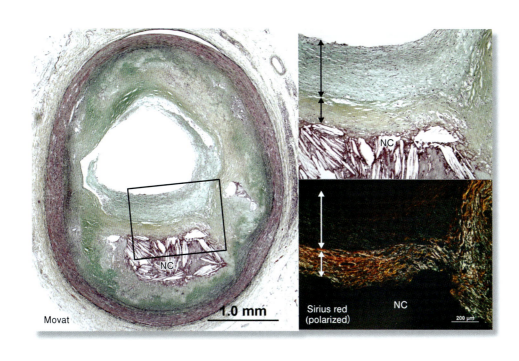

図5　器質化血栓の形成とプラークの進行（文献5より引用改変）

新旧の線維性被膜が層状の形態をなす（←→），healed plaque rupture（治癒したプラーク破裂）の病理像。
NC：壊死性コア（necrotic core）。

代表的な心血管疾患

A：安定冠動脈硬化症に対するDES留置

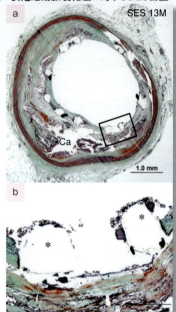
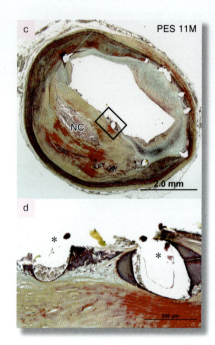
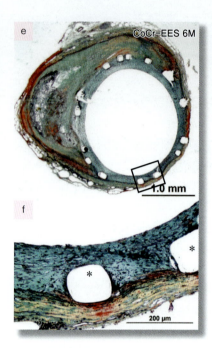

B：急性冠症候群に対するDES留置

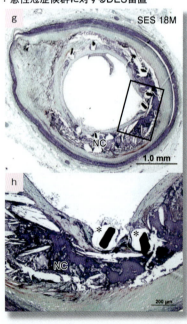
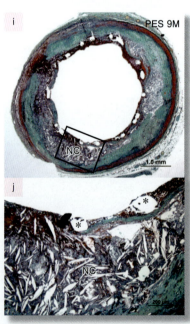
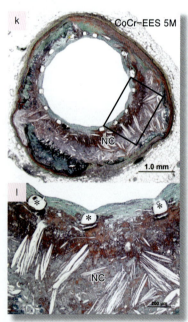

図6 安定冠動脈硬化症（A）および急性冠症候群（B）に対して留置された第1世代・第2世代薬剤溶出性ステント（DES）の病理組織像（文献17より引用改変）

第2世代エベロリムス溶出ステント（CoCr-EES）では，第1世代DES〔シロリムス溶出ステント（SES），パクリタキセル溶出ステント（PES）〕に比べ，良好なストラットの被覆を示す。
＊：ステントストラット

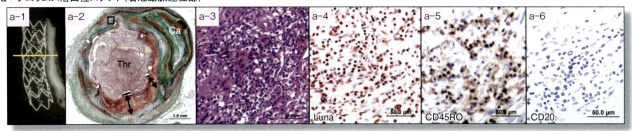
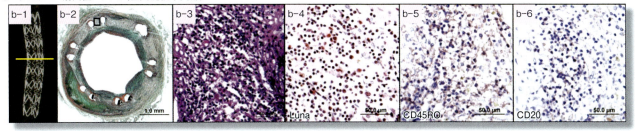
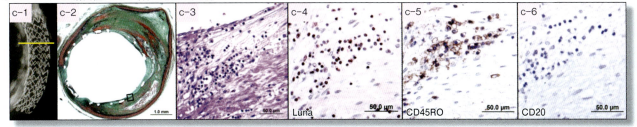

図7 第1世代シロリムス溶出ステント(a, b)における過敏反応(hypersensitivity reaction)と第2世代エベロリムス溶出ステント(c)における局所の炎症(文献17より引用改変)

50歳代, 男性。2つのシロリムス溶出ステント(SES)を3年前に, 1つのエベロリムス溶出ステント(CoCr-EES)を7カ月前に留置され, 鼻ポリープのために手術5日前より2剤の抗血小板薬を中止したところ, 手術翌日に突然死した。剖検の結果, 2つのSESに過敏反応を認め, うち1つでは閉塞性の血栓がみられたが, CoCr-EESでは局所的な炎症を認めるのみであった。Luna染色により好酸球, 抗CD45RO抗体による免疫染色によりTリンパ球の存在を確認した。Bリンパ球はまれであった(抗CD20抗体により確認)。

クリタキセル溶出ステント(paclitaxel eluting stent;PES)〕の登場により, PCI後の再狭窄は著明に減少したものの, 遅発性・超遅発性ステント血栓症(LST/VLST)の問題が顕性化した。病理学的研究により, ステントストラットの不十分な被覆が第1世代DESにおけるLST/VLSTの主要な背景因子であることが明らかにされ, 特に"off label"留置例において, 血管治癒反応がより顕著に遅延することが報告された(図6)[12,13]。

さらにSESでは, Tリンパ球や好酸球, 巨細胞を主体とした広範な炎症とフィブリン沈着を示す「過敏反応(hypersensitivity reaction)(図7)」が, またPESでは著明なフィブリン沈着を伴うmalappositionが, それぞれのステントに特徴的なVLSTの原因となりうることも報告された[13]。これらに加えて, ステント内の新生動脈硬化

(neoatherosclerosis)やステント断裂(stent fracture)も，慢性期にみられる再狭窄ならびにVLSTの重要な原因となりうることも明らかにされてきた[14,15]。

(3) 第2世代DES

第2世代DES〔ゾタロリムス溶出ステント(Endeavor zotarolimus eluting stent；E-ZES/ Resolute zotarolimus eluting stent；R-ZES)，エベロリムス溶出ステント(everolimus eluting stent；EES)〕留置後のLST/VLSTの頻度が，第1世代DESに比べて明らかに少ないことが，多くの臨床試験によって明らかにされている[16]。特にEESにおいては，ヒトにおける病理所見も明らかにされており，LST/VLST減少の要因として比較的早期からの良好なストラットの被覆に加え，炎症やフィブリンの低減も関与していることが示唆されている(図6, 7)[17]。

一方で，遅発性ステント不全に関連したステント断裂の頻度や，neoatherosclerosis(図8)の発生頻度に関しては，少なくとも留置後3年までの期間においてはEESと第1世代DESの間で有意な差は認められておらず，第2世代DESに関しても引き続き長期的な経過観察が重要であるといえるだろう[17]。

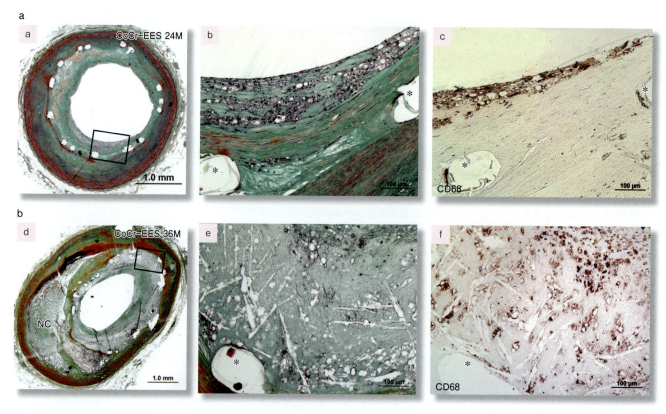

図8 第2世代エベロリムス溶出性ステントにおけるステント内の新生動脈硬化(neoatherosclerosis)(文献17より引用改変)
a：泡沫化マクロファージの集簇(留置後2年)。
b：壊死性コアの形成(留置後3年)。
＊：ステントストラット

文献

1) Honda S, Asaumi Y, Yamane T, et al: Trends in the clinical and pathological characteristics of cardiac rupture in patients with acute myocardial infarction over 35 years. J Am Heart Assoc 3: e000984, 2014.
2) Virmani R, Kolodgie FD, Burke AP, et al: Lessons from sudden coronary death: A comprehensive morphological classification scheme for atherosclerotic lesions. Arterioscler Thromb Vasc Biol 20: 1262-1275, 2000.
3) Bentzon JF, Otsuka F, Virmani R, Falk E: Mechanisms of plaque formation and rupture. Circ Res 114: 1852-1866, 2014.
4) Kolodgie FD, Burke AP, Farb A, et al: The thin-cap fibroatheroma: A type of vulnerable plaque: The major precursor lesion to acute coronary syndromes. Curr Opin Cardiol 16: 285-292, 2001.
5) Otsuka F, Joner M, Prati F, et al: Clinical classification of plaque morphology in coronary disease. Nat Rev Cardiol 11: 379-389, 2014.
6) Burke AP, Farb A, Malcom GT, et al: Coronary risk factors and plaque morphology in men with coronary disease who died suddenly. N Engl J Med 336: 1276-1282, 1997.
7) Farb A, Burke AP, Tang AL, et al: Coronary plaque erosion without rupture into a lipid core. A frequent cause of coronary thrombosis in sudden coronary death. Circulation 93: 1354-1363, 1996.
8) Burke AP, Kolodgie FD, Farb A, et al: Healed plaque ruptures and sudden coronary death: Evidence that subclinical rupture has a role in plaque progression. Circulation 103: 934-940, 2001.
9) Kolodgie FD, Gold HK, Burke AP, et al: Intraplaque hemorrhage and progression of coronary atheroma. N Engl J Med 349: 2316-2325, 2003.
10) Virmani R, Farb A, Burke AP: Coronary angioplasty from the perspective of atherosclerotic plaque: Morphologic predictors of immediate success and restenosis. Am Heart J 127: 163-179, 1994.
11) Farb A, Weber DK, Kolodgie FD, et al: Morphological predictors of restenosis after coronary stenting in humans. Circulation 105: 2974-2980, 2002.
12) Joner M, Finn AV, Farb A, et al: Pathology of drug-eluting stents in humans: Delayed healing and late thrombotic risk. J Am Coll Cardiol 48: 193-202, 2006.
13) Nakazawa G, Finn AV, Vorpahl M, et al: Coronary responses and differential mechanisms of late stent thrombosis attributed to first-generation sirolimus- and paclitaxel-eluting stents. J Am Coll Cardiol 57: 390-398, 2011.
14) Nakazawa G, Otsuka F, Nakano M, et al: The pathology of neoatherosclerosis in human coronary implants: Bare-metal and drug-eluting stents. J Am Coll Cardiol 57: 1314-1322, 2011.
15) Nakazawa G, Finn AV, Vorpahl M, et al: Incidence and predictors of drug-eluting stent fracture in human coronary artery a pathologic analysis. J Am Coll Cardiol 54: 1924-1931, 2009.
16) Palmerini T, Biondi-Zoccai G, Della Riva D, et al: Stent thrombosis with drug-eluting and bare-metal stents: Evidence from a comprehensive network meta-analysis. Lancet 379: 1393-1402, 2012.
17) Otsuka F, Vorpahl M, Nakano M, et al: Pathology of second-generation everolimus-eluting stents versus first-generation sirolimus- and paclitaxel-eluting stents in humans. Circulation 129: 211-223, 2014.

Ⅲ 代表的な心血管疾患

2 弁膜症，感染性心内膜炎，人工弁の異常

安武秀記（大阪大学大学院医学系研究科循環器内科学）
松山高明（京都府立医科大学大学院医学研究科細胞分子機能病理学）
植田初江（国立循環器病研究センター病理部/バイオバンク）

はじめに

心臓の4つの弁は心臓の構造を支える線維性骨格の弁輪に連続し，心房-心室間の房室弁と心室-動脈間の動脈弁に分けられる。動脈弁は三弁尖からなる半月弁であり，房室弁は弁葉（弁膜）と，乳頭筋などの心筋を介して弁膜を支持する腱索からなる複合組織である（p.40「弁の構造（房室弁，動脈弁）」参照）。これらの弁尖（半月弁）・弁葉（房室弁）の変形や破綻により生じるさまざまな弁膜症に臨床では頻繁に遭遇する。弁狭窄，弁閉鎖不全の原因となる主な変化と，各弁疾患に関する病理学的特徴を呈示する。

弁口狭窄の原因となる変化

(1) 加齢性の弁膜の変性・硬化

心臓は収縮，拡張を続けている限り，常に弁膜に物理的負荷が加わる。1mmもない厚さの線維性組織で構成される弁膜が何十年もの耐久性を発揮して，循環動態を保っているが，加齢による変化は避けられず，圧負荷が強くかかる部位に形態的変化をきたす。そのため，常により高圧にさらされる左心系の弁膜で，特に拡張期血圧を直に受け止める大動脈弁の大動脈面が変化をきたしやすい。加齢性大動脈弁硬化の典型例では塊状石灰化を弁腹と基部を中心に生じる。石灰化内および周囲には粥状硬化症と同様にコレステリン沈着を認めることもあり，動脈硬化症と同様の機序による変化が加わっていると考えられる。石灰化部分では弁膜は不均一に肥厚し，心室側に分布する弾性線維も不明瞭になることも多い。しかし，石灰化のない部分では弁尖の肥厚は軽度で，もとの弁の層構造も比較的保たれている（図1）。また，弁口面積の狭小化とともに弁膜の自由縁の負荷も増加し，これにより自由縁はロール状に肥厚するため，弁口部は口唇状を呈する。しかし，各弁膜の交連部は癒合しないことが多く，後述のリウマチ性変化とは異なり，鑑別の重要な所見である。

(2) 大動脈二尖弁

①先天性二尖弁

左冠尖，右冠尖，無冠尖の三尖からなる大動脈弁尖が，先天的に癒合し二尖を呈するものである。成人の先天性心疾患のなかでは頻度が高く，大動脈縮窄症や，心室中隔欠損など合併心奇形を伴う症例もある。癒合形態は右冠尖と左冠尖の癒合が多く[1]，癒合した異常弁膜には縫線（raphe）とよばれる癒合痕跡をしばしば認め，癒合部分の自由縁は直線状になることが多い。弁膜の全体的な変形や流出路の変形を伴う先天性大動脈弁下狭窄症と異なり，出生時に弁狭窄をきたすことは少なく，加齢に伴って弁の変性，硬化が加速し弁の可動性が制限され（図2），弁口面積が狭くなり大動脈弁狭窄症に至る。通常加齢性の大動脈弁狭窄よりも若年で大動脈弁狭窄症を生じ，また，弁輪部拡大や大動脈弁逆流を認めることもある。感染性心内膜炎の頻度が高く，上行大動脈の拡大や大動脈解離を生じる頻度も高いため，弁機能不全を認めない症例も定期的なフォローアップが必要である。また，弁膜の数の異常としては一尖弁や四尖弁も存在する。

②後天性二尖弁

後天的な不顕性の炎症（感染性心内膜炎や血栓付着後の器質化）などで弁

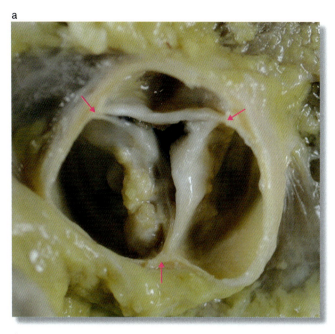
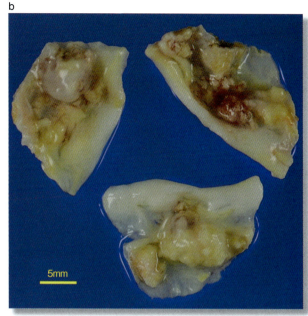
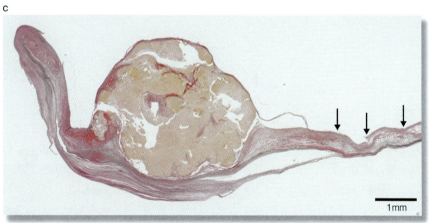
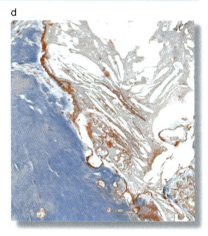

図1　大動脈弁の加齢性硬化

a：大動脈側よりみた大動脈弁（80歳代女性）。
　自由縁は口唇状に肥厚している。交連部は弁輪付着部まで明瞭に判別できる（→）。
b：大動脈弁狭窄症症例（80歳代男性）。大動脈弁狭窄症に対する人工弁置換の際に切除された硬化した弁尖（大動脈面）。弁腹に粗大な塊状の石灰化を認める。大動脈弁尖の大動脈面側に粗雑な石灰化を認め，不均一に肥厚している所見を認める。
c：組織像。石灰化のない部分は軽度の線維性肥厚を認めるが，弁の層構造は比較的保たれていることが多い（→）（Elastica van Gieson染色）。
d：石灰化病変内にコレステリン結晶の沈着を認める（Masson's trichrome染色）。

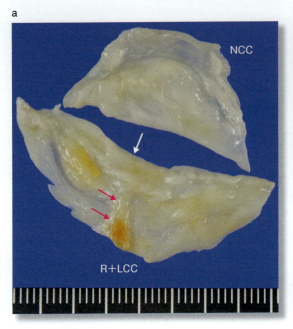 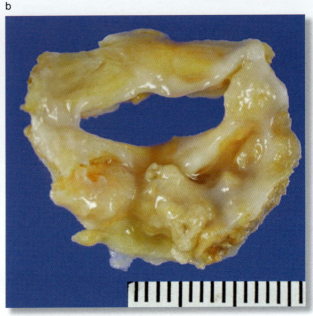

図2　二尖弁の大動脈弁
a：先天性二尖弁（人工弁置換術時，40歳代男性）。
　癒合弁尖には癒合痕跡（縫線，→）を認める。自由縁は直線状である（→）。
b：硬化により大動脈弁狭窄症を伴った先天性二尖弁（70歳代女性）。
　弁尖は全体的に肥厚，硬化し塊状の石灰化を認める。石灰化は縫線があった部分に特に目立つ。交連部も癒合し，弁尖の開放障害を認めた。
NCC：無冠尖，R＋LCC：右と左冠尖の癒合弁。

膜が癒合し二尖になったものである。交連部の癒着と弁尖自由縁の肥厚を認めるが，弁尖は均一に癒合せず，癒合した弁尖の自由縁にはくぼみがあることが多い。後述するリウマチ性弁膜症でも交連部の癒合が高度な症例では，二尖弁の形態を呈することがある[2]。

(3) リウマチ性弁膜症

若年時にリウマチ熱に罹患し，その免疫応答の過程で心臓の弁膜に炎症が生じると考えられている。その炎症消退の後遺症として弁尖・弁葉が変形し，リウマチ性弁膜症となる。弁膜は全体的に不均一な線維性肥厚をきたし，弁膜は短縮して硬化し，石灰化も認める。前述の加齢性の塊状の石灰化とは異なり，板～層状の石灰化が多い。炎症の痕跡として増生した毛細血管や小動脈の残存を主に細胞外基質の多いspongiosaに認めることが多く（弁の基本構造はp.40「弁の構造（房室弁，動脈弁）」参照），僧帽弁で頻度が高く，僧帽弁狭窄症の60％以上はリウマチ性とされる[3]（図3）。近年わが国においてリウマチ熱は減少し，リウマチ性弁膜症も減少傾向にある。リウマチ性変化は大動脈弁にも生じる（図4）が，

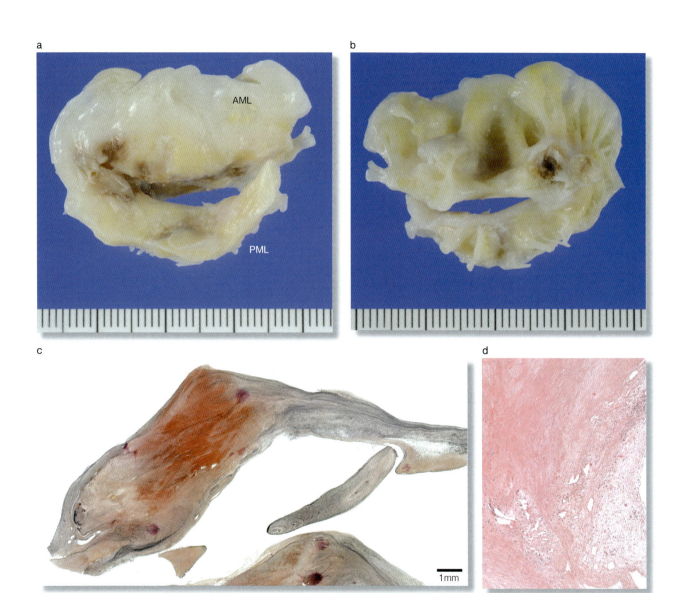

図3 リウマチ性の僧帽弁狭窄症の弁尖（60歳代女性）

a：心房側からみた僧帽弁。交連部は癒合して，弁口が狭窄している。
b：心室側からみた僧帽弁。腱索も癒合して短縮し，ロウ細工様の形状を呈している。癒合した交連部と狭窄した弁口により典型的な"fish mouth" appearanceを呈している。
c：僧帽弁のEVG染色。弁尖の不均一な高度の線維性肥厚を認める（Elastica van Gieson染色）。
d：弁尖の層構造は不明瞭となるが，spongiosaの部分に炎症性変化の名残である小血管の増生を認めることがあり，周囲に少数のリンパ球やマクロファージの浸潤を伴うこともある（H&E染色）。
AML：僧帽弁前尖，PML：僧帽弁後尖。

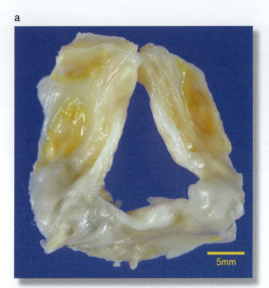
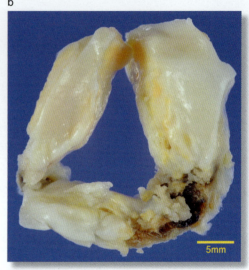
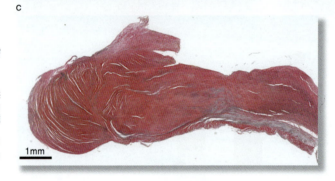

図4　リウマチ性の大動脈弁狭窄症の弁尖
a：大動脈側からみた大動脈弁。
b：心室側からみた大動脈弁。弁尖の肥厚と交連部の癒合を認める。石灰化も伴うが分厚い線維組織内に埋没することが多い。
c：弁尖は一様な線維増生により高度に肥厚し，短縮している（Elastica van Gieson染色）。

　大動脈弁のリウマチ性変化は肉眼的には弁膜全体が線維性肥厚をきたすことが多く，加齢性との鑑別となる。また，リウマチ性では肉眼的に交連部の癒合が目立ち，弁輪部まで弁膜が形成する裂隙が確認できないことが多い。組織学的にはびまん性の線維増生により既存の層構造はほぼ消失し，増生した小血管の残存も認めることが多い。また，リウマチ性弁膜症は右心系の三尖弁や，まれには肺動脈弁にも病変が及ぶことがある。僧帽弁や大動脈弁単独でなく，2つ以上の弁に同時に器質的障害を有する病態は連合弁膜症とよばれるが，リウマチ性弁膜症がその多くを占める。

2 | 弁膜症，感染性心内膜炎，人工弁の異常

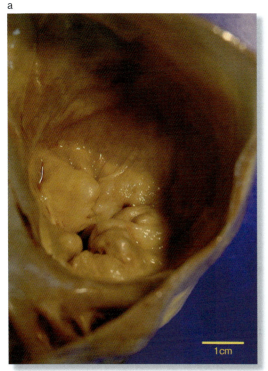
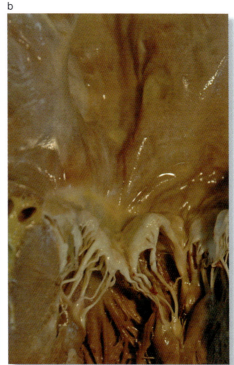

図5 高度の閉鎖不全をきたした僧帽弁（80歳代男性）
a：僧帽弁を左房側からみた像。左房は高度に拡張している。左房側にドーム状の盛り上がる弁尖を多く認める。
b：僧帽弁を展開した像。僧帽弁の弁尖が左房側に盛り上がり，腱索は伸展して緩んでいる。

弁閉鎖不全の原因となる変化

(1) 閉鎖不全の存在を示す弁膜の肉眼変化

房室弁では閉鎖不全が生じて長期間に及ぶと弁葉は逆行血流に押されて心房側にドーム状に変形して，「hooding」とよばれる（図5）。また，弁尖端の自由縁では逆流血流の物理的刺激により線維増生のため，丸みを帯びた変化を伴い，「curling」や「rolling」とよばれる。通常房室弁の閉鎖不全ではhoodingを示す部位の腱索は伸展している。

(2) 粘液水腫様変性（myxomatous degeneration）

弁膜の細胞外基質が正常より増加し，透きとおるような変性をきたす変化である。心室面（ventricularis）の弾性線維は断裂して不明瞭になっていることが多い。弁膜の肥厚は比較的軽度であるが，線維性組織構造が非常に乱れた状態である（図6）。多くは特発性であるが，Marfan症候群やEhlers-Danlos症候群などの遺伝性の全身の結合組織病が基礎疾患にある場合もあり，注意を要する[4]。大動脈弁逆流によるジェットなどの物理的負荷がかかる部位として，僧帽弁前尖に粘液水腫様変性を認める症例もある。粘液水腫様変性をきたした弁膜はやがてhoodingとともに心房側に偏位し，一部が逸脱すれば閉鎖不全をきたし，そのため生じる弁逆流は逸脱する部分により異なり，複雑である。特に僧帽弁前尖，後尖ともに逸脱したものは「Barlow's syndrome」とよばれ，僧帽弁形成術が困難とされている[5]。

(3) 腱索断裂

房室弁の弁葉の支持組織である腱索が断裂した状態である（図7）。腱索

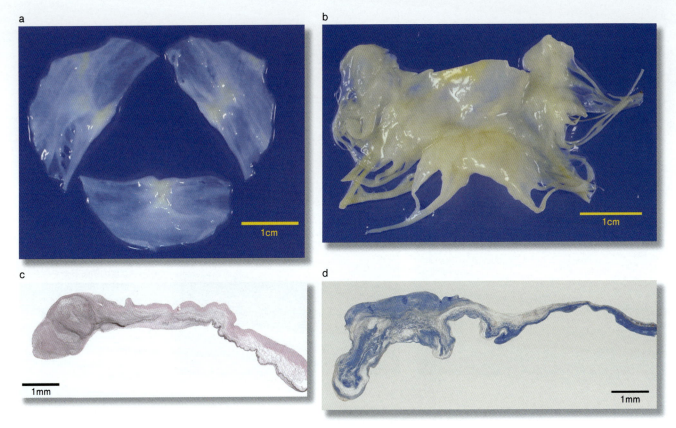

図6　粘液水腫性変性をきたした弁尖
a：大動脈弁。弁尖は薄く，透きとおっている。自由縁と閉鎖縁の間には線維が断裂した開窓（fenestration）がみられるが，これは閉鎖不全に特徴的ではなく，この程度の大きさでは閉鎖不全には関与していないことが多い（p.40「弁の構造（房室弁，動脈弁）」参照）。
b：大動脈弁尖の組織像。Spongiosaの層のmyxomatousな基質が増生している。心室側の弾性線維の走行も不明瞭になっている。自由縁では逆流を反映した線維組織のcurlingがみられる（Elastica van Gieson染色）。
c：僧帽弁前尖。同様に弁尖は乳白色を呈し，一部透きとおるような変化を示している。自由縁部分では心房側にhoodingしている。
d：組織像。自由縁部分ではmyxomatousな変性とともに線維性肥厚もみられる（Masson's trichrome染色）。

断裂により弁葉が心房側に翻転，逸脱して閉鎖不全をきたす。感染性心内膜炎など物理的要因によるものもあるが，粘液水腫様変性により線維組織が脆弱化し，腱索が伸展して断裂を起こす（図7b）。腱索断裂は乳幼児に発生することもあり，成人とは機序が異なるが，小児の心不全，突然死の原因の1つにあげられる[6]。

(4) 僧帽弁輪部石灰化（mitral annular calcification；MAC）

弁膜のみの変化ではなく，僧帽弁線維輪に石灰化病変を認めることがある。僧帽弁後尖の弁輪部に塊状の石灰化を生じ，大きくなると弁基部および心室筋側に拡大することが多い。無症候性がほとんどであるが，進行すれば弁輪が広範囲に石灰化し，僧帽弁閉鎖不全などの機能障害を伴うこと

2 | 弁膜症,感染性心内膜炎,人工弁の異常

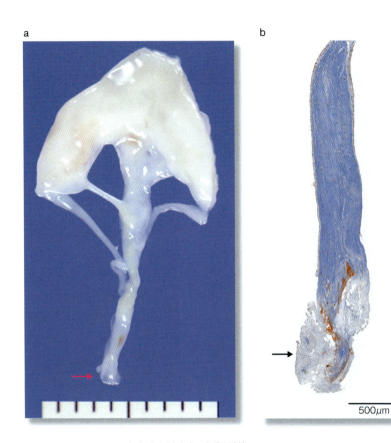

図7 腱索断裂をきたした僧帽弁尖と腱索(70歳代男性)
a：肉眼像。弁尖は腱索とともにmyxomatousな変性により乳白色を呈し,腱索の先端で特に顕著である(→)。
b：断裂した腱索の断端の組織像。線維組織がlooseになり断裂している(→)。わずかにフィブリン成分の付着もみられる(Masson's trichrome染色)。

(図8),まれに自壊して全身の塞栓症のリスクとなる症例も報告されている[9]。

感染性心内膜炎(infective endocarditis；IE)

(1)疣贅(vegetation)

IEは心臓の弁膜や腱索,心内膜に感染性の疣贅を形成する疾患である(図9, 10)。疣贅は本来英語では「verruca」で,皮膚科領域の「いぼ」を示す語であるが,IEでは弁膜に「いぼ」状の隆起物が形成されるため日本語では「疣贅」とよばれている。しかし,英語では「増殖物」を意味する「vegetation」と記載される。vegetationは植物のvegetableと同起源の語である[10]。

(2)起因菌

さまざまな病原菌が起因菌となりうるが,口腔内常在細菌である連鎖球菌(*Streptococcus viridance*)は歯科治療を契機としてIEの起因菌となる細菌として教科書的に有名である。近年は黄色ブドウ球菌(*Staphylococcus aureus*)の頻度が増加しているが,これは,より組織破壊傾向の強い細菌であり,弁膜や周囲の組織破壊が進み急激に血行動態が破綻することがあり予後不良である。さらに耐性菌であれば治療は難渋することも多い(図10b, d)。最近は腸球菌(*Enterococcus*)でも耐性菌が増加し,治療に難渋することもある[11]。グラム陰性桿菌の頻度は少

がある。加齢性の変化で40歳以上の心エコーを行った症例の約10%程度にMACを認めるとする報告もあり[7],90歳以上では25～30%に認める。また,長期的に人工透析を行っている慢性腎不全患者の二次性副甲状腺機能亢進症は要因の1つにあげられている。弁輪部の石灰化の存在は弁形成術や弁置換術を行う際の術式にも影響することがある[8]。

まれではあるが,石灰化が三尖弁方向に連続する中心線維体内および刺激伝導系に達し,房室ブロックを呈することもある(刺激伝導系の解剖についてはp.55「刺激伝導系の構造」参照)。また,石灰化部に乾酪(チーズ)様のdebrisを伴うcaseous MACは通常の石灰化主体のMACの病変より脆弱で

なく，HACEK群（*Haemophilus sp, Actinobacillus, Cardiobacterium, Eikenella, Kingella*）は1%程度である。HACEK群は血液培養で発育が遅く，検出困難な場合がある[12]。免疫機能低下や人工弁では真菌感染も合併することもあり，組織学的な同定にはPAS染色やグロコット染色が有用である。

(3) 臨床像

IEの疣贅は通常左心系の弁膜に生じるが，中心静脈カテーテル長期留置症例や静脈注射を多用する麻薬常習者では右心系にも生じる。僧帽弁と大動脈弁は解剖学的には大動脈弁の無・左冠尖と僧帽弁前尖は線維結合による連続性があるため，比較的容易に双方の弁に炎症が波及することがある。また無冠尖と右冠尖の周囲には刺激伝導系（His束）が近接するため，後述の弁輪部周囲膿瘍で炎症が拡大すれば房室ブロックにも注意が必要である。また，急性期の疣贅は一部が血流中に脱落すれば全身に塞栓症を引き起こす。脳梗塞や脳出血は重篤な合併症の1つで，塞栓部分は炎症が波及して血管径は拡大し，感染性脳動脈瘤とよばれる。また，手指などの菌の末梢塞栓で生じるOsler結節も有名な外表所見で理学所見上重要である。また，疣贅の大きさは臨床的に重要であり，塞栓症のリスクに比例し，IEの予後を左右する。特に疣贅が10mmを超え，かつ増大傾向であれば早期に外科的切除を検討する必要がある[13]。また，疣贅は大きくなると中心部分は血流から隔離さ

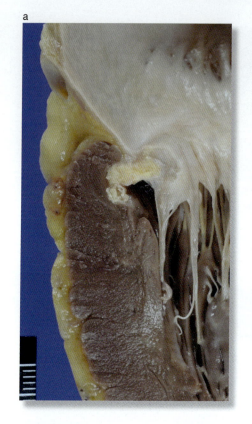 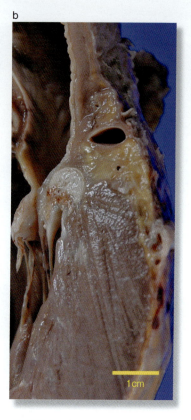

図8 僧帽弁輪石灰化（mitral annular calcification；MAC）の肉眼像
a：病理解剖時に偶発的に認めたMAC。僧帽弁尖から房室接合部の心室筋寄りに石灰化が及んでいる（80歳代女性）。
b：caseous MACの肉眼像。白色のペースト状の沈着物がみられる（70歳代男性）。

れ，さらに細菌によるバイオフィルムの形成により（図10d），疣贅内の細菌を死滅させるには高容量の抗菌薬の投与が必要である。血液培養で原因菌が判明した場合は感受性試験により，最小発育阻止濃度（minimum inhibitory concentration；MIC）を測定して，血中濃度をモニタリングし，高濃度かつ長期間の抗菌薬治療が必要である[13]。

(4) IEの疣贅の形態と経時変化
①急性期

急性期のIEの疣贅では炎症細胞は好中球が主体で，フィブリンおよび血小板成分から形成される脆弱な疣贅である。疣贅は弁尖では血流の上流側に付着しやすい（図9）。すなわち，房室弁（僧帽弁）では心房面に，動脈弁（大動脈弁）では心室面に付着しやすい。

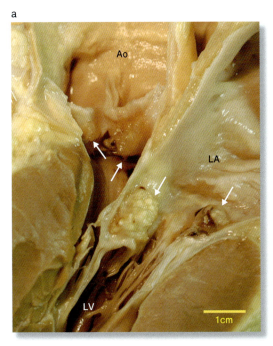
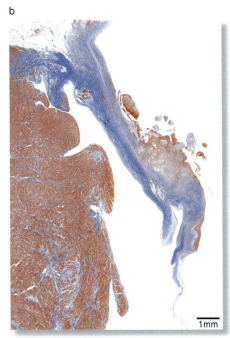

図9　感染性心内膜炎の疣贅
a：三腔断面像。僧帽弁の心房面と大動脈弁の心室面に疣贅の形成がみられる（→）（70歳代女性，腸球菌による）。
b：僧帽弁に付着した疣贅。疣贅の炎症により弁尖は点線の範囲で傷害されている。表面にはフィブリン成分が多く付着している（Masson's trichrome染色）。
Ao：大動脈，LA：左房，LV：左室。

疣贅のなかには菌体がまとまったコロニーを形成していればH&E染色でも確認できるが（図10），グラム染色などの染色も菌体の有無の判別には有用である。しかし，病理組織標本では菌体はコロニー状にまとまっていないと見逃すこともあり，菌体はグラム陽性・陰性の区別や菌体のおおよその形状（球菌か桿菌）が確認できる程度であるので，具体的な菌種の同定は細菌検査による培養が信頼できる。

②慢性期

不顕性の疣贅や抗菌薬による治療により治癒過程に向かうと疣贅が付着して傷害された弁膜は組織修復に入り，線維芽細胞の増生や毛細血管新生が起こり，炎症細胞はリンパ球やマクロファージ主体の慢性炎症細胞が浸潤する。弁膜はこの器質化の過程で疣贅による傷害や破壊が高度であると，膠原線維の増生とともに不規則に変形して治癒する。多くは不均一な弁膜の肥厚をきたし，粗造な局面を呈するが，高度な変形では瘤化（弁瘤）など著しい変形をきたし，弁膜に穿孔を残すこともある（図10d）。このように炎症が終息して変形した弁膜は「healed IE」とよばれ，その後も弁機能不全の原因となり，またIEの再発のリスクにもなる。

（5）弁輪部周囲膿瘍（図11）

疣贅から感染を伴う炎症が周囲組織に波及すると弁輪部周囲膿瘍を形成する。IEの人工弁置換術後でもまれに，人工弁の弁座に感染して弁輪部周囲に感染が広がる。特に大動脈弁輪周囲は組織が薄く炎症が広がりやすい。人工弁感染では弁座の人工繊維内に感染が生じれば，疣贅が明らかでないこともある。感染が広範囲に広がり心筋組織に深く浸潤すれば，対側の心腔内に穿破しシャントを形成することもある。また，大動脈弁輪部膿瘍からバルサルバ洞に波及しバルサルバ瘤破裂をきたす症例もある。人工弁は血流が分布していないため抗菌薬の効果が得られにくく治療に難渋し，重症化する例も多い。特に*Staphylococcus aureus*に

代表的な心血管疾患

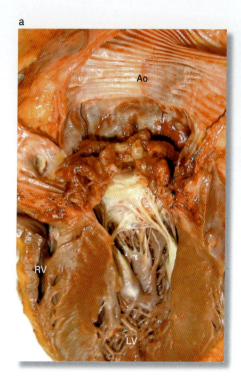
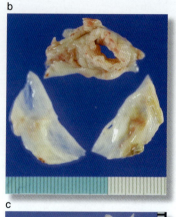
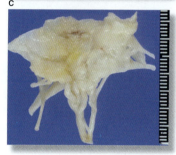
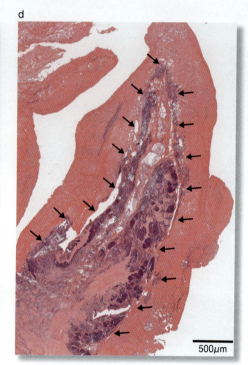

図10　感染性心内膜炎の疣贅

a：大動脈基部置換術（Bentall手術）後の生体弁に生じた急性期の「いぼ状」に隆起した疣贅（70歳代男性，MSSAなどによる）。
b：弁の穿孔を伴う疣贅。弁尖は著しく変形肥厚している。疣贅はやや白色調を呈しており，やや時間が経過した像を示している（40歳代男性，MRSAによる）。
c：慢性期の感染性心内膜炎。僧帽弁前尖は全体的に肥厚し，疣贅の隆起は消退して心房面は粗造な局面を呈している（50歳代男性）。
d：疣贅の組織像。疣贅の中心部分には炎症細胞浸潤とともにまだら状に増殖した細菌のコロニーがみられる（→）。周囲は全体的にフィブリンに覆われ塊状を呈している。菌塊が血流に接していない様子がわかる（MRSAによる。H&E染色）。

よる感染は死亡率が高い[14]。

（6）非細菌性血栓性心内膜炎（non-bacterial thrombotic endocarditis；NBTE）

悪性腫瘍の末期など全身性の消耗状態が持続した症例では弁膜に疣贅の付着をみることがある。これらは血小板とフィブリンからなる無菌性の血栓であり，IEの疣贅のような弁膜の破壊性は乏しく，表層に付着しているのみで小さく顆粒性の疣贅であることが多いが，疣贅は小さく脆弱であり塞栓子となりやすく，脳塞栓症のリスクも高いとされる[15]。全身性ループスエリテマトーデス（systemic lupus erythematosus；SLE）で教科書的に有名なLibman-Sacks心内膜炎の疣贅もこれに属する（図12）。

2 | 弁膜症，感染性心内膜炎，人工弁の異常

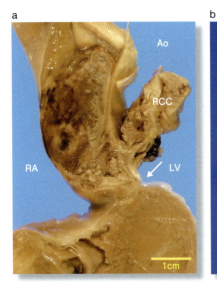
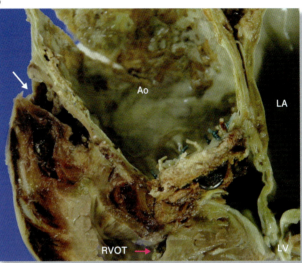

図11 弁輪周囲膿瘍

a：大動脈弁輪部膿瘍。大動脈弁右冠尖の疣贅から連続して弁輪周囲組織に膿瘍形成を認め，右房側に張り出している。→部分には刺激伝導系が位置する。

b：人工弁感染による弁輪周囲膿瘍（大動脈は高安動脈炎により拡大している）。疣贅の形成は明らかではないが，弁座に感染して周囲に膿瘍が波及し，右室流出路への穿破を認める（→）。また，心外膜脂肪に沿って，心嚢へ瘻孔形成がみられた（→）。

Ao：大動脈，LV：左室，RA：右房，RCC：右冠尖，RVOT：右室流出路。

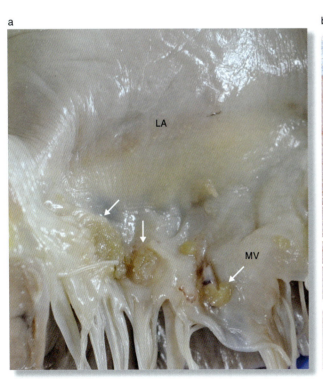
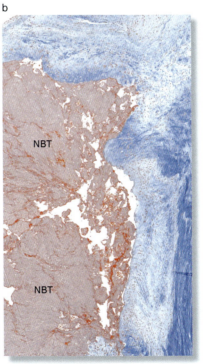

図12 非細菌性血栓性心内膜炎（non-bacterial thrombotic endocarditis；NBTE）

a：SLEにみられた，僧帽弁の非細菌性疣贅。Libman-Sacks心内膜炎の像である（50歳代女性）。

b：同部位の組織像。僧帽弁尖に付着しているが，図9bのように弁尖の破壊像はみられない（Masson's trichrome染色）。

LA：左房，NBT：非細菌性血栓，MV：僧帽弁。

代表的な心血管疾患

臨床的に疣贅と鑑別を要する病変

(1) Chiari network(キアリー網)(図13a)

p.28「両心房の肉眼的構造」およびp.111「心静脈の分布と冠静脈洞の解剖」の項でも触れたが，発生段階の静脈洞弁の一部が紐状に遺残することがあり，三尖弁輪近くで網目状を呈して大きく平面状に遺残した場合，超音波検査では疣贅と鑑別が必要になることもある。

(2) 乳頭状線維弾性腫(papillary fibroelastoma)(図13b, c)

p.40「弁の構造」の項でも触れたが，大動脈弁に限らず房室弁(僧帽弁，三尖弁)においても乳頭状線維弾性腫は発生することがあり，超音波検査などで弁に付着した疣贅のようにみえるこ

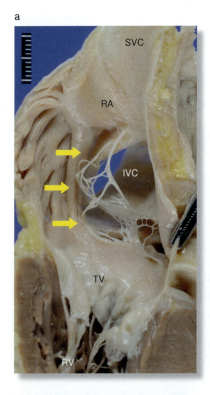
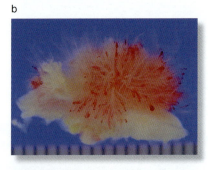
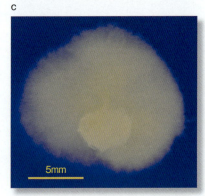
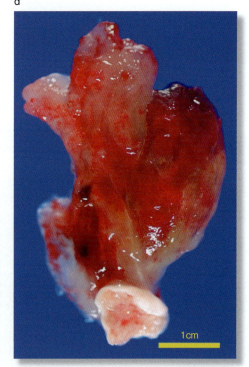

図13 臨床的に疣贅と鑑別を要する病変
a：Chiari network(キアリー網)
　下大静脈から三尖弁輪にかけて，網目状から紐状の付着物を認める(→)。
　IVC：下大静脈，RA：右房，RV：右室，SVC：上大静脈，IVC：下大静脈。
b：大動脈弁尖に生じた乳頭状線維弾性腫。イソギンチャク様の増殖を示す。
c：三尖弁葉に生じた乳頭状線維弾性腫。綿毛状を呈している(70歳代男性，手術症例)。
d：左房に生じた心臓粘液腫。表層が脆弱な絨毛状を呈している(80歳代女性，手術症例)。

2 | 弁膜症，感染性心内膜炎，人工弁の異常

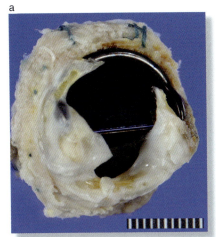
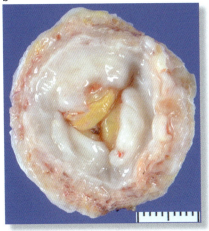
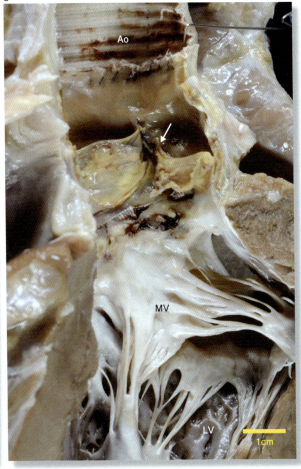

図14　人工弁の異常
a：機械弁（大動脈弁位，SJM弁23mm）周囲のパンヌス形成。心室側からみた像で，弁葉の開放制限がみられる（60歳代女性，人工弁置換後23年）。
b：生体弁（大動脈弁位，Mosaic弁23mm）の弁輪周囲から全周性に張り出したパンヌス（心室面）（40歳代男性，人工弁置換後9年）。
c：生体弁の劣化による弁尖の断裂。交連部で弁尖が脱落している（→）。弁尖は粗造でもろく，石灰化もみられる（80歳代男性，Freestyle弁置換後12年）。
Ao：大動脈，LV：左室，MV：僧帽弁。

とがある。

(3) 粘液腫（cardiac myxoma）（図13d）

　左房側の心房中隔に発生することの多い良性腫瘍である。僧帽弁輪付近に発生して大きくなった場合は疣贅様にみえることがあり，鑑別疾患の1つとなる。腫瘍であり同心円状の発育を示すことが多いが，表層が絨毛状で不正な形状を呈する症例もみられる。

人工弁の異常

(1) パンヌス形成（図14a，b）

　機械弁・生体弁を問わず，人工弁の台座の縫着部は周囲の既存の結合組織と線維増生および表層の内皮化により連続して生着固定される。この過程で過剰に線維増生をきたし，血流を阻害するように弁輪部に張り出すことがあり「パンヌス」とよばれる。より速い血流を受ける面（大動脈弁位であれば心室面）に，僧帽弁位でも心室面にパンヌスは形成されやすい。線維組織の張り出す部分により機械弁の弁葉の可

動性が障害される．張り出す面積により弁口狭窄をきたし人工弁機能不全となる．長期間で形成されたものでは石灰化も伴う．

(2) 生体弁の劣化 (図14c)

生体弁のほとんどは異種動物の組織（ウシ心膜やブタ心臓弁膜）を用いた人工弁が用いられている．生体内では経時的な組織の劣化が避けられず，小児・若年例ではより劣化が早い．組織の劣化は線維束の断裂や粗鬆化が進み，石灰沈着もみられ，表層は粗造化してくる．これに伴い，弁の基部の特にステントポスト付近では断裂して，閉鎖不全による逆流が高度になることもある．

(3) ホモグラフト弁の劣化

ヒトの屍体から摘出した弁尖を含む大血管を移植する手術がときに行われるが，凍結・解凍した弁付き大動脈であることから，グルタール処理による脱抗原化を行ってある異種生体弁よりも劣化は少ないといわれている．

文献

1) Buchner S, Hülsmann M, Poschenrider F, et al: Variable phenotypes of bicuspid aortic valve disease: classification by cardiovascular magnetic resonance. Heart 96: 1233-1240, 2010.
2) Cardella JF, Kanjuh VI, Edwards JE: Association of the acquired bicuspid valve with rheumatic disease of atrioventricular valves. Am J Cardiol 63: 876-877, 1989.
3) Burke AP, Tavora F: Acquired mitral valve disease. Practical Cardiovascular Pathology. Wolters Kluwer, Riverwoods, 2010, p327-332.
4) 由谷親夫：弁膜症と心内膜疾患．循環器病理学．南山堂，東京，2000，72-80.
5) Burke AP, Tavora F: Mitral valve prolapse and congenital mitral valve disease. Practical Cardiovascular Pathology. Wolters Kluwer, Riverwoods, 2010, p319.
6) Shiraishi I, Nishimura K, Sakaguchi H, et al: Acute rupture of chordae tendineae of the mitral valve in infants: a nationwide survey in Japan exploring a new syndrome. Circulation 130: 1053-1061, 2014.
7) Harpaz D, Auerbach I, Vered Z, et al: Caseous calcification of the mitral annulus: a neglected, unrecognized diagnosis. J Am Soc Echocardiogr 14: 825-831, 2001.
8) 日本循環器学会，日本胸部外科学会，日本心臓血管外科学会，日本心臓病学会：弁膜疾患の非薬物治療に関するガイドライン（2012年改訂版）．2012.
9) Matsuyama TA, Ishibashi-Ueda H, Ikeda Y, et al: Critical multi-organ emboli originating from collapsed, vulnerable caseous mitral annular calcification. Pathol Int 62: 496-499, 2012.
10) 松山高明：疣贅．病理と臨床 28（臨増）：380-381, 2010.
11) 海老原 文：感染性心内膜炎．カラー版循環器病学 基礎と臨床（川名正敏，北風政史，小室一成，ほか編）．西村書店，東京，2010, p1049-1058.
12) Katsouli A, Massad MG: Current issues in the diagnosis and management of blood culture-negative infective and non-infective endocarditis. Ann Thorac Surg 95: 1467-1474, 2013.
13) 日本循環器学会，日本胸部外科学会，日本小児循環器学会，日本心臓病学会：感染性心内膜炎の予防と治療に関するガイドライン（2008年改訂版）．2008.
14) Miro JM, Anguera I, Cabell CH, et al: Staphylococcus aureus native valve infective endocarditis: report of 566 episodes from the international collaboration on endocarditis merged database. Clin Infect Dis 41: 507-514, 2005.
15) el-Shami K, Griffiths E, Streiff M: Nonbacterial thrombotic endocarditis in cancer patients: pathogenesis, diagnosis, and treatment. Oncologist 12: 518-523, 2007.

III 代表的な心血管疾患

3 特発性心筋症

池田善彦（国立循環器病研究センター臨床検査部臨床病理科）

はじめに

特発性心筋症は原因不明の心筋疾患であり，二次性心筋症や高血圧症，冠動脈疾患，弁膜症，先天心疾患，固有の肺疾患といった明らかな病因のあるものは除外される。現行のアメリカ心臓協会（American Heart Association：AHA）の分類では原発性に位置づけられており，以下に拡張型心筋症，肥大型心筋症，拘束型心筋症，不整脈原性右室心筋症の四大病型を示す。

拡張型心筋症（dilated cardiomyopathy；DCM）

DCMは，左室または両心室の拡張期容量の増加と収縮能の低下を特徴とする病態を呈する疾患とされている。その病理学的肉眼所見では，心臓は球形で重量を増す（図1a）。四腔は拡張し，心室優位である（動画参照）。症例の50％に壁在血栓が心房あるいは心室に認められる。組織学的には核形不整を伴った心筋細胞の肥大，先細り，異常分岐，筋原線維の変性および間質性線維化を特徴と

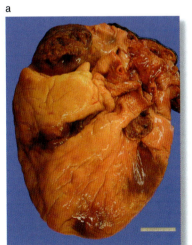 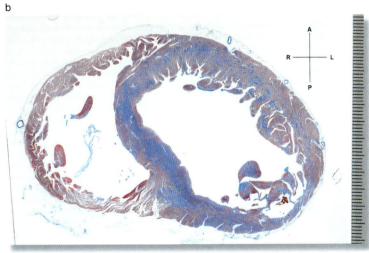

図1 拡張型心筋症の肉眼像と両心室横切面のルーペ像（Masson's trichrome染色）
a：30歳代男性，拡張型心筋症。心重量530g。心尖部が鈍化し球形に近い形態をしている。
b：拡張型心筋症の両心室横切面（Masson's trichrome染色）。左室は中輪状筋層を中心に内斜走筋層，外斜走筋層にもびまん性の線維化が認められる。
A：前，P：後，R：右，L：左。

代表的な心血管疾患

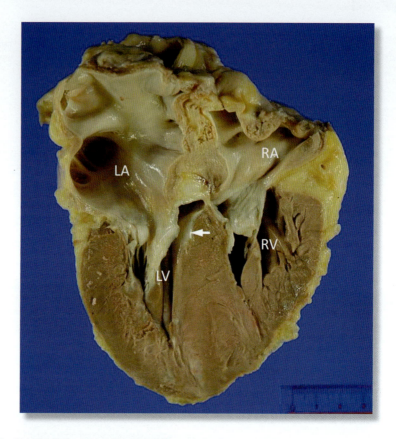

図2 肥大型心筋症の両心室縦切面肉眼像
高度な心室中隔肥厚と左室流出路の心内膜線維性肥厚が認められる(→)。
LA：左房，LV：左室，RA：右房，RV：右室。

するが特異的ではない。また，報告により異なるが，約30％の症例では炎症性あるいは心筋炎後心拡大の例が含まれているとされ，これらの病態は最近では原発性心筋症，後天性のなかの炎症性(心筋炎)のカテゴリーに位置づけられている。

DCMにおける線維化は中輪状筋層優位で緻密層にびまん性に及ぶ(図1)。MRI遅延造影(late gadolinium enhancement；LGE)は冠動脈疾患に起因する虚血性心疾患や心筋炎後心拡大を除外するうえで非常に重要であり，DCMでは中輪状筋層に線状に遅延造影される[1]。しかしながら，画像上ではラミノパチー，ジストロフィン関連疾患，ミトコンドリア病などと鑑別は困難であり[2]，これらの疾患では電顕を含めた病理組織学的検索が重要である。

DCMの遺伝子変異については2000年にβミオシン重鎖，トロポニンT遺伝子変異が報告され，特発性DCM例の25％にサルコメア遺伝子変異が同定されている。最も多いのがβミオシン重鎖(MYH7)変異(10％)，トロポニンT(TNNT2)変異(3％)，続いてαトロポ

ミオシン，トロポニンC，トロポニンI，心筋アクチンが報告されている。最近では，タイチン変異がDCM患者の25％に同定されているが，対照例でもバリアントやトランケーション変異が認められており，疾患との関連性については確立されていない[3]。

肥大型心筋症（hypertrophic cardiomyopathy；HCM）

　HCMは，肥大は領域ごとで非対称性であり心基部寄りの心室中隔や前壁が多く，中隔の心内膜を打つ僧帽弁前尖は肥厚し，心室中隔に接する部分に一致して線維性の心内膜肥厚が生じる（**図2**）。左室後壁厚に対する心室中隔厚の比が1.5を超える場合に，非対称性中隔肥大（asymmetric septal hypertrophy；ASH）といわれる。時折，右室流出路の中隔帯や乳頭筋も包含される。左室および右室流出路閉塞，心房のリモデリング，心尖部瘤形成などの特徴が認められる。

　遺伝子型と表現型との対比では，MYH7変異では著明な肥大，TNNT2変異では軽度の肥大や，催不整脈性，thin filament変異では早期の発症，著明な拡張障害，非典型的な肥大の局在が多い。ほとんどの患者では軽度の症状のみで安定した臨床経過を辿るが，15％の例で広汎な線維化により進行性に拡張に転じる例が存在する（HCM dilated phase；d-HCM）（**図3，4**）。

　電気的不安定性は突然の不整脈死

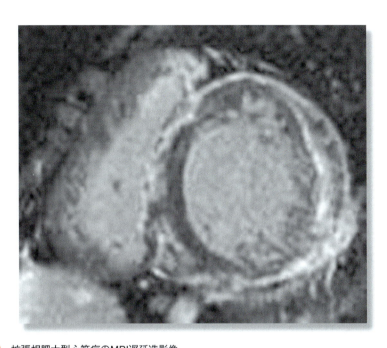

図3　拡張相肥大型心筋症のMRI遅延造影像
心室中隔，左室自由壁には中輪状筋層から外斜走筋層に帯状，巣状の広汎な遅延造影が認められる。

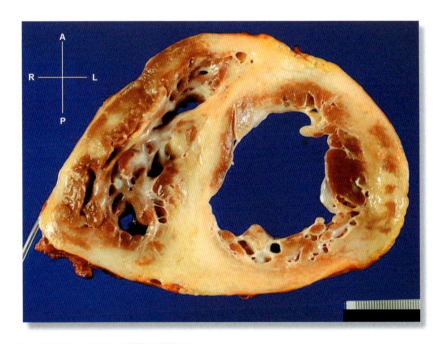

図4　図3と同一例の両心室横切面肉眼像
遅延造影に一致して，広汎な白色調の線維化が認められる。
A：前，P：後，R：右，L：左。

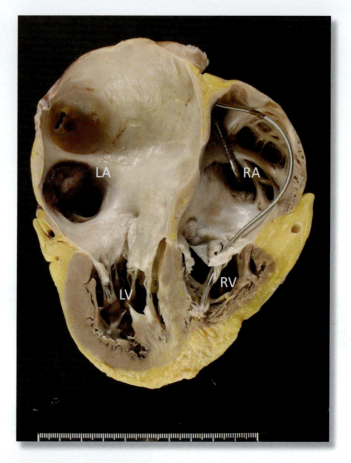

図5　拘束型心筋症の両心室縦切面肉眼像
正常の壁厚を有する小さい左室と両心房の高度な拡大，心室中隔を中心に白色調の線維化が認められる。
LA：左房，LV：左室，RA：右房，RV：右室。

の原因となりうる。若年性突然死例の病理学的検討では，急性および亜急性の虚血に関連した巣状の置換性線維化が示され，患者の半数以上において心室中隔に線維性瘢痕が認められていることから，リエントリー回路の不整脈原性器質として指摘されている。こ れらの領域はMRIでのLGEの領域と関連している。しかしながら，ほかの不整脈原性器質には，心筋細胞の電気生理学的リモデリング，広汎な心筋錯綜配列，小児例では冠動脈心筋架橋形成などが含まれる。

　MRIではHCM患者の50〜80％に

心室中隔中輪状筋層に巣状の遅延造影（LGE）が認められ，壁肥厚や左室駆出率と負の相関関係が示されている[4]。左室全体の20％を超えるLGEは突然死の独立した予測因子とされている[5]。HCMは1990年にサルコメア遺伝子変異との関連性が同定された最初の疾患であり，これまでに，収縮蛋白およびZ bandを構成する蛋白をコードする11遺伝子約1,500個の変異が報告されている。

拘束型心筋症（restrictive cardiomyopathy；RCM）

HCMのほとんどの進行例では，拘束型の病態を呈する。真のRCMとしては，トロポニンIの遺伝子変異が報告されており，正常の壁厚を有する小さい左室，高度な拡張障害と両心房の拡大により特徴づけられる（図5）。小児においては予後不良であり，5年生存率は65％である。心筋生検では，RCMは非特異的所見である。心筋細胞肥大，間質性線維化，時折，心内膜線維化が認められるが，d-HCMで認められるような置換性線維化や微小血管のリモデリングは呈さない。

報告によってはアミロイドーシス，心内膜心筋線維症，収縮性心膜炎などもRCMに含まれているが[6]，心内膜心筋線維症（図6，7），収縮性心膜炎などは外科的治療の対象となり，真のRCMとの鑑別が重要である。

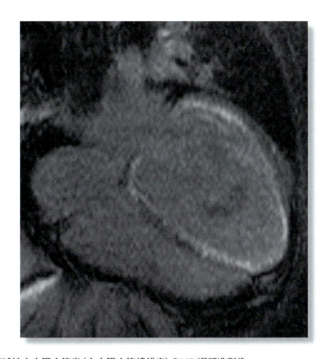

図6 好酸球性心内膜心筋炎（心内膜心筋線維症）のMRI遅延造影像
両心室心内膜側にびまん性の遅延造影が認められる。

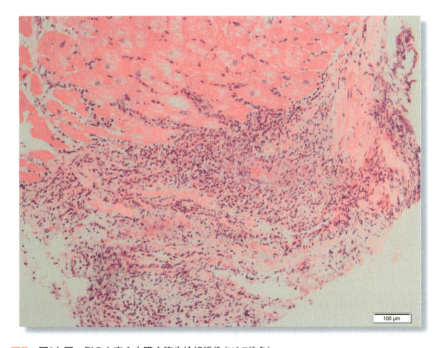

図7 図6と同一例の右室心内膜心筋生検組織像（H&E染色）
心内膜優位の高度な好酸球浸潤と心内膜直下の心筋層内への波及が認められる。

不整脈原性右室心筋症（arrhythmogenic right ventricular cardiomyopathy；ARVC）

ARVCは，心室性不整脈と右室機能異常を呈する疾患で，右室優位の線維脂肪化はMRI遅延造影でも特徴的に認められる[7]。35歳以下の心臓突然死例の約20％を占めるとされている。1982年の最初の報告以来，局所的な異常は，右室流入路，右室流出路，心尖部と考えられ，triangle of dysplasiaと称されている[8]。剖検心では，心外膜側の線維脂肪化が優位であり，心内膜側へ進展していく。左室の包含や，心室中隔の右室側に同様の線維脂肪化が認められる（図8）。

遺伝子解析では，5つのデスモゾーム遺伝子変異（デスモコリン2，デスモグレイン2，デスモプラキン，プラコグロビン，プラコフィリン2）と非デスモゾーム遺伝子変異（デスミン，ラミンA/C，フォスフォランバン，リアノジン受容体，トランスメンブレン蛋白2，タイチン）が報告されている。

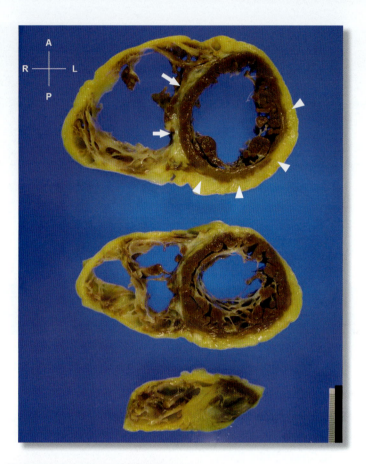

図8 不整脈原性右室心筋症の両心室横切面肉眼像
右室全層性，左室心外膜側（▶），心室中隔右室側（→）に線維脂肪化が認められる。
A：前，P：後，R：右，L：左。

文献

1) Slavich M, Florian A, Bogaert J, et al: The emerging role of magnetic resonance imaging and multidetector computed tomography in the diagnosis of dilated cardiomyopathy. Insights Into Imaging 2: 453-469, 2011.
2) Olivotto I, Amati G, Basso C, et al: Defining phenotypes and disease progression in sarcomeric cardiomyopathies; contemporary role of clinical investigations. Cardiovasc Res 105: 409-423, 2015.
3) Herman DS, Lam L, Taylor MR, et al: Truncation of titin causing dilated cardiomyopathy. N Engl J Med 366: 619-628, 2012.
4) Choudhury L, Mahrholdt H, Wagner A, et al: Myocardial scarring in asymptomatic or mildly symptomatic patients with hypertrophic cardiomyopathy. J Am Coll Cardiol 40: 2156-2164, 2002.
5) Chan RH, Maron BJ, Olivotto I, et al: Quantitative contrast-enhanced cardiovascular magnetic resonance predicts sudden death in patients with hypertrophic cardiomyopathy. Circulation 130: 484-495, 2014.
6) Gupta A, Gulati GS, Seth S, et al: Cardiac MRI in restrictive cardiomyopathy. Clin Radiol 67: 95-105, 2012.
7) Riele ASJM, Tandri H, Bluemke DA: Arrhythmogenic right ventricular cardiomyopathy (ARVC): cardiovascular magnetic resonance update. J Cardiovasc Magn Reson 16: 1-15, 2014.
8) Marcus FI, Fontain GH, Guiraudon G, et al: Right ventricular dysplasia; a report of 24 adult cases. Circulation 65: 384-398, 1982.

III 代表的な心血管疾患

4 二次性心筋症（二次性心筋疾患）

松山高明（京都府立医科大学大学院医学研究科細胞分子機能病理学）

はじめに

　二次性心筋症（二次性心筋疾患）の英訳は"secondary cardiomyopathy"である。近年の心筋疾患の分類でこの用語が明確に記されているのは，2006年のアメリカ心臓協会（American Heart Association；AHA）の心筋症分類である[1]。2008年には欧州心臓病学会（European Society of Cardiology；ESC）からも心筋症の分類が提唱されているが，こちらではsecondary cardiomyopathyの用語は使用されていない。これ以前にも1980年代のWHOによる分類をはじめとしてさまざまな心筋症の分類が提唱されていたが，現在でも明確に全世界で統一された二次性心筋症の分類は存在しない。これは，現在進行形でさまざまな原因が解明されつつあることも一因と考えられる。

　2006年のAHAが提唱した二次性心筋症とされる疾患のなか（表1）から「代表的な」比較的遭遇する可能性の高い疾患の一部を紹介する。表1の疾患が二次性心筋症のすべてではなく，そのごく一部にすぎないことをまず念頭に置かなければならない。

心アミロイドーシス（cardiac amyloidosis）

　心アミロイドーシスは組織間質に通常の線維化の膠原線維束（collagen fibril）よりさらに細い7〜10nm程度のアミロイド細線維蛋白質がβシート構造をもって沈着する疾患である。全身の臓器に沈着する全身性と，臓器特異性のある限局性のものがある。心筋では全身性アミロイドーシスが問題となる。典型的には心内膜から沈着が拡大するため，拡張機能が障害されることが多い。その後，びまん性に心筋間質に沈着が拡大すると，収縮機能も低下する。びまん性病変であり，心内膜心筋生検でも診断率は高い（約70〜80％，自験例）。

　肉眼では心室壁は全体的に肥厚するため，臨床的に肥大型心筋症と診断されていることも多い。典型例ではやや赤茶けた独特のつやを有する割面を示す。アミロイドの沈着量が多いと全体的に硬度を増すため，解剖時に心臓を取り出しても形が崩れにくい。組織学的にはヘマトキシリン・エオジン（hematoxylin-eosin；H&E）染色ではエオジンの染色性が悪く，やや灰白色を示す。また，Congo red染色では橙色の染色性を示し，偏光顕微鏡下ではアップルグリーンの複屈折を示すことが組織学的な同定方法として有名である。

(1) 原発性アミロイドーシス（多発性骨髄腫に伴うものを含む）（図1）

　免疫グロブリン軽鎖（L鎖）を前駆体とするものが多く，AL（amyloidosis light chain）型アミロイドーシスとよばれる。急速に心機能が障害され，予後不良である。免疫グロブリン軽鎖にはκ鎖とλ鎖があるが，λ鎖の頻度が高い。びまん性に高度に沈着し，心室内伝導障害やブロックなどの刺激伝導系障害をはじめとして心房・心室を問わず多彩な不整脈が発生する。また，心筋壁内の小動脈壁にもアミロイドは沈着するが，ときに閉塞をきたして心筋虚血や心筋梗塞を併発することもある[2]。

(2) 続発性(二次性, 反応性)アミロイドーシス

血清アミロイドAを前駆体として, その代謝産物のアミロイドAが臓器に蓄積する。原疾患は慢性関節リウマチなどの慢性炎症性疾患で, 古典的には結核などの感染症も含まれる。

(3) トランスサイレチン (transthyretin；TTR)

正常型(野生型)TTRによる老人性アミロイドーシスと変異型TTRによる家族性アミロイドーシスがある。

前者は一般的に予後が長く, 不顕性のことも多い。最新のわが国の病理学的検討では80歳以上の剖検例の約17％にみられたとの報告がある[3]。

ヘモクロマトーシス(hemochromatosis)(図2)

鉄の代謝異常や過剰摂取により, 鉄色素であるヘモジデリンが組織に沈着し, 臓器障害を起こす。遺伝性と繰り返す輸血などによる二次性があり, わが国では後者が大部分を占める。心臓にかかわる臨床像では心不全, 不整脈・伝導障害が問題となる。病理肉眼像では心筋は鉄色素を反映して濃い褐色調を呈する(図2)。心不全があれば心腔は拡大する。心筋の類似の色調の変化は高齢者や癌などの悪液質で長期の消耗状態にあった心筋で, 消耗性・老廃物質であるリポフスチンが沈着した状態の褐色萎縮でもみられるため鑑別を要する。組織学的にも鉄色素であるヘモジデリンとリポフスチンはともにH&E染色では黄褐色顆粒で細胞質内に沈着するため, 鑑別が難しいこともあるが, ヘモジデリンのほうがやや顆粒が粗く, 鉄染色(ベルリン青染色)を施行すればヘモジデリンは青く染色されるため, 鑑別が可能である(図2)。

Fabry病(Fabry disease)(図3)

細胞内消化を行う細胞内小器官のライソゾーム内にある加水分解酵素(α-ガラクトシダーゼA)の活性が欠損または低下することにより, 細胞内にスフィンゴ糖脂質(globotriaosylceramide)が

表1 二次性心筋症(文献1より引用改変)

代謝・蓄積病	細胞外蓄積性	アミロイドーシス
	細胞内蓄積性	ヘモクロマトーシス
		Fabry病
		糖原病(Ⅱ型, Pompe病など)
中毒性		薬剤性, 重金属, 化学物質
心内膜性	心内膜線維症	好酸球増多症(Löffler心内膜炎)
炎症性		サルコイドーシス
内分泌性	糖尿病	甲状腺機能亢進および低下
		副甲状腺機能亢進
		褐色細胞腫
		末端肥大症
心臓顔面症候群		Noonan症候群
神経筋・筋疾患		Duchenne型筋ジストロフィー
		Becker型筋ジストロフィー
		Emery-Dreifuss型筋ジストロフィー
		筋緊張性ジストロフィー
栄養欠乏症		脚気心
自己免疫性・膠原病		全身性ループスエリテマトーデス
		皮膚筋炎, 多発性筋炎
		慢性関節リウマチ
		強皮症
		結節性動脈炎
電解質異常		
癌治療関連・薬剤関連性		アントラサイクリン(アドリアマイシン)など
		シクロフォスファミド
		放射線治療後

4 | 二次性心筋症（二次性心筋疾患）

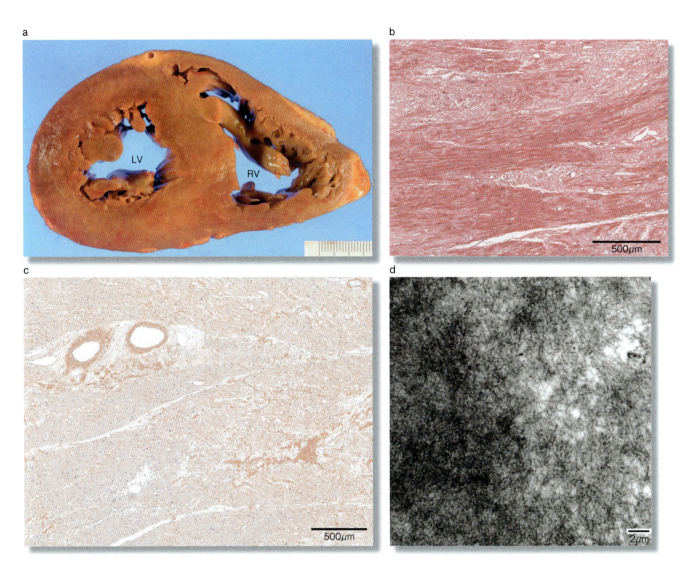

図1　アミロイドーシス
a：両心室横断面肉眼像（原発性アミロイドーシス，ALλ型，60歳代男性）。両心室ともに壁は全周性に肥厚し，混濁した赤褐色調で独特の光沢がある。
b：H&E染色標本。エオジン好性でピンク色で無構造な部分にアミロイドがびまん性に沈着している。
c：Congo red染色標本。血管壁や間質にアミロイド物質の橙色の染色性がみられる。
d：透過電子顕微鏡像によるアミロイド細線維。無数の針状のアミロイド細線維蛋白質の沈着を認める。
LV：左室，RV：右室。

蓄積する疾患である。X染色体劣性遺伝の形式をとり，ヘミ接合体の男性のほうがより発症が早く，より重症である。ヘテロ接合体の女性は保因者となり発症しないことも多いが，発症すれば重症度は症例により異なり，中年以降に心不全になることもある。

肉眼形態は心室の壁肥厚を伴うことが多く，臨床的には肥大型心筋症と診

代表的な心血管疾患

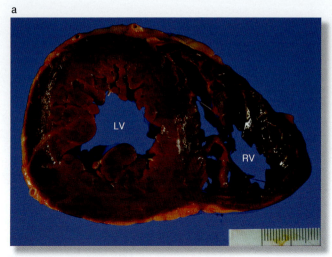
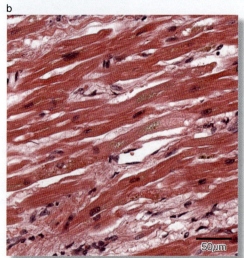
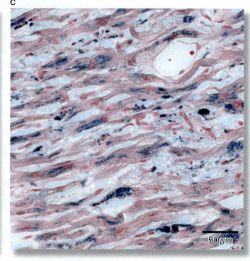

図2　ヘモクロマトーシス
a：両心室横断面肉眼像（80歳代男性，骨髄異形成症により頻回の輸血歴を有する）。黒褐色の色調を呈している。
b：H&E染色標本。細胞質には褐色調の小顆粒の沈着を認める。
c：ベルリン青染色標本。鉄色素顆粒が青色に染色されている。

断されている症例も多い。進行すると線維化とともに壁非薄化をきたすことが多い（図3a）[4]。組織学的には心筋細胞の細胞質が空胞様変性をきたす。非特異的な不全心筋でもミトコンドリアやグリコーゲンが増加して細胞質に空胞変性をきたすが，Fabry病における変性は独特のレース状の変性をきたすことで鑑別できる（図3b）。電子顕微鏡による観察も診断に有用で，細胞質内に渦巻き状の封入体が集簇して沈着する像がみられる（図3c, d）。

心臓サルコイドーシス（cardiac sarcoidosis）（図4）

原因不明の全身性の肉芽腫性疾患である。他臓器では肺門部リンパ節腫脹や眼のブドウ膜炎などでよく知られる。肝臓，脾臓，骨髄，リンパ節など

4 | 二次性心筋症（二次性心筋疾患）

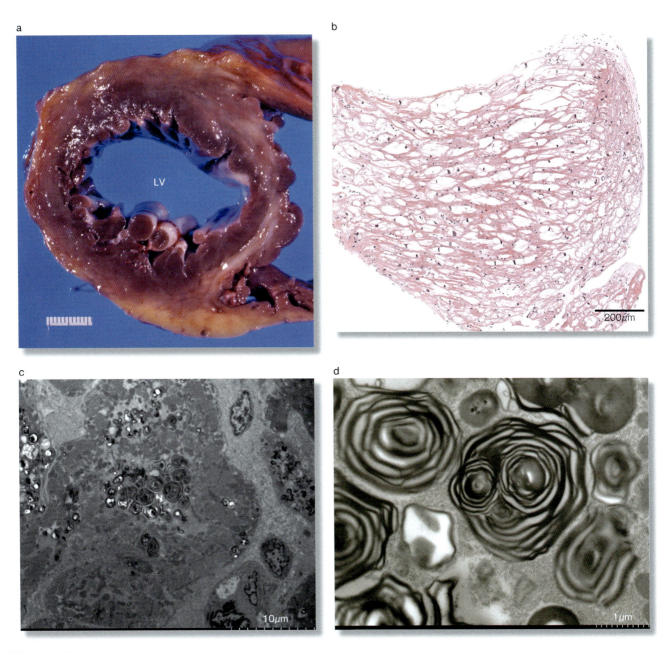

図3 Fabry病
a：両心室横断面肉眼像（30歳代女性）。心不全に至った症例で、左室壁は不均一に菲薄化している。
b：心内膜心筋生検（右室，別症例，H&E染色）。心筋細胞は全体的にレース状の空胞化を呈している。
c, d：透過電子顕微鏡像。心筋細胞筋原線維間に渦巻き状の封入体の沈着を認める。

代表的な心血管疾患

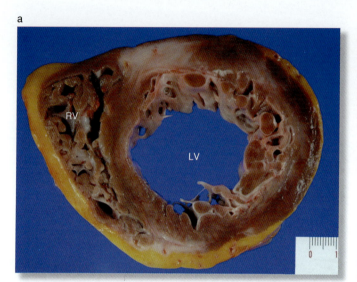

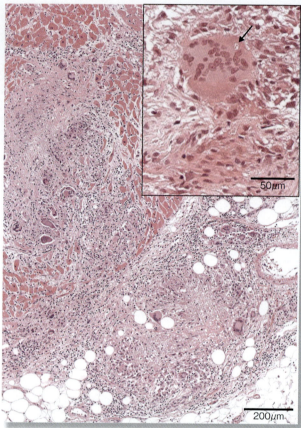

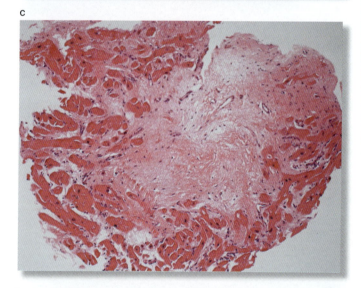

図4　心臓サルコイドーシス
a：両心室横断面肉眼像（50歳代女性）。前後の両室接合部の心外膜側を主体に白色の線維化病変を認める。
b：類上皮細胞性肉芽腫（別症例，H&E染色）。胞巣状にまとまった炎症細胞浸潤を認める。多核巨細胞も複数みられる。挿入写真は多核巨細胞を示す。多核巨細胞はLanghans型で，ときに細胞質に星状小体を有することがある（→）。
c：肉芽腫の炎症が消退した後の瘢痕像（別症例，H&E染色）。肉芽腫の胞巣を想起させる類円形の置換性線維化を認める。

の網内系組織内にも肉芽腫を形成しやすく，不顕性の症例も多いと推察される。サルコイドーシスの診断がなさ れた病理解剖症例の約30％程度の症例にのみ心病変を伴っていたとの報告もあり[5]，必ずしも心臓はサルコイ ドーシスの好発部位といえないが，心臓サルコイドーシスでは房室ブロックや心室頻拍などの致死性不整脈が出

4 | 二次性心筋症（二次性心筋疾患）

現し，最終的に心不全になることも多く，患者の予後を左右する。心臓サルコイドーシスの肉眼像は多様性があるため，症例ごとに異なるが，房室結節-His束，両脚の刺激伝導系が位置する心室中隔の基部や両室接合部に病変を有することが多く，また心外膜側を主体にした病変が多い。心不全に至る症例では心筋中層〜心外膜束に帯状の置換性線維化とともに壁が菲薄化して心腔が拡大し，拡張相肥大型心筋症と類似の形態を呈することもある（図4a）。また，右室主体に病変が拡大して不整脈原性右室心筋症と類似の形態となることもある[6]。また，心室の自由壁に限局性の瘤を形成したり，心房内に病変を有したりすることもある。組織学的には非乾酪性類上皮細胞肉芽腫（epithelioid granuloma）が特徴的な所見で，炎症の活動性の指標にもなる（図4b）。多くは大型で核が馬蹄形に配列したLanghans型多核巨細胞を伴うことが多く，典型例では巨細胞の細胞質内に小封入体［星状小体（asteroid body）やSchaumann小体（Schaumann body）］を伴うこともある。炎症は寛解・増悪を繰り返すため，炎症が消退すれば，比較的明瞭な置換性線維瘢痕となって残存する（burnout granuloma）（図4c）。ステロイド治療により肉芽腫が消退した症例では病理解剖で心臓全体を検索しても肉芽腫が見つからず診断に苦慮することもある。

骨格筋疾患に伴う心筋症 (muscular disease related)

筋疾患に伴う心筋症では，進行性筋ジストロフィーなどで心病変を伴う。X染色体劣性遺伝を示すDuchenne型筋ジストロフィーやBecker型筋ジストロフィーは終末期に心拡大を伴う。Becker型はDuchenne型より進行が遅いため，壮年期以降に心不全に至ることも多い。肉眼形態は拡張型心筋症様の形態をとり，高度の収縮能障害を呈する（図5a）。骨格筋より心筋

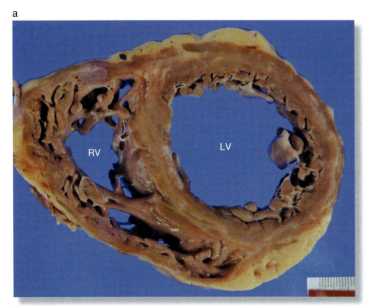 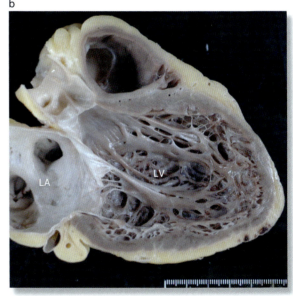

図5　骨格筋疾患に伴う心筋症
a：Becker型筋ジストロフィーによる心筋症（両心室横断面肉眼像，30歳代男性）。
b：Duchenne型筋ジストロフィーの女性保因者による心筋症（左室長軸断面像，40歳代女性）。どちらも両室ともに心腔は拡大し拡張型心筋症様の形態である。
LA：左房。

障害が優位の場合は心移植の適応になることもある。また，まれではあるが，Duchenne型筋ジストロフィーでは女性の保因者が同様に壮年期に心不全をきたすこともある（図5b）。組織学的には心室壁の中層から心外膜側の心筋が変性し，終末期には心筋の走行に沿って置換性の線維化をきたす（図6a，b）。左室後壁基部で特に線維化が顕著にみられるとされる[7]。また，ジストロフィン抗体による免疫染色を行うと，正常の心臓ではジストロフィンはすべての心筋細胞の細胞膜に分布しているため，組織全体の細胞膜に陽性像が得られるが，Duchenne型筋ジストロフィーではほぼ完全に陽性像は欠損し，Becker型ではジストロフィン欠損が細胞により異なるため，染色が不均一で，いわゆる"モザイク"状の陽性像を示すことが多い（図6c）。

自己免疫性疾患・膠原病に関連した心筋症（autoimmune/collagen disease related）（図7）

膠原病の全身性エリテマトーデス，強皮症（scleroderma），多発性筋炎・皮膚筋炎などでも心筋炎様に心筋の小血管周囲にリンパ球浸潤をきたして心筋症を呈することがある。間質線維化が進行して心収縮能が低下し，最終的には拡張型心筋症様の形態を呈することがある。多発性筋炎・皮膚筋炎は正確な頻度は諸報告により幅があり定かでないが，心病変を合併する頻度の高い膠原病の一つである。図7は多発性筋炎・皮膚筋炎に関連した心筋症と考えられた症例である。骨格筋にもリンパ球の浸潤が散見され，それに類似するパターンで，心筋にも血管周囲性にリンパ球の浸潤がまばらにみられ，広範囲に置換性の線維化巣が広がる。血管周囲性にリンパ球が浸潤するためか，心内膜側寄りに不均一な置換性線維化をみることが多い。リンパ球がまばらに浸潤する像はいわゆる慢性心筋炎との鑑別が必要となる組織パターンである。

薬剤関連性心筋症（アントラサイクリン系による）[drug-induced(adriamycin) cardiomyopathy]（図8）

不可逆性に心筋組織を傷害する薬剤としては抗腫瘍薬のアントラサイクリン系抗菌薬のドキソルビシン（アドリアマイシン）やダウノルビシン（ダウノマイシン）があり現在も使用されている。近年では発生機序は異なるが，分子標的薬で乳癌などの治療で使用されるトラスツマブ（ハーセプチン®）やリツキシマブ（リツキサン®）による心筋障害の症例も報告されている[8]。アントラサイクリン系の心毒性は急性毒性から10年以上の経過した後に起こる蓄積性の慢性心毒性もある。慢性心毒性による終末像は拡張型心筋症様を呈し，両心室腔の拡大と壁の菲薄化がみ

4｜二次性心筋症（二次性心筋疾患）

られる（図8a）。高度に心筋組織が傷害されると組織学的にはびまん性の間質線維化と変性萎縮した心筋およびそれを代償する肥大した心筋が混在して観察される（図8b）。H&E染色では心筋の細胞質が白く抜ける空胞化が見える。この変化はミトコンドリアが薬剤により傷害され空胞状を呈した像である。心筋生検では透過電子顕微鏡のために樹脂包埋した組織を厚切してトルイジン青などで染色した標本でより詳細にこの像が観察ができ，心筋傷害の程度の分類（採取組織切片中の傷害細胞の割合）もこの標本を用いて行う（図8c）。

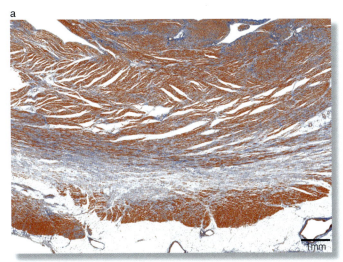

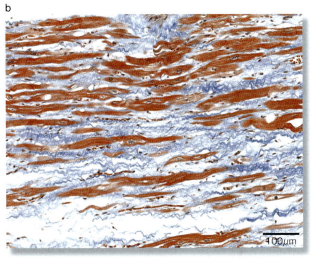

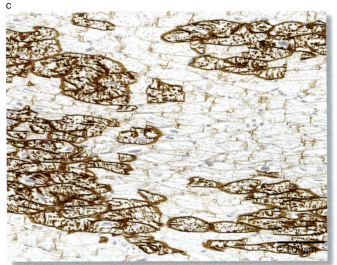

図6　Becker 型筋ジストロフィーの組織像（図4aと同一症例）
a：左室後側壁（Masson's trichrome染色）。左室壁中層から心外膜側の心筋が帯状に消失し線維組織で置換されている。
b：強拡大像。数層の心筋が消失して線維化している。残存した心筋も先細り，不全心筋を呈している。
c：ジストロフィン抗体による免疫染色（茶色の部分が陽性）。部分的に心筋細胞膜は染色されず，ジストロフィンが部分的に欠失していることを示している。

代表的な心血管疾患

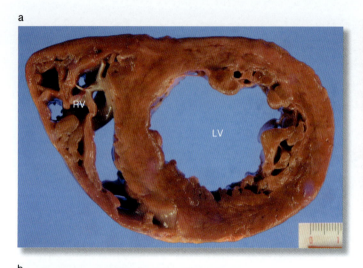

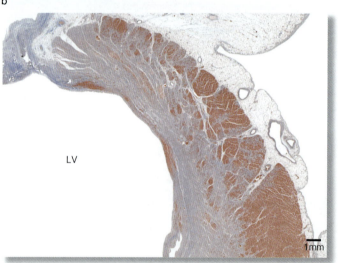

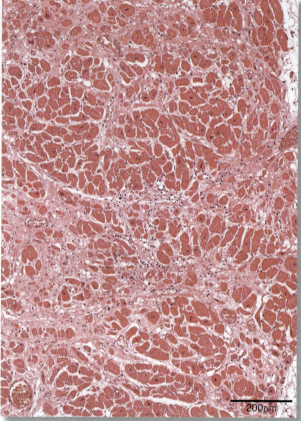

図7　膠原病に伴う心筋症（多発性筋炎に伴う心筋症）
a：両心室横断面肉眼像（60歳代男性）。左室腔は拡大し壁の菲薄化も認める。
b：左室自由壁基部の組織像（Masson's trichrome染色）。線維化は心内膜側を主体に不規則に心外膜側までみられる。
c：強拡大像（H&E染色）。不規則な間質線維化がみられ，一部血管周囲に散在性にリンパ球の浸潤が残存している。

4 | 二次性心筋症（二次性心筋疾患）

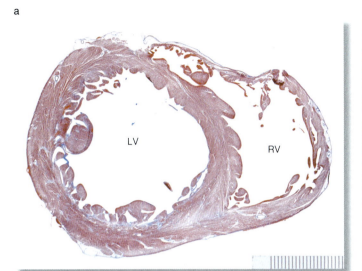

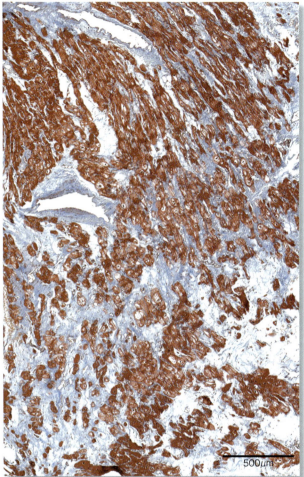

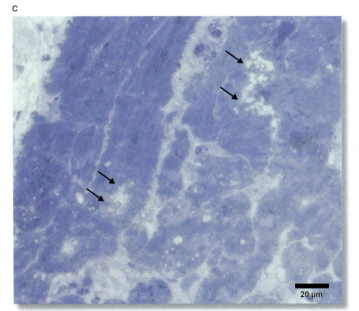

図8　薬剤（抗腫瘍薬）に伴う心筋症（アドリアマイシン心筋症）
a：両心室横断面組織ルーペ像（10歳代男性，Masson's trichrome染色）。両心室腔は拡大し壁の菲薄化も認める。
b：左室心筋の組織像（別症例，Masson's trichrome染色）。高度の間質線維化を認める。残存する心筋では細胞質の空胞化もみられる。
c：電顕用樹脂包埋ブロックの厚切り標本（トルイジン青染色）。筋原線維が途絶し，→部分で小空胞の形成がみられる。このような病変の占める割合により組織学的分類を行い，薬剤の追加投与の評価に用いる。

文献

1) Maron BJ, Towbin JA, Thiene G, et al: Contemporary definitions and classification of the cardiomyopathies. An American Heart Association Scientific Statement from the Council on Clinical Cardiology, Heart Failure and Transplantation Committee; Quality of Care and Outcomes Research and Functional Genomics and Translational Biology Interdisciplinary Working Groups; and Council on Epidemiology and Prevention. Circulation 113: 1807-1816, 2006.
2) Neben-Wittich MA, Wittich CM, Mueller PS, et al: Obstructive intramural coronary amyloidosis and myocardial ischemia are common in primary amyloidosis. Am J Med 118: 1287, 2005.
3) 野呂瀬準, 塩沢英輔, 野呂瀬朋子, ほか：高齢者の心臓におけるATTRアミロイドーシスの臨床病理学的検討. 心臓 47：1397-1404, 2015.
4) Takenaka T, Teraguchi H, Yoshida A, et al: Terminal stage cardiac findings in patients with cardiac Fabry disease: an electrocardiographic, echocardiographic, and autopsy study. J Cardiol 51: 50-59, 2008.
5) Silverman KJ, Hutchins GM, Bulkley BH: Cardiac sarcoid: a clinicopathologic study of 84 unselected patients with systemic sarcoidosis. Circulation 58: 1204-1211, 1978.
6) Philips B, Madhavan S, James CA, et al: Arrhythmogenic right ventricular dysplasia/cardiomyopathy and cardiac sarcoidosis: distinguishing features when the diagnosis is unclear. Circ Arrhythm Electrophysiol 7: 230-236, 2014.
7) Frankel KA, Rosser RJ: The pathology of the heart in progressive muscular dystrophy: epimyocardial fibrosis. Hum Pathol 7: 375-386, 1976.
8) Guglin M, Hartlage G, Reynolds C, et al: Trastuzumab-induced cardiomyopathy: not as benign as it looks? A retrospective study. J Card Fail 15: 651-657, 2009.

5 | 大動脈硬化症(粥状硬化症), 大動脈解離と大動脈瘤

松山高明（京都府立医科大学大学院医学研究科細胞分子機能病理学）
松本 学（国立循環器病研究センター臨床検査部臨床病理科）
池田善彦（国立循環器病研究センター臨床検査部臨床病理科）
植田初江（国立循環器病研究センター病理部/バイオバンク）

大動脈硬化症(粥状硬化症)

動脈硬化(arteriosclerosis)は，炎症，線維増生，石灰化などによる動脈壁の弾力性の低下から血管機能の障害をもたらす変化である。多くは加齢性変化や高血圧などの慢性的な圧負荷が原因となっている。病理学的には次の3つのパターンに大別することができる[1]。
① 粥腫(atheroma)形成による粥状硬化症(atherosclerosis)
② 中膜の石灰化を特徴とするメンケベルグ型中膜石灰化硬化症(Mönckeberg medial calcific sclerosis)，主に筋性動脈の病変
③ 小動脈や細動脈に生じる細動脈硬化症(arteriolosclerosis)で，高血圧によることが多い

粥状硬化症がこのなかでも重要で，大動脈瘤および大動脈解離の原因として頻度が高い。

大動脈の粥状硬化症

粥状硬化の病変進展のプロセスについてはp.119「虚血性心疾患，冠動脈」の項でも触れられており，さまざまな原因による血管内皮機能障害からリンパ球，マクロファージによる炎症，コレステロール結晶の沈着，膠原線維の増生により粥状硬化症は進展していく。

本項では大動脈に特徴的な変化を中心に示す。

脂肪線条(fatty streak)(図1a)

粥状硬化症の初段階で，最初に肉眼的にとらえられる変化である。血管内の圧負荷，シアストレス(shear stress)などによる血管内皮細胞障害を発端として，マクロファージの侵入と脂質の沈着が生じ，内膜部分に脂質を貪食した泡沫細胞(foam cells)を認める。1歳以下の幼児でも泡沫細胞浸潤がみられることがあるが，その変化が次の粥腫の形成に至るとは限らない[1]。

粥腫プラーク(atherosclerotic plaque)(図1a)

Tリンパ球，マクロファージによる炎症とともに膠原線維増生と脂質の過剰な沈着(コレステリン沈着)により，内膜は層板状に肥厚して固いプラークを形成する。時間が経てば石灰化も生じる。粥腫の形成は腹部大動脈では腎動脈下で最も顕著になる。胸部では弓部および頸部・鎖骨下の三分岐周囲に先行することが多い(動画参照)。

複合病変(complicated lesion)(図1b)

粥腫の形成はプラークの癒合とともに進行し，一部のプラークの表面は潰瘍形成をきたし，その部位に血栓形成など複雑な局面を呈し，"複合病変(complicated lesion)"とよばれる。この段階になると多量の粥腫の形成から中膜の弾性線維も傷害されて中膜は菲薄化していき，瘤形成や解離を惹起しやすい状態となる。

代表的な心血管疾患

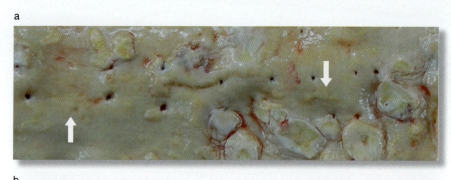
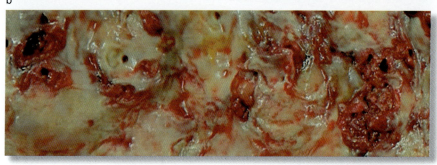

図1 大動脈粥状硬化病変の進展（表面小孔は肋間動脈の分岐）
a：粥腫プラークの形成
　層板状に隆起した粥腫プラークの形成がみられる。→の部分では脂肪線条に相当するわずかな黄色の隆起もみられる。
b：複合病変
　粥腫プラークの多くは表層が破綻し血栓の付着を伴い複雑な局面を呈している。血栓形成傾向の強い病変では，血栓，粥腫の飛散に伴う末梢塞栓のリスクがある。

大動脈解離（aortic dissection）と大動脈瘤（aortic aneurysm）

大動脈疾患は解離（dissection）と瘤（aneurysm）に大きく分けられる。粥状硬化症はどちらの病態の原因としても多くを占め，加齢性の変化であるため，高齢になるほど発生のリスクが増大する。大動脈解離については動脈硬化とは異なった機序でも発生し，Ehlers-Danlos（エーラス・ダンロス）症候群（Collagen TypeⅢ異常）やMarfan（マルファン）症候群（fibrillin-Ⅰ遺伝子異常）などの遺伝的背景を有する患者において，高頻度に認められる病態で若年者にも発症する。最近では，Loeys-Dietz（ロイ・ディーツ）症候群（LDS）（TGF-βレセプター異常）のほか，平滑筋αアクチンや平滑筋ミオシン重鎖（myosin heavy chain；MYH）11といった構造蛋白の変異が報告されている。大動脈解離は原因にかかわらず，外膜寄りの中膜部分に解離面を形成することが多い（図2）。解離の範囲

5 | 大動脈硬化症（粥状硬化症），大動脈解離と大動脈瘤

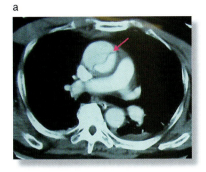
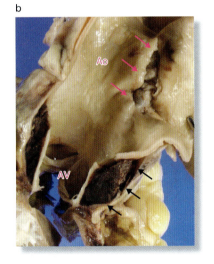
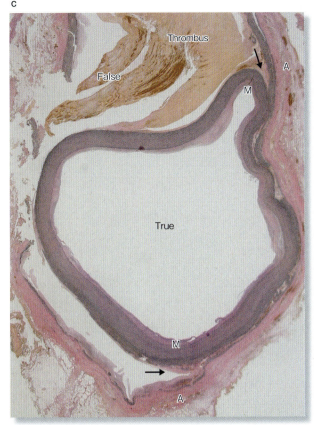

図2　急性大動脈解離
a：胸部造影CTで解離した内・中膜が描出されている。
b：大動脈弁上の上行大動脈に縦方向の内膜の亀裂（tear, →）がみられる。急性解離で解離腔には器質化していない血栓を認める（→）。
c：中膜深層の外膜直上に相当する部分で解離が生じている（→）。Mの黒く染色された部分は弾性線維を示す（原疾患はMarfan症候群，Elastica van Gieson染色）。
A：外膜，Ao：大動脈，AV：大動脈弁，M：中膜，True：真腔，False：偽腔

を示す臨床的な分類にはStanford分類とDe Bakey分類があり，どちらも臨床で使用されている。

　大動脈瘤は，大動脈の局所的な異常拡張を指し，「大動脈壁の脆弱化により大動脈壁の一部が全周性もしくは部分的に拡大または突出した状態」と定義される。大動脈径は正常では胸部で30mm，腹部で20mm程度とされ，壁の一部が局所的な拡張，または直径が正常径の1.5倍（胸部で45mm，腹部で30mm）を超えた場合に「瘤（aneurysm）」と定義される[2]。

大動脈硬化症（粥状硬化症）による大動脈瘤，大動脈解離

　動脈瘤が動脈壁の三層構造（内膜・中膜・外膜）を有したまま瘤化する場合を真性瘤といい（図3a），さらに一側のみ拡大する囊状（saccular aneurysm）と両側が拡大する紡錘状（fusiform aneurysm）に分けられる。真性瘤では内膜の粥腫の増大とともに中膜の弾性線維が断裂・粗鬆化とともに菲薄化し，大動脈は動脈圧に耐えられなくなり外膜方向に膨大する（図4）。また，大動脈解離により大動脈が瘤化をした場合は，解離性大動脈瘤（大動脈解離）と診断される（図2, 8）。真性瘤に対して三層構造を欠いた仮性瘤があるが，こちらは物理的な影響により層構造の一部

代表的な心血管疾患

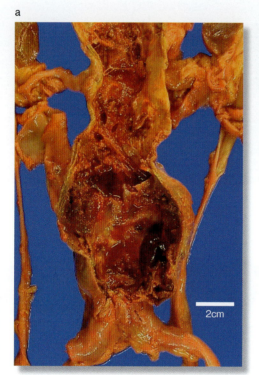
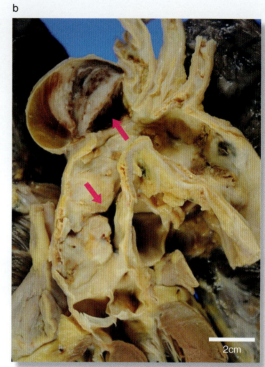

図3　粥状硬化症による大動脈瘤

a：腹部大動脈の真性瘤。腎動脈下にfusiform typeの真性瘤の形成を認める。瘤の内部は血栓が付着し，複合病変を呈している。

b：胸部大動脈に多発した限局解離による大動脈瘤。→の部分で内膜が断裂している。

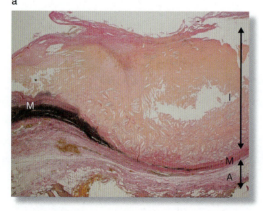
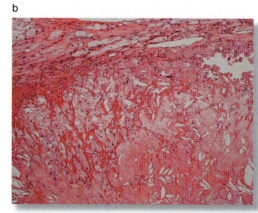

図4　粥状硬化症による大動脈瘤の組織像

a：瘤化した部分の弾性線維染色標本。粥腫により最も内膜が厚くなった部分では中膜の弾性線維層が菲薄化して不明瞭となり，血管壁は外側に膨瘤していることがわかる。内膜面の一部は破綻している（Elastica van Gieson染色）。

b：粥腫内ではコレステリン結晶の沈着，泡沫細胞（foam cells）の浸潤がみられ，出血を伴っている（H&E染色）。

A：外膜，I：内膜，M：中膜

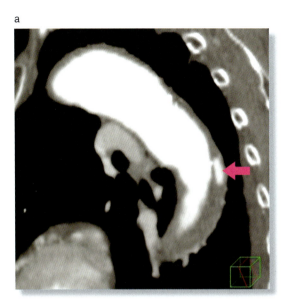
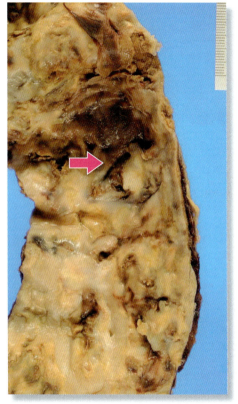
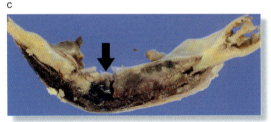

図5 穿通性アテローム性潰瘍(PAU)から大動脈解離が進展した症例(80歳代,男性)
a:胸部造影CT像。胸部下行大動脈に造影剤の貯留が認められ(→),潰瘍形成が想定される。
b:胸部下行大動脈内面肉眼像(上側:近位,下側:遠位)。壁在血栓を摘除した部分に内膜の線状亀裂が認められる(→)。
c:内膜(粥腫の線維性被膜)に亀裂が認められ(→),粥腫内に血腫が及んでいる。

が消失したものを主に指し,大動脈では限局解離では仮性瘤に類似した形態をとるが(図3b),その場合は大動脈解離に分類される。

また,粥状硬化性の大動脈解離の機序として穿通性アテローム性潰瘍(penetrating atherosclerotic ulcer;PAU)を基盤とし,内膜の潰瘍(intimal ulceration)あるいは内側血腫(medial hematoma)から解離に進展する病態が含まれる[3-8]。

図5はその典型例で,腹部大動脈瘤破裂に対する人工血管置換術後の症例であるが,病理解剖において左鎖骨下動脈起始部遠位より人工血管近位吻合部まで19cmの長さにおよぶ胸部大動脈解離が認められ,肉眼的に胸部下行大動脈の一部に多量の壁在血栓を認めた。同部分の検索により,PAUの潰瘍底部が破綻し中膜へ到達するエントリー部を見出し,順行性および逆行性に中膜の解離へと進展したことが判明した症例であった。

粥状硬化症による大動脈瘤,大動

代表的な心血管疾患

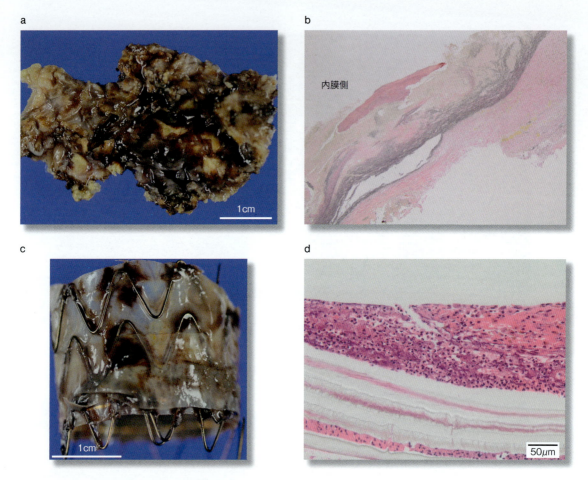

図6　ステントグラフト治療後症例（60歳代，男性，手術例）
他院で下行大動脈瘤に対しステントグラフト内挿術（thoracic endovascular aortic repair；TEVAR）施行。2カ月後にステントグラフト感染による瘤壁の破綻から慢性膿胸となった症例。
a：下行大動脈瘤壁（肉眼）。
b：aの組織像。内膜の既存構造がなく，中膜弾性線維の菲薄化，外膜の高度線維性肥厚を認める（EVG染色）。
c：摘出されたステント。人工シートには血液成分がみられる。ステント構造は保たれている。
d：菌塊は認めないが，単核球や異物巨細胞，好中球成分がみられ慢性持続性炎症の所見を認める（H&E染色）。

解離の外科的治療は人工血管置換術であるが，近年は外科手術困難な症例を中心にステントグラフト治療（endovascular aortic repair；EVAR）も行われるようになってきた。適応は左鎖骨下動脈以遠で，腹部大動脈の分岐血管を含まない下行大動脈瘤の場合に多く行われている。合併症としては，大動脈瘤内への血液の漏出（エンドリーク）やステントグラフトの遊走（ミグレーション）なども報告されている[9]。また，術後感染を生じた場合にはステント感染のリスクもある（図6）。

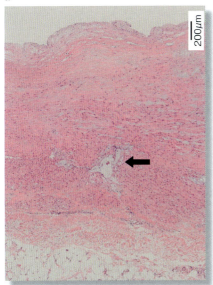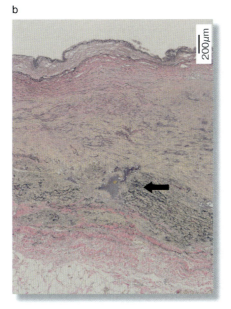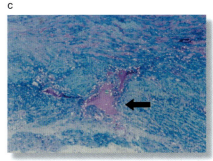

図7　Marfan症候群（40歳代，女性）
a：中膜の中層部に好塩基性の基質が貯留した，嚢状中膜変性を認める（→）。内膜は軽度の線維性肥厚のみである（H&E染色）。
b：中膜の弾性線維は全層にわたって著しく断裂・粗鬆化し，細かい層構造が破綻している。嚢状中膜変性の部分では完全に弾性線維は消失している（→）（Elastica van Gieson染色）。
c：嚢状中膜変性部分はトルイジン青染色では紫色（異染性）に染色され，ムコ多糖主体の細胞外基質が増加していることを示している（→）。

結合織病（Marfan症候群など）による大動脈解離

　遺伝的背景による細胞間基質の形成異常から大動脈の中膜に異常をきたし，大動脈解離を発症しやすくなる。Marfan症候群ではfibrillin-Iの遺伝子異常によりmicrofibrilが不安定化し，結合組織の脆弱につながる。解離に至らなくてもバルサルバ洞から上行大動脈では大動脈基部拡張症（annuloaortic ectasia；AAE）の原因になる。肉眼的には，典型例では正常の大動脈に比べてやや乳白色調を呈し，やや柔らかく脆弱な印象を受ける。組織学的には症例および部位により差はあるが，弾性線維の断裂が目立ち，中膜中層付近で弾性線維層間に細胞外基質（主にプロテオグリカン）が貯留して，いわゆる「嚢状中膜壊死」（cystic medial necrosis；CMN）を認めることが多い（図7）。CMNは壊死様にみえるだけで，実際に組織は壊死に至っていないので，近年は嚢状中膜変性（degeneration）と表記されることも多く[1]，こちらの表現のほうが妥当である。

急性解離と慢性解離

　大動脈解離の発生直後は解離した偽腔内に新鮮な血栓が貯留する（図2）。時間の経過とともに解離面には貯留した血栓などが基になって，組織修復の過程が進行し，膠原線維が増生して解離面がコーティングされる。この状態になったものを慢性解離という（図8）。慢性解離に至っても，偽腔内に血流があれば解離腔は拡大して解離性大動脈瘤となる。

代表的な心血管疾患

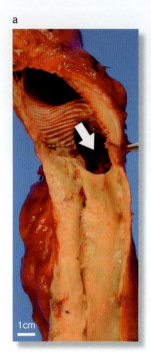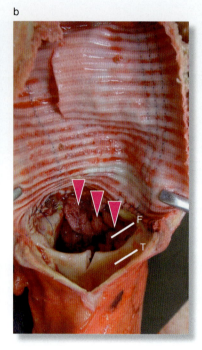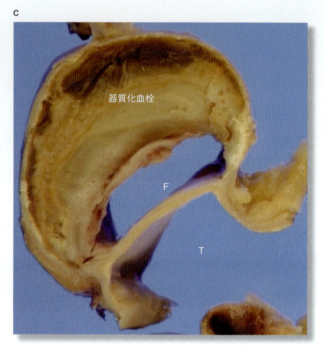

図8　慢性解離（解離性大動脈瘤，70歳代，男性）

a：胸部大動脈瘤の人工血管置換術の既往があり，人工血管縫合部からは慢性大動脈解離（偽腔開存型）が残存している．真腔は粥状硬化性変化により黄色調を呈し内膜は粗造である．

b：人工血管吻合部（前述aの矢印より尾側に見下ろした図）
下行大動脈の真腔（true lumen；T）と平行して慢性解離により器質化した偽腔（false lumen；F）が形成されている．

c：下行大動脈水平断面の肉眼像
偽腔側（F側）には，大量の器質化血栓が存在し，真腔の径より大きくなっている．

文献

1) Mitchell RN：Atherosclerosis in Chapter 11：Blood Vessels. in "Robbins and Cotran Pathologic Basis of Disease（9th ed）"（Kumar V, Abbas AK, Aster JC, ed）. Elsevier, Philadelphia PA, 2015, p491-505.

2) 循環器病の診断と治療に関するガイドライン（2010年度合同研究班報告）：大動脈瘤・大動脈解離診療ガイドライン（2011年改訂版）．http://www.j-circ.or.jp/guideline/pdf/JCS2011_takamoto_h.pdf

3) Movsowitz HD, Lampert C, Jacobs LE, Kotler MN：Penetrating atherosclerotic aortic ulcers. Am Heart J 126：1210-1217, 1994.

4) Evangelista A, Mukherjee D, Mehta RH, et al：Acute intramural hematoma of the aorta. A mystery in evolution. Circulation 111：1063-1070, 2005.

5) Jang YM, Seo JB, Lee YK, et al：Newly developed ulcer-like projection（ULP）in aortic intramural haematoma on follow-up CT：is it different from the ULP seen on the initial CT ? Clin Radiol 63：201-206, 2008.

6) Bossone E, Suzuki T, Eagle KA, et al：Diagnosis of acute aortic syndromes. Imaging and beyond. Herz 38：269-276, 2013.

7) Nienaber CA, Powell JT：Management of acute aortic syndromes. Eur Heart J 33：26-35, 2012.

8) Hallinan JTPD, Anil G. Multi-detector computed tomography in the diagnosis and management of acute aortic syndromes. World J Radiol 6:355-365, 2014.

9) Drury D, Michaels JA, Jones L, et al：Systematic review of recent evidence for the safety and efficacy of elective endovascular repair in the management of infrarenal abdominal aortic aneurysm. Br J Surg 92：937-946, 2005.

Ⅲ 代表的な心血管疾患

6 血管炎（炎症性大動脈疾患）

松山高明（京都府立医科大学大学院医学研究科細胞分子機能病理学）
植田初江（国立循環器病研究センター病理部/バイオバンク）

はじめに

　血管炎は加齢や生活習慣病由来の動脈硬化性血管疾患に比べると著しく頻度が低い。また、世界的な地域差、人種差がある疾患も多い。そのため、わが国と欧米諸国では経験する疾患の頻度が異なり、その頻度の高い地域の報告者の人名が付いた疾患も存在する。血管炎の分類はChapel Hill Consensus（1994年初版[1]、2012年改訂[2]）が世界的な共通認識で、わが国の2008年の血管炎ガイドラインでもこれに準じて、大型（大動脈とその主要分岐）、中型（臓器に向かう動脈）、小型血管炎（細・小動脈、毛細血管）の3つに分類されている（表1）[3]。また、近年ヨーロッパ心臓病学会（European Society of Cardiology；ESC）からは動脈硬化症や大動脈解離なども含めた最新の臨床的な大動脈疾患のガイドラインが作成され[4]、病理組織診断においても近年の新たな疾患概念に基づいた疾患分類が示されている[5]。本項では日常の病理診断で、比較的遭遇する頻度の高い疾患を中心に、主に大動脈とその主要分岐に起こる血管炎の代表的な病理像を示す。

　臨床的に動脈硬化性の大動脈瘤の臨床診断で手術された症例でも、ときに病理検体で動脈炎の像を見出すことがある。見逃すことなく適切に診断されれば、ステロイドや免疫抑制薬により寛解に至ることも多く、人工血管置換術などの手術で切除された血管は病理検査に提出して血管炎が背景に隠れていないか確認することが重要である。

高安動脈炎（Takayasu arteritis）

　1908年にわが国の眼科医である高安右人が眼病変として初めて報告した疾患名で、欧米でも"Takayasu"で一般的に通用する。大動脈の分岐血管の狭窄病変による「脈なし病」の異名が付され、やがて大動脈全体に病変が広がるため「大動脈炎症候群（aortitis syndrome）」と呼称されることもあった。日本を中心に東洋の若年女性に多いのが特徴で、欧米においてはまれな疾患である[2]。そのため、欧米の著名

表1　血管炎症候群の分類

分類	罹患血管	疾患名
大型血管炎	大動脈とその分岐	高安動脈炎 側頭動脈炎（巨細胞性動脈炎）
中型血管炎	臓器に向かう主要動脈とその分岐血管	Buerger病 結節性多発動脈炎 川崎病
小型血管炎	細動脈・毛細血管・細静脈	ANCA関連血管炎 　顕微鏡的多発血管炎 　Wegener肉芽腫症 　アレルギー性肉芽腫性血管炎 免疫複合体血管炎

ANCA：抗好中球細胞質抗体（antineutrophil cytoplasmic antibody）

代表的な心血管疾患

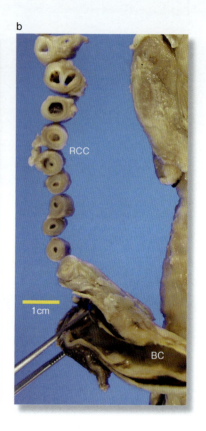

図1 高安動脈炎の肉眼像（70歳代，女性）
a：大動脈弓部の左総頸動脈分岐部で高度の狭窄を認める（→）。
b：腕頭動脈からの右総頸動脈の分岐部分に同心円状の狭窄病変を認める。
Ao：大動脈，BC：腕頭動脈，LCC：左総頸動脈，RCC：右総頸動脈

な心臓血管専門の病理医でも高安動脈炎の標本をみせると珍しがられる。

(1)肉眼的変化

肉眼的変化としては「脈なし病」と称される原因である血管内腔の狭窄病変から始まるのが典型的病態である。特に大動脈弓の分岐部分から上行する三分岐の血管が侵されやすく，狭窄部位によっては「鎖骨下動脈盗血症候群」など頭部や上肢症状の原因となる（図1）。弓部の主要分枝血管の病変形成の後に病変は徐々に上行および下行大動脈内にも進行していくが，大動脈では狭窄より拡張傾向となり，大動脈弓から上行大動脈へ病変が伸展すれば大動脈弁閉鎖不全の原因にもなる。また，大動脈の瘤状変化や比較的まれではあるが，大動脈解離をきたすこともある。上行・弓部大動脈を含まず，下行大動脈の範囲内のみ病変を形成する症例も存在するが頻度は低い。また，肺動脈に病変が伸展することもある。

大動脈の病変では内膜の線維増生と外膜の肥厚により伸展性が乏しく，全体的に壁は肥厚してびまん性の病変を形成する。分枝血管の狭窄は同心円状の内腔狭窄を示す。末期の瘢痕期では血管内腔は著明な石灰化により錆びた鉛管状を呈する（図2）。

(2)組織学的変化

組織学的には破壊性の炎症細胞浸潤が主体の「活動期」と，炎症が消褪して血管壁が線維組織で修復されて再構築した「瘢痕期」に分けられる。活動期の炎症は外膜から中膜に波及する。そのため，外膜には帯状のリンパ球やマクロファージを主体にした炎症細胞がみられ（図3a，4a），中膜では弾性線維束を傷害するように虫食い状に胞巣状の肉芽腫性病変を形成し，

6 | 血管炎（炎症性大動脈疾患）

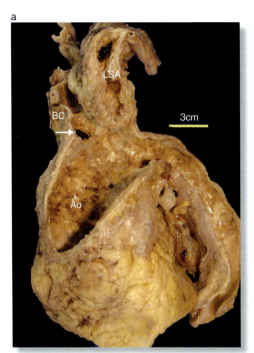
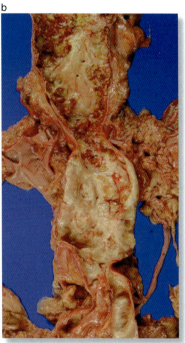

図2 高安動脈炎の肉眼像（瘢痕期）（70歳代，女性）
a：上行大動脈から弓部・下行大動脈にかけて連続的に鉛管状に壁は石灰化により硬化している。上行大動脈は拡大し瘤状を呈している。弓部の三分枝血管も狭窄している。本例は腕頭動脈部分にできた瘤（→）が気管と癒着して穿孔し死亡した。
b：腹部大動脈にも石灰化病変は伸展する（別症例）。
Ao：大動脈，BC：腕頭動脈，LSA：左鎖骨下動脈

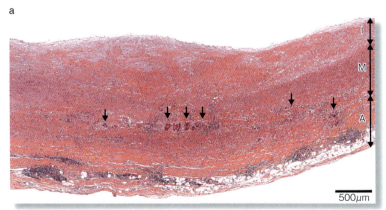
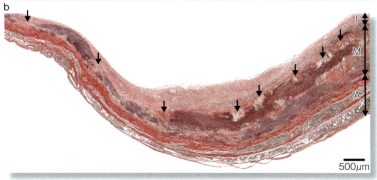

図3 高安動脈炎の組織像（大動脈，活動期）
a：外膜の帯状の炎症細胞浸潤とともに中膜内に肉芽腫性病変の形成を認める（→）。H&E染色。
b：中膜の肉芽腫性病変は弾性線維層を虫食い状に破壊している（→）。内膜と外膜は比較的一様に線維性肥厚を示している。Elastica van Gieson染色。
I：内膜，M：中膜，A：外膜

代表的な心血管疾患

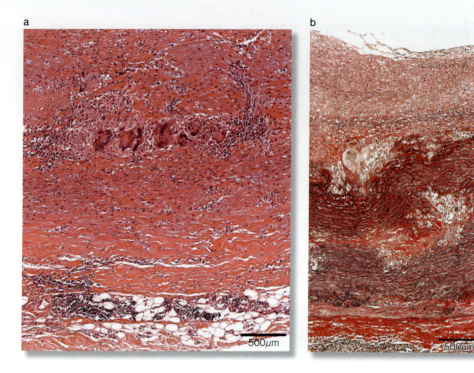

図4 図3の肉芽腫性病変の強拡大像

a：多核巨細胞とリンパ球，マクロファージからなる活動性の肉芽腫性病変。H&E染色。
b：弾性線維が断裂途絶した部分には炎症細胞浸潤がみられる。Elastica van Gieson染色。

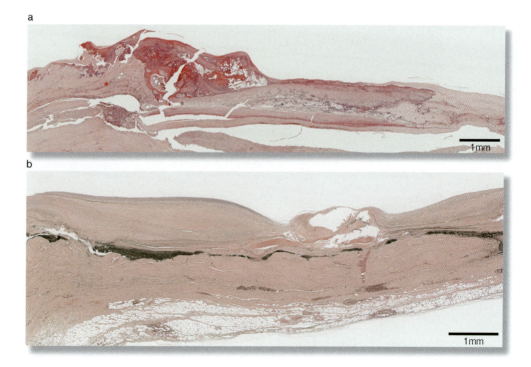

図5 高安動脈炎の組織像（大動脈，瘢痕期）（図1aと同一症例）

a：線維性に肥厚した内膜部分では層板状の石灰化がみられる。H&E染色。
b：中膜の弾性線維は薄い一筋の層となり，分厚く線維性に肥厚した内膜と外膜に挟まれている。Elastica van Gieson染色。

6 | 血管炎（炎症性大動脈疾患）

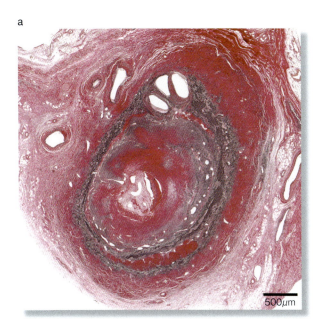
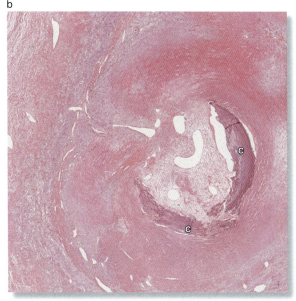

図6 高安動脈炎の組織像（大動脈分枝血管，瘢痕期）
a：大動脈と同様に中膜層は菲薄化し，それを挟むように内・外膜が線維性肥厚し内腔は同心円状に狭窄している。Elastica van Gieson染色。
b：内膜部分では石灰化がみられる。H&E染色。
c：石灰化。

層状の阻血性壊死を伴うこともある（図3b，4b）。肉芽腫内には多核巨細胞も認める（図4）。炎症の進行とともに中膜は菲薄化が進み，外膜は線維性肥厚を示し，内膜でもびまん性に膠原線維の増生がみられる。そのため，瘢痕期では破壊され菲薄化した中膜層が分厚い線維性の内・外膜にサンドイッチされた像を呈する。慢性期の内膜では板状の石灰化が進行するのも特徴であり（図5），この所見は狭窄した分枝血管でもみられる（図6）。石灰化はさらに骨化生を示すことも多い。また，上行大動脈から逆行性に炎症が進行して，頻度は低い（約5％）が，大動脈弁輪から大動脈弁尖にも炎症が及ぶこともある（図7）[6]。

巨細胞性動脈炎（側頭動脈炎）(giant cell arteritis, temporal arteritis)

高安動脈炎とは対称的に，欧米に多い疾患でわが国ではまれである。やや女性に多いが，高安動脈炎に比して高齢者（60歳以上）に多い。側頭動脈をはじめとする頭蓋動脈の炎症がみられ，これに随伴する症状の出現も特徴的である。リウマチ性多発筋痛症との関連も指摘されている。約10～20％に大動脈の病変を有するとされる。組織学的には側頭動脈生検により診断されることも多く，中膜の外弾性板を中心に巨細胞を含む炎症細胞浸潤がみられ，内膜，外膜の線維性肥厚とともに内腔は同心円状の狭窄をきたす（図8）。大動脈の病変は，やはり中膜に多核巨細胞を含む炎症細胞浸潤がみられ，弾性線維が傷害され，内膜と外膜の線維性肥厚をきたす。高安動脈炎よりやや内膜寄りの中膜に多数の多核巨細胞を認め，外膜の炎症細胞浸潤が比較的軽度であることが典型的で高安動脈炎との組織学的な相違点とされるが，病期によって所見は類似するため組織所見のみから鑑別は困難である（図9）。

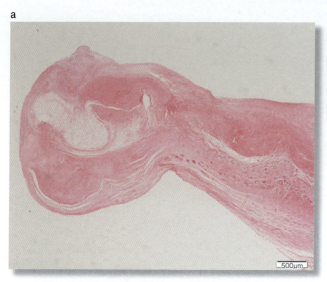
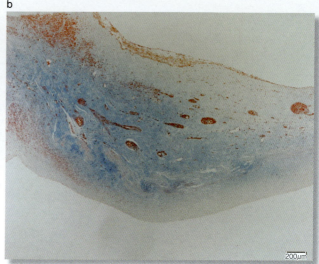

図7 高安動脈炎に伴う大動脈弁輪拡大で切除された大動脈弁
a：弁尖は全体的に線維性肥厚を示している。H&E染色。
b：弁腹部分では小血管の増生がみられ，以前に炎症を伴っていたことがわかる。Masson's trichrome染色。

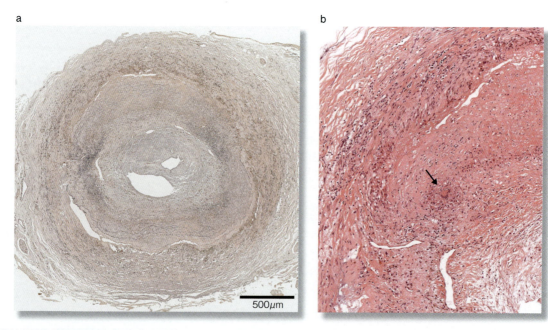

図8 巨細胞性動脈炎（側頭動脈炎）（70歳代，男性）
a：中膜は内・外弾性板の構造は不明瞭となり菲薄化し，内膜・外膜の線維性肥厚とともに内腔が狭窄している。Elastica van Gieson染色。
b：中膜部分では巨細胞を伴う炎症細胞浸潤がみられる（→）。H&E染色。

6 | 血管炎（炎症性大動脈疾患）

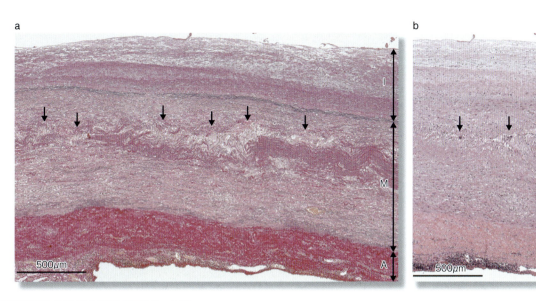

図9　巨細胞性動脈炎（上行大動脈）（70歳代，女性）
a：中膜ではやや内膜寄りを主体に弾性線維が傷害されている。矢印部分には巨細胞の浸潤を認める。内膜と外膜はびまん性の線維性肥厚を認める。Elastica van Gieson染色。
b：巨細胞の浸潤を示す（→）。外膜の炎症細胞浸潤は比較的軽度である。H&E染色。
I：内膜，M：中膜，A：外膜

孤発性大動脈炎（isolated aortitis）

　大動脈とその分岐を中心に病変が進行する血管炎の代表が高安病と側頭動脈炎であるが，ときにこの二疾患に分類されず，類似病変を大動脈内のみに認める症例があり，isolated aortitisと称することがある。臨床的な概念で使用されることが多いが，病理解剖などの組織学的検索によっても大動脈内のみの病変であればこの名称が使用されることもある[7]。Chapel Hill Consensusではsingle-organ vasculitisに区分されている[2]。

Behçet病（血管型Behçet）（Behçet's disease）

　Behçet病はトルコの皮膚科医により報告された疾患である。日本では東北・北海道に多い傾向があり，世界的にはシルクロードに沿った分布が特徴的とされる。口腔のアフタ性潰瘍，陰部潰瘍などの症状が有名で，臓器内末梢の中小動脈から静脈を含めてさまざまなレベルの血管に炎症をきたすことが特徴であり，静脈血栓を伴う閉塞性静脈炎から大動脈瘤まで病変は多彩である。大動脈にも炎症をきたし，炎症は好中球を混じた高度の炎症細胞浸潤が中膜から外膜に広がり，破壊性に進行する。巨細胞を混じた肉芽腫様病変も形成するため，組織像だけからは高安病や巨細胞性動脈炎とも鑑別が難しい（図10）。

梅毒性中膜炎（syphilitic aortitis）

　20世紀初めまでは梅毒は大動脈瘤の原因として重要な疾患であったが，現在では非常にまれとなった。教科書的には炎症後の組織収縮による内膜面のちりめん皺状の縮れが肉眼的特徴的とされているが，通常の粥状硬化症でもときにみられ，必ずしも特異的とはいえない（図11）。組織学的には中膜炎と称されるように中膜主体に肉芽腫

代表的な心血管疾患

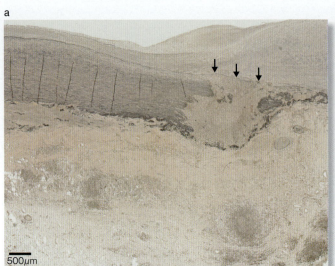
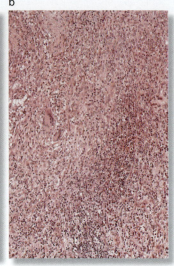

図10　Behçet病（上行大動脈）（30歳代，男性）
a：外膜は著明な線維性肥厚をきたし，リンパ濾胞を伴う炎症細胞浸潤が全体的にみられる。中膜は一部全層性に炎症細胞により破壊されている。内膜の肥厚もみられる。
Elastica van Gieson染色。
b：aの→部分の強拡大像。多核巨細胞も含まれるが，好中球の浸潤も目立つ。H&E染色。

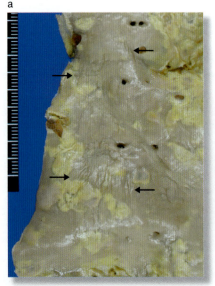
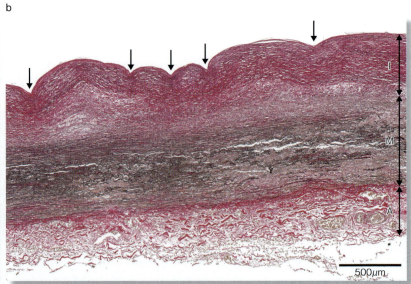

図11　梅毒性中膜炎（胸部大動脈）（60歳代，男性）
a：胸部大動脈瘤部分の肉眼像。粥状硬化病変とともに一部内膜面が皺状を呈している（→）。
b：中膜弾性線維層は断裂が著しく，一部虫食い状を呈している。炎症はほぼ終息し，内膜と外膜の線維性肥厚がみられ，内膜表層は肉眼でみる皺に一致して縮れている（→）。Elastica van Gieson染色。
I：内膜，M：中膜，A：外膜

性の炎症性病変を形成する。多核巨細胞を含むこともあり，形質細胞の浸潤が目立つことが多い。炎症による中膜の傷害により弾性線維が虫食い状に断裂した像を認める。高齢者に多く，粥状硬化症にマスクされて見逃しやすいため，高齢男性の胸部大動脈瘤をみるときには，念のため梅毒性も念頭に置くべきである。

炎症性大動脈瘤（IgG4関連動脈周囲炎）（IgG4-related inflammatory abdominal aortic aneurysm）

腹部大動脈瘤のなかで，外膜に著明な炎症細胞浸潤をきたし，大動脈周囲の線維性肥厚とともに周辺組織と癒着を生じて諸症状を呈する病態をこれまでは炎症性大動脈瘤と診断していた。病態として粥状硬化の粥腫に対する特殊な細胞応答などが考えられていたが，近年浸潤する炎症細胞にはIgG4を産生する形質細胞を多く含む症例があることが明らかにされた。他臓器においても自己免疫性膵炎や硬化性胆管炎，涙腺・唾液腺炎，甲状腺炎などで同様にIgG4の関連が示され，炎症性大動脈瘤もIgG4関連疾患の1つとして認識されるようになった。Kasashimaら[8]の報告では炎症性腹部大動脈瘤23例中13例（56.5％）をIgG4関連と診断している。IgG4はIgGの4つのサブタイプの1つで，正常値は血中で最も低値を示

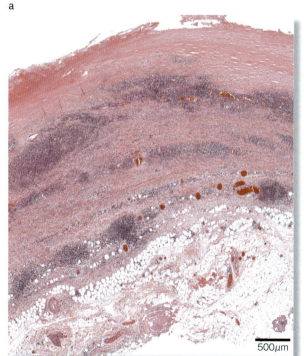
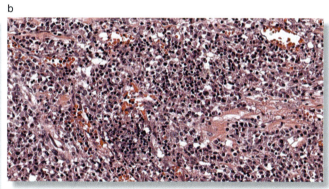
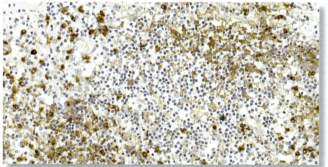

図12　炎症性大動脈瘤（IgG4関連性）の組織像（腹部大動脈）（70歳代，男性）
a：内膜では粥状硬化による内膜肥厚がみられ，血栓も付着している。外膜主体に線維増生とともに炎症細胞浸潤が広がり，リンパ濾胞の形成も散見される。H&E染色。
b：リンパ濾胞周辺に浸潤する炎症細胞の強拡大像。形質細胞が多くみられる。
c：bと同部分の抗IgG4抗体による免疫染色。茶色のIgG4陽性細胞が多くみられる。

すが，IgG4関連疾患では血中IgG4値が高値を示すことも多い。組織学的には炎症細胞は外膜主体に慢性炎症細胞が高度に浸潤し，形質細胞も多く含まれる。また，リンパ濾胞の形成もみられる（図12）。近年示された包括的なIgG4関連疾患の診断基準では病理組織標本において，IgG4/IgG陽性形質細胞比が40％以上で，かつ高倍率毎視野に10個以上のIgG4陽性形質細胞を認めることが診断基準になっている[9]。内膜側では粥状硬化症の粥腫をみることが多い。

文献

1) Jannette JC, Falk RJ, Andrassy K, et al: Nomenclature of systemic vasculitides: the proposal of an international consensus conference. Arthritis Rheum 37: 187-192, 1994.
2) Jannette JC, Falk RJ, Bacon PA, et al: 2012 revised international Chapel Hill Consensus Conference nomenclature of vasculitides. Arthritis Rheum 65: 1-11, 2013.
3) JCS Joint Working Group. Guideline for management of vasculitis syndrome（JCS2008）–Digest Version–. Circ J 75: 474-503, 2011.
4) Erbel R, Aboyans V, Boileau C, et al: 2014 ESC Guidelines on the diagnosis and treatment of aortic diseases: Document covering acute and chronic aortic diseases of the thoracic and abdominal aorta of the adult. The Task Force for the Diagnosis and Treatment of Aortic Diseases of the European Society of Cardiology（ESC）. Eur Heart J 35: 2873-2926, 2014.
5) Stone JR, Bruneval P, Angelini A, et al: Consensus statement on surgical pathology of the aorta from the society for cardiovascular pathology and the association for European Cardiovascular Pathology: I. Inflammatory diseases. Cardiovasc Pathol 24: 267-278, 2015.
6) Ishibashi-Ueda H, Ohta-Ogo K, Matsuyama TA, et al: Takayasu arteritis and aortic valve regurgitation: The histology of aortic valve of Takayasu arteritis at the time of valve replacement. Virchows Arch 463: 200, 2013.
7) Miller DV, Isotalo PA, Weyand CM, et al: Surgical pathology of noninfectious ascending aortitis: a study of 45 cases with emphasis on an isolated variant. Am J Surg Pathol 30: 1150-1158, 2006.
8) Kasashima S, Zen Y, Kawashima A, et al: A new clinicopathological entity of IgG4-related inflammatory abdominal aortic aneurysm. J Vasc Surg 49: 1264-1271, 2009.
9) IgG4関連全身硬化性疾患の診断法の確立と治療方法の開発に関する研究班，新規疾患，IgG4関連多臓器リンパ増殖性疾患（IgG4+MOLPS）の確立のための研究班：IgG4関連疾患包括診断基準2011. 日内会誌 101: 795-804, 2012.

III 代表的な心血管疾患

7 肺高血圧症

大郷恵子（国立循環器病研究センター臨床検査部臨床病理科）

はじめに

肺高血圧症（pulmonary hypertension；PH）は，安静時の平均肺動脈圧が上昇した状態（25mmHg以上）である．PHは種々の病態で起こり，右心不全をきたし予後を悪化させることから，各病態に合わせた治療戦略が重要である．PHの分野ではWHOの後援による第1回国際会議（ジュネーヴ：1973年）以降，25年後に第2回（エヴィアン：1998年），その後は5年ごとに国際会議が開催され（ヴェニス：2003年，デイナポイント：2008年，ニース：2013年），臨床分類，病態・病理，治療など諸問題が議論された成果が誌上発表されてきた．エヴィアン会議で示されたPHの臨床分類は，病理学的特徴と血行動態（前毛細管性か後毛細管性か），基礎疾患，治療への反応性から，PHを臨床的に大きく5群に分類したもので，会議ごとに改訂を重ね，基本的な枠組みとして世界共通で使用されている．一方，肺血管病理分類はヴェニス会議での改訂が最新である[1]．今回は現行のニース分類（表1）[2,3]に沿って各群の代表的な病理像を示す．

表1 肺高血圧症の臨床分類（ニース分類, 2013）（文献1, 2より引用）

臨床分類	臨床分類
第1群：PAH	第2群：左心性疾患に伴うPH*
1.1. 特発性PAH	第3群：肺疾患/低酸素に伴うPH
1.2. 遺伝性PAH*	3.1. 慢性閉塞性肺疾患
1.3. 薬物/毒物誘発性	3.2. 間質性肺疾患
1.4. 各種疾患に伴うPAH	3.3. 他の混合型肺疾患
1.4.1. 結合組織病	3.4. 睡眠呼吸障害
1.4.2. HIV感染	3.5. 肺胞低換気障害
1.4.3. 門脈高血圧症	3.6. 高地慢性曝露
1.4.4. 先天性心疾患	3.7. 発育障害
1.4.5. 住血吸虫症	第4群：慢性血栓塞栓性PH（CTEPH）
第1'群：PVOD/PCH	第5群：不明な多因子機序に伴うPH
第1"群：新生児遷延性PH	5.1. 血液疾患（慢性溶血性貧血など）
	5.2. 全身性疾患（サルコイドーシスなど）
	5.3. 代謝性疾患（糖原病など）
	5.4. その他（腫瘍性閉塞など）

*：亜分類は割愛してある．
PAH：肺動脈性肺高血圧症（pulmonary arterial hypertension）
PH：肺高血圧症（pulmonary hypertension）
PVOD：肺静脈閉塞症（pulmonary veno-occlusive disease）
PCH：肺毛細管腫症（pulmonary capillary hemangiomatosis）
CTEPH：慢性血栓塞栓性肺高血圧症（chronic thromboembolic pulmonary hypertension）

PHの臨床分類と病理との関係

PHの臨床と病理は，第1群肺動脈性肺高血圧症（pulmonary arterial hypertension；PAH）と，それ以外のPH（第2～5群）に大きく2分して考えると理解しやすい．第1群に含まれる疾患は，血行動態的に前毛細管性PH（肺動脈楔入圧が正常範囲）であるのみな

らず，組織学的特徴，つまり叢状病変(plexiform lesion)を含む肺動脈症(pulmonary arteriopathy)を共有している点が重要である[1,2]。ただ全例でplexiform lesionがみられるわけではなく，また臨床分類と病理分類は必ずしも一対一ではない点に留意する。

特に結合組織病では，PHが明らかな合併症(肺線維症や肺塞栓，心病変など)によらない場合はPAHに，合併症による場合はそれに対応する第2～5群の各群に分類されることになるが，実際の病理像は多彩で混在する場合もある。

また臨床的に診断された特発性肺動脈性肺高血圧症(idiopathic pulmonary arterial hypertension；IPAH)例を組織学的に調べると，実際には約10％が肺静脈閉塞症(pulmonary veno-occlusive disease；PVOD)であるとされる[1]。このPVODおよびその類似疾患の肺毛細管腫症(pulmonary capillary hemangiomatosis；PCH)は，臨床的にPAHと類似するが組織学的変化(主に静脈閉塞)を反映してPAHに有効な血管治療薬(PAH特異的治療薬)により致死性の肺水腫をきたす場合があるなど，治療抵抗性・予後不良(現在も肺移植が唯一の治療法)であるためPAHとは別に1'群とされている。

一方，第2～5群のPHでは，基礎疾患に伴う種々の病態による変化(うっ血，低酸素，肺実質破壊，血栓[塞栓])，炎症，圧排などが主体で，あらゆるPHに共通の中膜肥厚や弾性動脈の拡張/状硬化などはみられるが，第1群PAHと異なりplexiform lesionを含む高度複合病変は通常みられない。このような病理病態的差異と治験の結果から，第2～5群では原疾患と心不全に対する治療が中心となっている。

肺動脈の組織学的特徴

(1) 弾性動脈(elastic artery)

肺動脈では，弾性動脈が大動脈や大きな分枝に限られる体動脈と異なり，肺動脈幹から連続してかなり末梢の肺動脈(外径500μmくらいまで)が弾性動脈からなるのが1つの特徴である。弾性線維間には結合組織と平滑筋細胞があり，外径が1mmから500μmと小さくなるにつれ弾性線維が漸減・消失し，代わりに平滑筋細胞が増える。

(2) 筋性動脈(muscular artery)

外径500μmから呼吸細気管支レベルの肺動脈(80μm程度)は筋性動脈とよばれ，内・外の弾性板にはさまれた平滑筋からなる筋性中膜を有する。体循環系の筋性動脈と比較し，低圧系の肺では中膜が薄く(外径の約5％)内腔も広いのが特徴である(図1a)。内膜は一層の内皮細胞からなる。老化に伴い，中膜肥厚のない線維性内膜肥厚が特に上葉で多くみられる。

(3) 非筋性動脈 (non-muscular artery)

おおむね外径100μm以下では徐々に平滑筋が消失し，薄い内膜と1枚の弾性板からなる非筋性動脈となる(図1b)。前毛細管性の細動脈(arteriole)はこの形態を示すが，形態のみからは後毛細管細静脈と見分けがつかないため正確な同定には前後の連続性を調べる必要がある。

第1群(PAH)の病理 (pulmonary arteriopathy)

PAHの病変の首座は外径500μm以下の筋性および非筋性肺動脈である。中膜・内膜肥厚による閉塞性(収縮性)病変(constrictive lesion)と，plexiform lesionを含む複合病変(complex lesion)とが混在するのが特徴で，現在はこれを総合してpulmonary arteriopathyとよぶ(以前はplexogenic pulmonary arteriopathyとよんでいた)。これらの各病変は，有名なHeath-Edwards(H-E)分類[4](先天性シャント性心疾患のPHにおいて根治手術が可能かどうか，肺血管病変の可逆性と進行度を示す分類)が基本となっている。H-E分類は簡便でわかりやすいため，現在でも先天性心疾患の有無にかかわらず肺動脈病変を表すのに使われる場合があり，具体的には，1度は中膜肥厚のみ，2度・3度はそれぞれ細胞性内膜肥厚，線維性内膜肥厚が加わった状態，4度は1～3度に加え叢状病変の出現，5度はさらに拡張病変とヘモジデローシスの出現，6度は壊死性血管炎である。閉塞性病変はH-E分類の1～3度に，複合病変は4～6度に

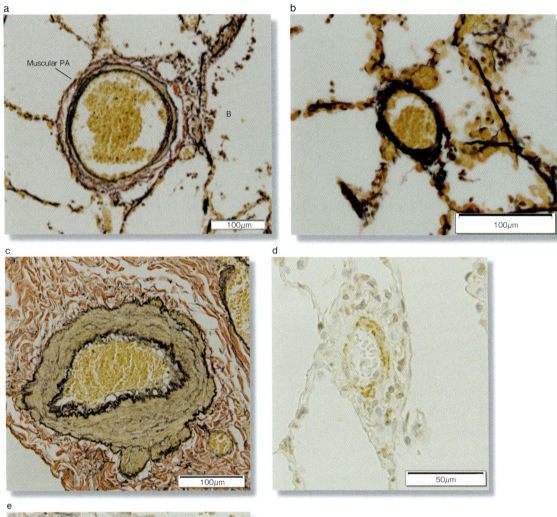

図1　正常の肺動脈と第1群PAHの閉塞性病変（constrictive lesion）

a：正常剖検肺の筋性肺動脈。壁が薄く内腔が広い。Elastica van-Gieson（EVG）染色。
b：正常の非筋性肺動脈（前毛細管性肺細動脈）。EVG染色。
c：IPAH例。筋性動脈の中膜肥厚（H-E分類1度）。EVG染色。あらゆるPHでみられる。
d：IPAH例。細動脈の中膜肥厚。本来，非筋性の細動脈レベルにまで筋層がみられる（muscularization of arteriole）。免疫染色（αSMA）。
e：結合組織病に伴うPAH例。筋性動脈の中膜肥厚と求心性層状内膜肥厚（H-E分類3度）。EVG染色。
B：細気管支，PA：肺動脈

相当する。現在では4〜6度の重症度は同等と考えられている。

閉塞性病変（constrictive lesion）：H-E分類1〜3度

臨床的にpruned-tree appearanceとよばれる，枯れ枝あるいは剪定した木をおもわせる肺動脈造影像に対応する病変である。

(1) 中膜肥厚（medial hypertrophy）

筋性肺動脈の中膜が，平滑筋細胞の肥大・増加により肥厚し，外径の10%以上を占めるようになった状態である（図1c）。慢性血管収縮を示唆しあらゆるPHでみられる。本来筋層を欠く径20〜30μmの細動脈レベルへの筋層の進展（muscularization of arteriole）もみられる（図1d）。中膜肥厚は可逆性でこれを唯一の所見とするPAH（孤立性中膜肥厚［H-E分類1度］）は血管拡張薬による反応が特に期待されるが，成人ではまれである。

(2) 内膜肥厚（intimal thickening）

中膜肥厚に続き，細胞性内膜肥厚（H-E分類2度，可逆性）が，次いで膠原線維の沈着による線維性内膜肥厚（H-E分類3度，一部可逆性）が起こる。びまん性の線維性内膜肥厚は肺血管抵抗の上昇をきたす。内膜の性状は重要で，求心性層状内膜肥厚（図1e）は不可逆性・進行性を示す。偏心性内膜肥厚は血栓（塞栓）由来が多いが，血行動態ストレスによる場合もある[1]。

複合病変（complex lesion）：H-E分類4〜6度（図2）

以下に示す(1)plexiform lesion，(2)拡張病変（dilatation lesion），(3)動脈炎（arteritis）の3病変からなり，通常混在してみられる。

(1) plexiform lesion（H-E分類4度）

PAHに最も特徴的な病変である。重症・急速進行性のマーカーで，不可逆性とされる。組織学的には筋性動脈の一部が中膜の破壊を伴い嚢状に拡張した内部に無秩序な微少血管を容れ，その形態から糸球体様病変ともよばれる（図2a, b, d）。微小血管内腔にはしばしばフィブリン血栓を伴う（図2d）。近傍には高度内膜肥厚がみられることが多い[1,5]。成因には内皮細胞の種々の異常や炎症の関与が指摘されている。細胞成分や細胞外基質に富む増殖性の形態と，微小血管チャンネルが成熟し，線維が増生した形態がみられ経時的変化が示唆される（図2b）。ときに，血栓（塞栓）の再疎通像である（colander-like lesion）との鑑別を要するが，血栓（塞栓）の場合ランダムに分布しplexiform lesionにみられる壁破壊や微小瘤の形成を伴わないことが鑑別点となる。Plexiform lesionは数が少ない場合もあるが，多数のサンプリングにより比較的容易に同定できる。近年の報告ではPAH例の約9割に認め[6]，当院でも同様である。特異的治療後の移植例や剖検例にもみられる。

(2) 拡張病変（H-E分類5度）

拡張病変は，通常plexiform lesionのまわり（遠位部）にみられる静脈様に拡張・蛇行する血管である（図2a〜d）。塊状のものは血管腫様病変とよばれる。これらは脆弱で肺胞出血を繰り返し，肺胞内シデロファージやヘモジデローシス（H-E分類5度）をきたす。先天性心疾患症例の解析ではplexiform lesionは閉塞部手前の側枝によくみられ，その周囲の拡張病変から連続するsinusoid様血管（図2c）を介して肺胞壁の毛細管や気管支動脈系への連続性を認め，バイパス型の側副血行路を形成している可能性が考えられている[7]。

(3) 動脈炎（H-E分類6度）

通常，ほかの複合病変に伴ってみられ，動脈炎単独（isolated arteritis）はまれである。フィブリノイド壊死（図2e）を呈するほかに，炎症細胞浸潤のみの場合もある。壊死性血管炎は重症PHに関連し，H-E分類では6度とされたが，近年はむしろplexiform lesionの前駆病変と考えられている。結合組織病に関連するPAHでも血管炎が指摘され，私見では混合性結合組織病例で高頻度に認めた。なお，高安病など全身の血管炎は臨床分類第5群に含まれる。

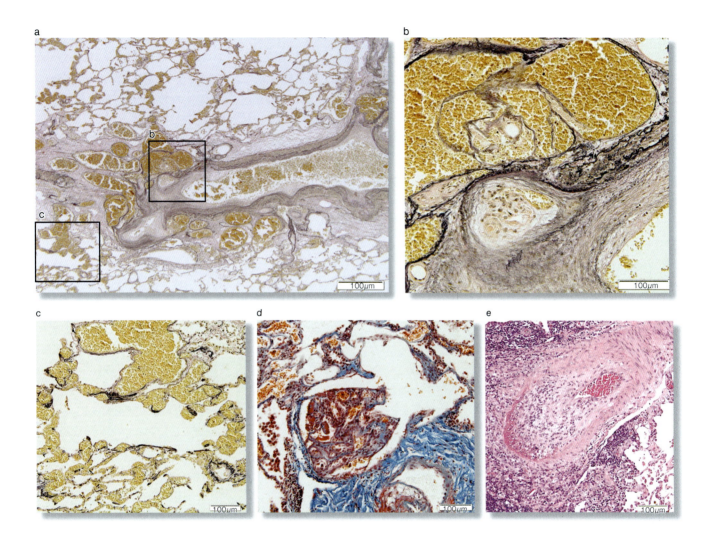

図2　第1群PAHの複合病変（complex lesion）

a：弱拡大では，肺内の筋性動脈の分岐部や側枝に内膜肥厚と拡張した血管からなる病変が複数みられる。EVG染色。

b：aのインセット（中央）の拡大。筋性動脈の壁の破壊を伴い瘤状に突出するplexiform lesion（H-E分類4度）。細胞成分と細胞外基質に富み，無秩序な微小血管腔内にはフィブリン血栓を伴う。その上方には，血管チャンネルが発達し周囲に拡張病変（H-E分類5度）を伴う，時間の経過したplexiform lesionもみられる。EVG染色。

c：aのインセット（左下）の拡大。上方の拡張病変から肺胞壁内のsinusoid様血管を介して毛細管へ連続する様子（H-E分類5度）。脆弱で出血しやすい。EVG染色。

d：多数の微小血管を有する糸球体様のplexiform lesion。フィブリン血栓を伴う。周囲には拡張病変と肺胞内シデロファージを認める。Plexiform lesionは中膜や弾性板の破壊を伴い囊状となる点が血栓塞栓の再疎通像（colander-like lesion）との鑑別になる。Masson's trichrome染色。

e：フィブリノイド壊死を伴う壊死性肺動脈炎（H-E分類6度）。H&E染色。

第1'群：PVOD/PCHの病理

(1) PVODの病理 (pulmonary occlusive venopathy)

PVODの病変の首座は肺内の肺静脈である（図3a）。肺静脈は老化によっても疎な内膜肥厚を生じるが，完全閉塞や再疎通像，炎症像は通常みられない。また少数の肺静脈が閉塞しても血流は迂回してPHはきたさない。PVODでは，小葉間隔壁内の肺静脈やそこへ合流する隔壁前細静脈にびまん性かつ高度の閉塞性所見がみられるのが典型的である。肉眼的に，局所のうっ血・出血による黒色～褐色の斑状病変がみられ（図3b），近年では血管拡張薬の使用により増強する傾向にある。正確な定量評価は難しいが報告により30～90％の肺静脈に閉塞がある[1]。内膜肥厚は疎あるいは密な線維性で（図3c），再疎通像（recanalization）や細胞浸潤の存在から血栓や炎症の関与も示唆される。また肺静脈の中膜が発達し動脈様となる所見（arterialization）もみられる。肺静脈閉塞部上流では毛細管が局所的にうっ血・拡張・蛇行を示す（図3d）。潜在性出血からの肺胞内シデロファージ（図3d, e）も特徴的で（気管支肺胞洗浄液内のシデロファージが診断の補助に有用な可能性が指摘されている），高度のヘモジデローシスをきたす例もある。

一方，肺動脈にも中膜・内膜肥厚を高頻度に認めるが，求心性層状内膜肥厚や叢状病変は通常伴わない。また血管外の所見として，小葉間隔壁の浮腫や線維性肥厚（図3f），リンパ管拡張，縦隔リンパ節腫大（図3b）が重要である。これらの病理像を反映したHRCT所見（①小葉中心性スリガラス様陰影，②小葉間隔壁肥厚，③縦隔リンパ節腫大）が，PVODを示唆する3徴としてIPAHとの鑑別に有用なため，早期診断を目指すわが国のPVOD臨床診断基準（2015年1月より難病指定）の主要項目に挙げられている。

PCHの病理 (pulmonary microvasculopathy)

PCHはきわめてまれな疾患で，肺胞壁やその他の肺実質の毛細管様微小血管増生を特徴とする。肺葉全体に斑状・結節状に分布し，低倍率では間質性肺炎や肺うっ血と誤認されうる。PVOD同様，出血しやすくヘモジデローシスなどの間質性変化をきたす。また肺静脈壁への毛細管増生による閉塞は内膜線維化もきたしPVODと鑑別困難な場合がある。

PCHでは，
① 気管支壁や胸膜，血管壁などへの侵襲がある
② 肺静脈の再疎通像はない
③ 毛細管の多層化を呈する

などが鑑別点になるが，PVODでも毛細管の多層化がみられる場合がある（図3d）など病理学的（および臨床的）重なり[8]から，Dana Point分類以降，PVODとまとめて第1'群に分類された。PVODとPCHは同一疾患のスペクトラムである可能性も指摘されていた[8]が，最近，同一遺伝子異常（*EIF2AK4*）が相次いで報告され，両者の一部リンクを支持している。

結合組織病（膠原病）関連PAHと静脈病変

近年，結合組織病関連PAHにPVOD様病変を高率に認めること[9]，特に強皮症では叢状病変は通常みられず，小動静脈ともに線維性閉塞する"small vessel disease"が特徴である可能性が報告された[10]。自験例でも結合組織病関連PAHの剖検例（11例）全例で肺動脈の閉塞性病変がみられたが，10例（91％）に肺静脈病変合併を認め，うち複合病変を伴わない6例（強皮症3例を含む）はPVODに近い型と考えられた。残り4例は複合病変と肺静脈病変の両者がみられる混合型で，純粋なPAH型は全身性エリテマトーデス（systemic lupus erythematosus；SLE）の1例のみであった。結合組織病関連PAHでは，免疫異常を背景に肺静脈病変を高率に合併し，治療不応性・予後不良の一因となっている可能性が示唆される。

第2群：左心性疾患に伴うPHの病理

僧帽弁狭窄症などの弁膜症や，心筋

7 | 肺高血圧症

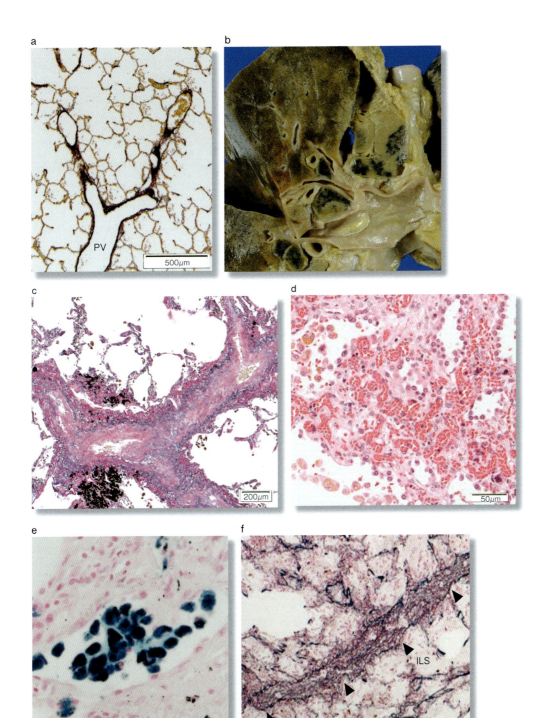

図3 PVOD（第1'群）の病理像

a：正常肺内の肺静脈（PV）。肺動脈と異なり小葉・細葉において辺縁を走る。EVG染色。
b：PVOD例の剖検肺。新旧の出血・うっ血病変が斑状にみられる。肺門〜縦隔リンパ節腫大も高度である。肺動脈には二次的な粥状硬化がみられる。
c：密な線維性内膜による肺細静脈のびまん性閉塞性病変。EVG染色。
d：肺静脈閉塞性病変に伴う斑状の毛細管うっ血と肺胞内の出血およびシデロファージ。毛細管は一部に多層化がみられPCH様を呈しうる。H&E染色。
e：肥厚した間質と肺胞内のシデロファージ。鉄染色。
f：小葉間隔壁（ILS）の肥厚と局所の肺水腫。EVG染色。

梗塞, 心筋症など左室拡張期圧の上昇を伴う疾患では, 左房圧上昇からPHをきたす. 肺静脈には弁がないため, 受動的な肺静脈圧上昇による慢性うっ血性変化が主体である. 急性うっ血でみられる肺胞毛細管の拡張や肺水腫は慢性期には目立たず, 肺は肉眼的に褐色を呈し, 硬く, 容易に切ることができる. 肺静脈には中膜肥厚, 静脈の動脈化, 内膜の線維化がみられる. 肺動脈にも中膜肥厚や内膜肥厚をしばしば認めるが, plexiform lesionや拡張病変は認めない(僧帽弁狭窄症では動脈炎を認めた報告がある). 肺静脈・動脈ともに中膜肥厚は上葉に比し下葉でより高度で, 静水圧との関連が疑われる. 静脈血の逃げ場として, リンパ管拡張や気管支静脈拡張もみられる. また, 二次性に間質性線維化やヘモジデローシスを伴う.

第3群: 肺疾患/低酸素に伴うPHの病理

低酸素では, 肺胞酸素分圧低下により肺小動脈が攣縮しPHをきたす. 組織学的には低酸素性の変化, すなわち筋性動脈の中膜肥厚は軽度で, 前毛細管性細動脈レベルへの中膜平滑筋の進展による筋性化が目立つのが主体で, plexiform lesionを含む複合病変は認めない. 内膜肥厚はないか軽度であるが, 小動脈内膜の縦走平滑筋の発達も特徴である. 末梢の器質化血栓(偏心性内膜肥厚など)もみられる.

また, 肺気腫や肺線維症などでは肺血管を直接破壊・圧排することもPHの一因である(図4a〜c). しかし, 線維化の程度とPHの程度の相関の有無については報告が一致しておらず, 比較的健常部の肺血管病変が重要との報告もある. 最近提唱された症候群である気腫合併肺線維症(combined pulmonary emphysema and fibrosis;CPFE)では高度のPHの合併が1つの特徴で少数の自験例では, 気腫・肺線維化に伴う肺血管床の減少・血管リモデリングに加え, 比較的健常部の細小肺動脈・肺静脈ともに内膜肥厚による閉塞性変化がみられ, 一部にPCH様変化も伴っていた.

第4群: 慢性血栓塞栓性肺高血圧症(chronic thromboembolic pulmonary hypertension;CTEPH)の病理

CTEPHは反復性の血栓塞栓症による多数の肺動脈の慢性閉塞が主因とされ, 一部は深部静脈血栓症や凝固能異常など基礎疾患を有する. 病変の首座は弾性肺動脈である. 主肺動脈から連続して器質化血栓内膜のある近位型(中枢型[図5])と, 主に区域枝以遠に限局する遠位型(末梢型[図6])に大きく分けられる. 外径1mm以下の肺動脈のみに病変がみられる場合, 臨床的にはIPAHと鑑別困難で, 成因も血栓塞

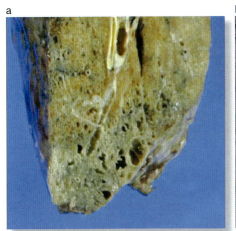 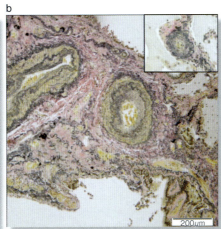 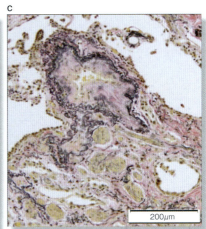

図4 重症肺高血圧を呈した気腫合併肺線維症例（第3群，CPFE）の病理像

a：下葉有意にみられた肺線維症。
b：線維化領域の筋性肺動脈。中膜肥厚や内膜肥厚がみられ，肺細動脈レベルにも単なる低酸素性PHでは普通認めない内膜肥厚が目立つ（インセット）。EVG染色。
c：内膜線維化による肺静脈閉塞病変。これら動静脈の閉塞性変化は，気腫部，線維化部のほか，比較的肺胞構造が保たれている部分でもみられ，重症肺高血圧を反映する所見であった。EVG染色。

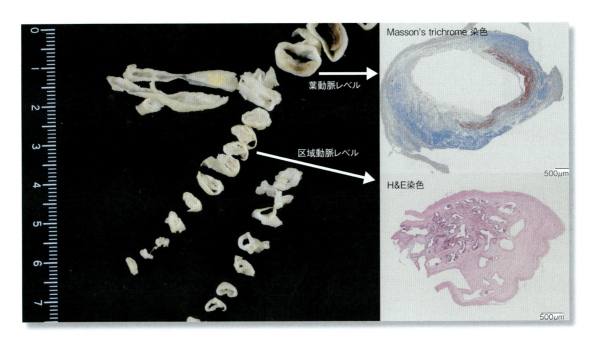

図5 近位型CTEPH（第4群）の病理像

肺動脈内膜摘除術標本。近位から亜区域レベルにかけてスリーブ状に採取された右下葉枝血栓内膜（と中膜の一部）の連続断面。葉動脈レベルでは，器質化した血栓内膜に加え，二次性の新鮮血栓，粥状硬化もみる。区域動脈～亜区域動脈レベルには，顕著な再疎通血管を伴うcolander-like lesionを認める。

代表的な心血管疾患

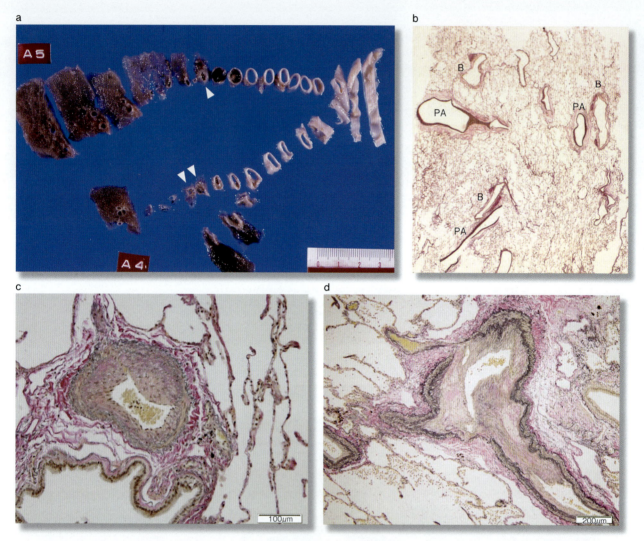

図6 遠位型CTEPH（第4群）の組織像
a：剖検肺の右上葉枝の連続横断面。葉動脈や区域枝の近位側には血栓内膜病変がなく，区域枝遠位〜亜区域枝レベルに限局してcolander-like lesion（▶）を認める。比較的病変は短く，末梢の肺動脈は開通している。本症例は両肺のほとんどの区域〜亜区域枝に同様の病変があり，末梢の小肺梗塞を複数合併していた。当時は確立されていなかったが，現在であればバルーン拡張術のよい適応と考えられる症例であった。
b：aの末梢肺組織。弾性肺動脈は開通し，器質化血栓病変は認めない。EVG染色。
c：末梢の筋性肺動脈にみられた偏心性内膜肥厚。EVG染色。
d：末梢の筋性肺動脈にみられた血栓塞栓の再疎通像。Plexiform lesionは認めない。EVG染色。
B：細気管支，PA：肺動脈

栓よりin situ血栓の可能性が高い。
　中枢側の弾性動脈では慢性閉塞はまれで，壁在血栓が器質化され肺動造影でもみられるfibrous bandやintimal webとなる。器質化血栓内膜はmyxomatousな基質と筋線維芽細胞，新生血管などからなり，完全に器質化するとほとんど線維性になる（図5）。
中枢側には二次性の拡張や壁在血栓，

粥状硬化も認める。より末梢の区域動脈や亜区域動脈レベルの閉塞では，元の管腔内部分に再疎通した小血管が多くみられる篩状病変（colander-like lesion）（図5, 6a）が特徴的である。新旧の血栓塞栓が混在し，肺梗塞を合併する例もある。Colander-like lesionの末梢の弾性動脈は再び開通していることが多い（図6a, b）が，びまん性に狭窄・閉塞していることもある。さらに末梢の肺内の肺動脈では中膜肥厚は目立たず，求心性非層状および偏心性内膜肥厚（図6c）が主で，ときに再疎通像（図6d）もある。気管支循環からの側副血行の発達や肺静脈閉塞性病変もみられる。Plexiform lesionの有無については見解が一致しないがみられないとする立場が多く，筆者らの施設でもこれまで認めていない。

近位型や区域動脈の病変は，肺動脈血栓内膜摘除術により到達可能で高い治療効果が期待できる。手術では，剥離された内膜とともに中膜の一部が標本として提出されるため，まれに血管炎や肺動脈内膜肉腫が判明することがある。一方，亜区域動脈以下に限局したタイプでは，通常外科的に到達困難で内科的治療も効果が限定的であり肺移植しか選択肢がなかったが，最近改良されたバルーン拡張による血管内治療が，わが国を中心に専門施設で行われ有効性が証明されてきている。病理像との対応から，画像でwebやslitを有する病変が，完全閉塞やびまん性狭窄病変に比べ，よい治療標的である可能性が当施設から提案されている[11]。

第5群：不明な多因子機序に伴うPH

溶血性貧血や脾摘後，サルコイドーシスやリンパ脈管腫症，肺血管を圧迫する腫瘍や硬化性縦隔炎など，種々の状態がこの項に分類され，多因子の機序がかかわり，不明な点が多い。症例の蓄積が必要とされ，個々の説明は割愛する。

文献

1) Pietra GG, Capron F, Stewart S, et al: Pathologic assessment of vasculopathies in pulmonary hypertension. J Am Coll Cardiol 43（12 Suppl S）: 25S-32S, 2004.
2) Simonneau G, Gatzoulis MA, Adatia I, et al: Updated clinical classification of pulmonary hypertension. J Am Coll Cardiol 62（25 Suppl）: D34-41, 2013.
3) 循環器病の診断と治療に関するガイドライン（2011合同研究班報告）：肺高血圧症治療ガイドライン（2012年改訂版）． http://www.j-circ.or.jp/guideline/pdf/JCS2012_nakanishi_h.pdf
4) Heath D, Edwards JE: The Pathology of Hypertensive Pulmonary Vascular Disease; A Description of Six Grades of Structural Changes in the Pulmonary Arteries with Special Reference to Congenital Cardiac Septal Defects. Circulation 18: 533-547, 1958.
5) Dorfmuller P: Pathology of pulmonary hypertension. in "Humbert MLI, JP ed". Pulmonary Hypertension, New York, Informa Healthcare USA, 2009, p20-39.
6) Stacher E, Graham BB, Hunt JM, et al: Modern age pathology of pulmonary arterial hypertension. Am J Respir Crit Care Med 186: 261-272, 2012.
7) Yaginuma G, Mohri H, Takahashi T: Distribution of arterial lesions and collateral pathways in the pulmonary hypertension of congenital heart disease: a computer aided reconstruction study. Thorax 45: 586-590, 1990.
8) Lantuéjoul S, Sheppard MN, Corrin B, et al: Pulmonary veno-occlusive disease and pulmonary capillary hemangiomatosis: a clinicopathologic study of 35 cases. Am J Surg Pathol 30: 850-857, 2006.
9) Dorfmüller P, Humbert M, Perros F, et al: Fibrous remodeling of the pulmonary venous system in pulmonary arterial hypertension associated with connective tissue diseases. Hum Pathol 38: 893-902, 2007.
10) Overbeek MJ, Vonk MC, Boonstra A, et al: Pulmonary arterial hypertension in limited cutaneous systemic sclerosis: a distinctive vasculopathy. Eur Respir J 34: 371-379, 2009.
11) Ogo T: Balloon pulmonary angioplasty for inoperable chronic thromboembolic pulmonary hypertension. Curr Opin Pulm Med 21: 425-431, 2015.

索引

あ

アドリアマイシン心筋症	179
アミロイドーシス	169
安定冠動脈硬化症	144
右脚	60
右室	36
—枝	49, 50
—心尖部	121, 130
—心尖部の留置部	132
—内部	37, 106
—肉柱部	36
—リードの癒着	131
—流出部	36
—流入部	36
—流入路の心内膜面	107
右心耳	102, 131
右房	102
—心内膜面	27
—の肉眼的構造	105
右房リード	131, 133
鋭縁枝	49, 50
エベロリムス溶出性ステント	145
遠位型CTEPHの組織像	208
炎症性大動脈疾患	189
炎症性大動脈瘤	197
円錐枝	49

か

介在板	20
回腸の梗塞	83
外表面	34
解離性大動脈瘤	188
拡張型心筋症	163
拡張相肥大型心筋症	165
拡張病変	202
下腸間膜動脈	79
カテーテル後の遠位部塞栓	76
過敏反応	145
間質組織	20
冠状静脈洞開口部	102
冠静脈洞	24, 111, 115, 126
—開口部	116, 117
—の断面	118
感染性心内膜炎	155, 157, 158
冠動脈	138
—血栓症	141
—硬化症	138, 140
—硬化性プラークの形態	141
—疾患	68
—支配	34, 138
—主要枝	34
—の分布	48
キアリー網	160
起因菌	155
器質化血栓の形成	143
気腫合併肺線維症	207
急性解離	187
急性冠症候群	138, 144
急性心筋梗塞	139
急性大動脈解離	183
狭心症	138
胸部誘導電極直下の臨床心臓解剖	10, 11
局所性血管合併症	86, 88
虚血性心疾患	138
巨細胞性動脈炎	193, 194, 195
近位型CTEPHの病理像	207
筋原線維	17
筋性心室中隔	31
筋性動脈	23, 200
筋節	17
空胞化	19
頸静脈	91, 95
—から腕頭静脈への走行	96
形態学的右室	36
形態学的左室	36
頸動脈	91
—狭窄症	76
—洞	91
—のプラーク	74
—の分岐形態	93
—分岐部の粥状硬化	93
頸部外表の解剖	92
血管	22
—炎	189
—炎症候群の分類	189
結合織病	186
血栓	29
腱索断裂	153
原子心室	31
原始心筒	24, 31, 55
原始心房	24
原発性アミロイドーシス	169
後下行枝	49, 50
高血圧性肥大心	35
膠原病に伴う心筋症	178
抗好中球細胞質抗体	189
後交連	40
好酸球性心内膜心筋炎	167
拘束型心筋症	166, 167
梗塞巣	138
梗塞病変	81
梗塞部位の組織学的特徴	138
後側壁枝	49, 51, 54
後中隔交連	41
後天性二尖弁	148
高度の閉鎖不全をきたした僧帽弁	153
後乳頭筋	40
高齢者でのelongation	73
骨格筋疾患に伴う心筋症	175
弧発性大動脈炎	195

さ

再狭窄	143
細胞内脂肪滴	22
作業心筋	55
錯綜配列	20
鎖骨下静脈	91, 95
左室	39
—後側壁に分布する心静脈	113
—心筋の短軸断面像	18
—心筋の長軸断面像	19
—緻密化障害	35
—の内部構造	37
—リードの右房内での位置	134
—リードの左室内部での癒着	134
—流出部	39
—流出路の中隔壁	62
—流入部	39
左房室接合部側壁	42
左右頸動脈	71
左右流出路形成	31
サルコイドーシス	172, 174
三次元胸部X線解剖	12, 13, 15
三尖弁	41, 42, 128
刺激伝導系細胞	63, 64
刺激伝導系組織	55
室間孔	31
櫛状筋	26, 102
脂肪浸潤	22
脂肪線条	181
粥腫プラーク	181, 182
粥状硬化症	181, 184
出血性梗塞	81
小心静脈	113
上大静脈入口部	102
上腸間膜動脈	79

—支配領域	83
静脈極	24
静脈洞	24
自立神経線維	21
シロリムス溶出性ステント	145
心陰影	25
心外膜	21
心球部	31
心筋	17
—外套	33
—梗塞の合併症	139
—梗塞の病理像	138
—細胞	17
—線維化	21
—組織	17
—の形成	33
腎梗塞	83
人工弁の異常	161
心後面	33
心膠様物質	33
心耳	26
心室	31
—中隔筋性部	31
—中隔形成	31
—中隔欠損	37
—中隔膜様部	33
—発生	31, 32
—リードの癒着	129
心静脈	111
—内の左室リード	136
—の走行	112, 113
—の分布	114
新生動脈硬化	145
心前面	33
心臓の外観	33, 48
心電図検査	9
腎動脈	79
心内膜	17, 18
—床	26, 31
心破裂	139, 140
心房	24, 25
—中隔	26, 105, 108
—中隔の発生	24, 106
—中隔リード留置	110
—と心房中隔の位置	106
—内結節間路	58
心ループ形成	31
ステント	138
—血栓症	145

ストラットの被覆	146
正常胸部X線解剖	11
正常に近い心臓	35
生体内位置	33
生体弁の劣化	162
線維筋性異形性	84
線維三角	41
線維性結合	41
前交連	40
前後交連	41
前中隔交連	41
穿通性アテローム性潰瘍	185
先天性二尖弁	148
前乳頭筋	40
前稜	102
総肝動脈	78
総頸動脈	92
—遠位端	71
—系の頻度の高いvariation	70
臓側主要血管分岐	78
僧帽弁	40
—狭窄症の弁尖	151
—輪部石灰化	154, 156
側頭動脈炎	194
続発性アミロイドーシス	170

た

対角枝	52
大心静脈	111
大腿三角	85
大腿静脈	89
—穿刺	90
大腿動脈	85
—穿刺	86
—の解剖学的範囲	85
—解離	181
—からの分枝血管の病変	84
大動脈弓	68, 69
—からの分枝	69
—の発生	70
—部のプラーク	74
—分枝の亜型	72
大動脈硬化症	181
大動脈二尖弁	148
大動脈弁	43, 105
—狭窄症の弁尖	152
—の開放した像	43
—の加齢性硬化	149
—の閉鎖した像	43

大動脈瘤	181
体表面解剖	6
高安動脈炎	95, 189
—の組織像	191, 192, 193
—の肉眼像	190, 191
弾性動脈	22
中隔縁柱	36, 122
中隔枝	52, 53
中心静脈	113
中膜肥厚	202
超音波検査	8
腸骨動脈分岐	80
聴診部位直下の臨床心臓解剖	9
聴診領域定義	6
調節帯	36, 122
重複大動脈弓	70, 72
陳旧性心筋梗塞	139
椎骨動脈	71
洞結節	56, 57, 59
橈骨動脈	98
—穿刺	98
—ループ	100
洞房結節枝	49, 50
洞房結節動脈	103
動脈炎	202
動脈円錐	36
動脈管索	70
動脈原性血栓塞栓症	74
動脈弁	41
特発性心筋症	163
トランスサイレチン	170
鈍縁枝	54

な

内頸外頸動脈分岐部	74
内頸静脈	95
内膜肥厚	202
肉芽腫性病変	192
肉柱	33, 39
—構造物	36
二次性心筋疾患	169
二尖弁の大動脈弁	150
乳頭筋の形成	33
乳頭状線維弾性腫	44, 160
粘液腫	161
粘液水腫様変性	153

は

肺高血圧症	199

—による右室肥大	35
肺疾患/低酸素に伴うPHの病理	206
肺静脈筋袖	26
肺静脈流入部	26
肺動脈	200
—弁	46
—弁輪	44
梅毒性中膜炎	195, 196
パンヌス形成	161
非筋性動脈	200
脾梗塞	82
非細菌性血栓性心内膜炎	158, 159
肥大型心筋症	164, 165
非対称性中隔肥大	165
左胃動脈	78
左回旋枝	50, 52
左冠動脈	48, 51
左鎖骨下動脈	70
左主幹部	52
左上大静脈遺残	24, 119
左前下行枝	49, 52
左総頸動脈	70
—の腕頭動脈起始	70
左椎骨動脈の大動脈からの直接分岐	73
脾動脈	78
貧血性梗塞	81
フィブリン沈着	145
腹腔動脈	78
複合病変	181, 202
腹部主要臓器の血流支配	81
腹部大動脈	78
—からの分岐血管	79
—の主要分岐	80
不整脈原性右室心筋症	124, 168
不明な多因子機序に伴うPH	209
プラーク内出血	143
プラーク破裂	142
プラークびらん	142
分界溝	102
分界稜	24, 102
分岐血管の特有な病変	82
分節状中腹融解	84
ベアメタルステント	138
閉塞性動脈硬化症	88
閉塞性病変	202
ヘモクロマトーシス	170, 172
弁口狭窄	148
弁尖	41
弁の組織構造	47
弁の肉眼形態	40
弁膜症	148
弁輪部	29
—周囲膿瘍	157, 159
房室管	24
房室結節	57
—から右脚までの組織像	61
—枝	50
房室弁	40
ホモグラフト弁の劣化	162

ま

膜性心室中隔	33
慢性解離	187, 188
慢性血栓塞栓性肺高血圧症	206
右冠動脈	48
右鎖骨下動脈走行異常	73
右大動脈弓	70, 71
ムコ多糖類	33

や

薬剤関連性心筋症	176, 179
薬剤溶出性ステント	138, 144

ら・わ

卵円窩	26, 105, 107
卵円孔	26, 28, 107, 109
ランブル増殖物	45
リード先端の付着部	130
リードの癒着	126
リード癒着部分の組織像	130
リウマチ性弁膜症	150
リポフスチン顆粒	19
流出部	36
流入部	36
臨床心臓解剖	2
臨床心臓電気生理検査	55
連続区分分析法	36
肋間解剖	6
腕頭動脈	68

A

acute marginal branch	49
anatomical position	3, 4
anterior crest	102
anterior internodal pathway	58
anterolateral commissure	40
anterolateral papillary muscle	40
anteroposterior commissure	41
antineutrophil cytoplasmic antibody	189
antreroseptal commissure	41
aorta	68
aortic valve	43
aortitis syndrome	189
apical semtum	125
apical trabecular component	121
Arantius結節	44
arterial valve	41
ARVC	124
ASH	165
ASO	88
asymmetruc septal hypertrophy	165
atherosclerotic plaque	181
atrial appendage	26
atrial septum	26
atrioventricular canal	24
atrioventricular node artery	50
atrioventricular valve	40

B・C

Becker型筋ジストロフィー	177
Behçet病	195, 196
cardiac amyloidosis	169
cardiac jelly	33
cardiac myxoma	161
cardiac vein	111
carotid artery	91
carotid sinus	91
celiac trunk	78
Chiari network	28, 160
chronic thromboembolic pulmonary hypertension	206
coarse trabeculation	121
common iliac artery bifurcation	80
complex lesion	202
complicated lesion	181
constrictive lesion	202
conus arteriosus	36
conus branch	49
coronary artery disease	68
coronary sinus	24
crista terinal	24
crista terminalis	102
CRT	121
CRTデバイスの留置	114

CS開口部		135

D・E

DCM		163
diagonal branch		52
dilated cardiomyopathy		163
endocardial cushion	31,	26
Eustachian ridge		26
Eustachian valve		26
Eustachian弁		105

F・G

Fabry病	170,	173
fatty streak		181
femoral artery		85
fenestration		44
fibromuscular dysplasia		84
fibrous continuity		41
fibrous trigone		41
foramen ovale		26
GCV		111
giant cell arteritis		193
great cardiac vein		111

H

HCM		165
healed plaque rupture		143
hepatic artery		78
His束	60,	63
―貫通部		60
―非分岐部		60
―分岐部と左脚		60
hypersensitivity reaction		145
hypertrophic cardiomyopathy		165

I

ICD		121
IgG4関連動脈周囲炎		197
infective endocarditis		155
inferior mesenteric artery		79
inlet component	36,	121
interventricular foramen		31
intimal thickening		202
isolated aortitis		195

K・L

Kochの三角	26,	59

Lambl's excrescence		44
LCA		53
―造影		54
LCX		54
left anterior descending artery		50
left circumflex artery		50
left coronary artery		48
left gastric artery		78
left main trunk		52
lienal artery		78

M

Marfan症候群		187
Marshall束		119
medial hypertrophy		202
membranous interventricular septum		33
middle cardiac vein		113
mitral annular calcification		154
mitral valve		40
moderator band		122
morphologically left ventricle		36
morphologically right ventricle		36
muscular artery		200
muscular disease related		175
muscular interventricular septum		31
myocardial mantle		33

N・O

neoatherosclerosis		146
non-bacterial thrombotic endocarditis		158
non-muscular artery		200
outlet component	36,	121

P

papillary fibroelastoma	44,	160
PCHの病理		204
PCI後の病理像		143
pectinate muscle		26
persistent left superior vena cava		24
plexiform lesion		202
posterior descending branch		49
posterolateral branch		49
posteromedial commissure		40
posteromedial papillary muscle		40
posteroseptal commissure		41
primary atrium		24
primary heart tube	24,	55

primary myocardium		55
pulmonary arteriopathy		200
pulmonary hypertension		199
pulmonary microvasculopathy		204
pulmonary veins		26
Purkinje線維	60,	62
PVODの病理像		205

R

RAA		102
RCA		50
―造影		51
RCM		167
renal artery		79
restrictive cardiomyopathy		167
right arial appendage		102
right coronary artery		48
right ventricular branch		49

S

sarcomere		17
secondary cardiomyopathy		169
segmental arterial mediolysis		84
septal branch		52
septomarginal trabeculation		36
septomarginal trabeculation		122
sinus node artery		103
sinus node branch		49
sinus venosus		24
small cardiac vein		113
SMT		122
splenic artery		78
subclavian vein		95
sulcus terminalis		102
superior mesenteric artery		79
syphilitic aortitis		195

T

Takayasu arteritis		189
temporal arteritis		193
thin-cap fibroatheroma	140,	142
Todaro索		105
trabeculae carneae		33
tricuspid valve		41

V

Valentine position	4,	5
veneous pole		24

循環器診療に活かす
心臓血管解剖学

2016年10月10日　第1版第1刷発行
2019年 7月10日　　　　第3刷発行

■編　集	国立循環器病研究センター病理部
■発行者	三澤　岳
■発行所	株式会社メジカルビュー社 〒162-0845　東京都新宿区市谷本村町2-30 電話　03（5228）2050（代表） ホームページ　http://www.medicalview.co.jp/
	営業部　FAX 03（5228）2059 　　　　E-mail　eigyo@medicalview.co.jp
	編集部　FAX 03（5228）2062 　　　　E-mail　ed@medicalview.co.jp
■印刷所	株式会社創英

ISBN978-4-7583-1434-3　C3047

©MEDICAL VIEW, 2016. Printed in Japan

・本書に掲載された著作物の複写・複製・転載・翻訳・データベースへの取り込みおよび送信（送信可能化権を含む）・上映・譲渡に関する許諾権は，（株）メジカルビュー社が保有しています．
・JCOPY〈（社）出版者著作権管理機構　委託出版物〉
本書の無断複写は著作権法上での例外を除き禁じられています．複写される場合は，そのつど事前に，（社）出版者著作権管理機構（電話 03-5244-5088，FAX 03-5244-5089，e-mail：info@jcopy.or.jp）の許諾を得てください．

・本書をコピー，スキャン，デジタルデータ化するなどの複製を無許諾で行う行為は，著作権法上での限られた例外（「私的使用のための複製」など）を除き禁じられています．大学，病院，企業などにおいて，研究活動，診察を含み業務上使用する目的で上記の行為を行うことは私的使用には該当せず違法です．また私的使用のためであっても，代行業者等の第三者に依頼して上記の行為を行うことは違法となります．